BETTNÄSSEN
KOMM, ICH HELFE DIR

D1719143

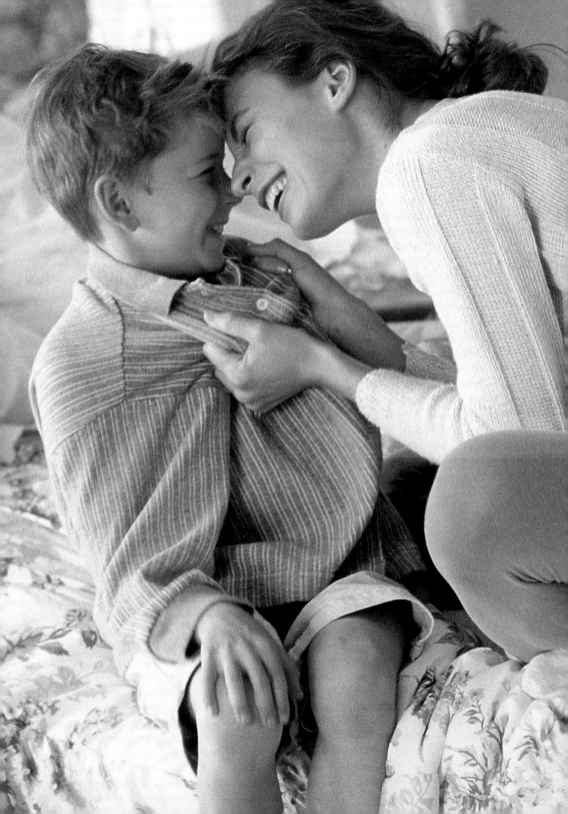

Dr. Irmgard Zuleger

BETTNÄSSEN
KOMM, ICH HELFE DIR

Wie Eltern mit ihrem Kind gemeinsam
das Problem überwinden

Eine Anleitung zur Selbsthilfe

SÜDWEST

INHALT

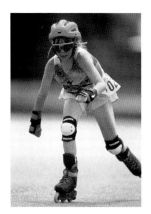

Vorwort   8

DAS PROBLEM ENTSCHLOSSEN ANGEHEN   11

Was Eltern wissen sollten   11
Die psychische Belastung   11
Einnässen als Signal   12
Die Arbeit mit diesem Programm   14

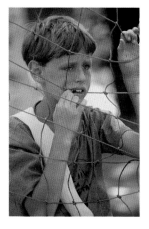

KINDLICHE ENTWICKLUNG UND EINNÄSSEN   17

Klärung der Begriffe   17
Definition des Einnässens   18
Die sichere Blasenkontrolle   19
Formen des Einnässens   20
Das Erlernen der Blasenkontrolle   23
Sauberkeitserziehung   24

DIE URSACHEN DES BETTNÄSSENS   27

Der aktuelle Forschungsstand   27
Die Rolle der Vererbung   28
Der Einfluss der Hormone   28
Welche Rolle spielt der sehr tiefe Schlaf?   30
Liegt eine Blasenkrankheit vor?   31
Welchen Einfluss haben psychische Faktoren?   32
Ursache Wirbelsäulendeformierung?   33

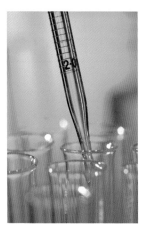

SO WIRD BETTNÄSSEN HEUTE BEHANDELT   35

Verschiedene Therapieformen   35
Unsinnige Vorgehensweisen   35
Sinnvolle Therapiewege   36

Medikamente zur Behandlung der Enuresis? — 38
Trainingpants – Hilfe oder Hindernis? — 41

ÜBUNGSPROGRAMM – DIE GRUNDLAGEN — 43

Die erste Stufe — 43
Hinweise zur Durchführung — 43
Anleitung zum ersten Schritt — 47
Erster Schritt — 50
Anleitung zum zweiten Schritt — 55
Zweiter Schritt — 58
Anleitung zum dritten Schritt — 66
Dritter Schritt — 72
Anleitung zum vierten Schritt — 77
Vierter Schritt — 79
Anleitung zum fünften Schritt — 82
Fünfter Schritt — 83
Anleitung zum sechsten Schritt — 84
Sechster Schritt — 89
Anleitung zum siebten Schritt — 94
Siebter Schritt — 96
Anleitung zum achten Schritt — 97
Achter Schritt — 99
Anleitung zum neunten Schritt — 103
Neunter Schritt — 105
Anleitung zum zehnten Schritt — 109
Zehnter Schritt — 110
Mehrere Wege führen zum selben Ziel — 116

WEITERFÜHRUNG OHNE WECKGERÄT — 119

Die zweite Stufe — 119
Anleitung zum elften Schritt — 119

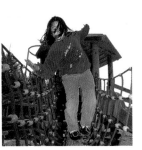

Elfter Schritt	121
Anleitung zum zwölften Schritt	122
Zwölfter Schritt	123
Anleitung zum dreizehnten Schritt	124
Dreizehnter Schritt	125
Anleitung zum vierzehnten Schritt	127
Vierzehnter Schritt	129
Anleitung zum fünfzehnten Schritt	134
Fünfzehnter Schritt	134
Anleitung zum sechzehnten Schritt	135
Sechzehnter Schritt	138
Anleitung zum siebzehnten Schritt	141
Siebzehnter Schritt	142
Anleitung zum achtzehnten Schritt	143
Achtzehnter Schritt	144
Neunzehnter Schritt	145
Schlussbetrachtung	147

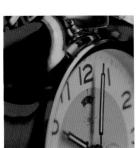

WEITERFÜHRUNG MIT WECKGERÄT	**149**
Die zweite Stufe	**149**
Anleitung zum elften Schritt	149
Elfter Schritt	151
Anleitung zum zwöften Schritt	156
Zwölfter Schritt	157
Anleitung zum dreizehnten Schritt	159
Dreizehnter Schritt	161
Anleitung zum vierzehnten Schritt	164
Vierzehnter Schritt	165
Anleitung zum fünfzehnten Schritt	167
Fünfzehnter Schritt	169

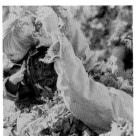

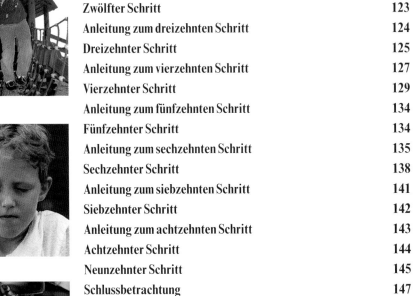

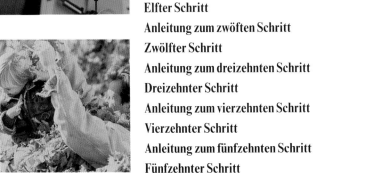

Anleitung zum sechzehnten Schritt   174

Sechzehnter Schritt   176

Anleitung zum siebzehnten Schritt   177

Siebzehnter Schritt   179

Anleitung zum achtzehnten Schritt   184

Achtzehnter Schritt   185

Anleitung zum neunzehnten Schritt   186

Neunzehnter Schritt   187

Anleitung zum zwanzigsten Schritt   189

Zwanzigster Schritt   190

Schlussbetrachtung   194

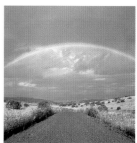

BEISPIELE AUS DER PRAXIS   197

Fallbeschreibungen   197

Katharina   197

Konrad   200

Robert   201

Jens und Oliver   204

Belgin   206

Richard   207

Mira und Kim   208

Stefan   210

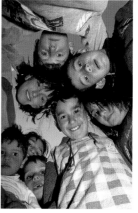

Anhang   212

Literatur   221

Über dieses Buch   222

Register   223

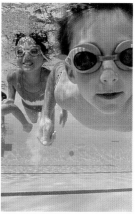

Vorwort

Sie haben nach diesem Buch gegriffen. Darf ich Sie fragen, warum? Die Antworten, die mir einfallen, lauten:

1. Sie sind selbst betroffen, weil eines Ihrer Kinder und damit Ihre Familie unter diesem Problem leiden.

2. Eine Familie oder jemand, der Ihnen sehr viel bedeutet, leidet unter diesem Problem.

3. Sie sind Arzt/Ärztin, Mitarbeiter/in einer Beratungsstelle, eines Kindergartens oder Lehrer/in und wissen um die Not der zahlreichen Familien, in denen ein Kind oder Jugendlicher »Bettnässer« ist.

Ich habe dieses Buch geschrieben, und Sie dürfen mich fragen, warum. Die Antwort lautet:

Über Bettnässen sollte gesprochen werden, denn in den allermeisten Fällen gibt es die Möglichkeit, dieses Problem in ein paar Monaten nicht mehr zu haben!

Weil ich in meiner täglichen Arbeit in der Kinderarztpraxis meines Mannes erleben konnte, wie selten Hilfe beim Problem Bettnässen erbeten wird oder angeboten werden kann, obwohl doch das Familienleben durch ein bettnässendes Kind sehr stark belastet wird. Das Selbstwertgefühl des einnässenden Kindes verringert sich, eine unbekümmerte Teilnahme an altersgerechten Vorhaben (Übernachten bei Freunden, Klassenfahrten usw.) ist meist nicht möglich. Und auch liebevolle Eltern spüren, wie aggressive Gefühle oder Handlungen gegen das einnässende Kind immer häufiger auftreten.

Nachdem uns bewusst wurde, wie häufig das Problem Bettnässen ein verschämt gehütetes Geheimnis in der Familie ist (bei der Einschulung nässen im Durchschnitt noch zehn Prozent aller Kinder nachts ein!), sind wir dazu übergegangen, Eltern und Kind direkt zu befragen und Hilfe anzubieten.

Wie dieses Anleitungsbuch entstand

Wir boten in unserer Kinderarztpraxis die Hilfe an, die Sie vielleicht bisher auch erhalten oder gegeben haben: ein oder zwei Gespräche, für eine begrenzte Zeit ein Medikament oder die Verordnung einer Klingelhose.

Einige der so betreuten Kinder wurden trocken. Aber es waren eben nur einige, zu wenige, als dass wir damit hätten zufrieden sein können.

Wir boten nun eine intensivere Betreuung an, die aus einer Therapie-Spielstunde pro Woche über einen Zeitraum von vier bis sechs Monaten bestand und die Mitarbeit einer Bezugsperson erforderte. Wir konnten erleben, dass die so betreuten Kinder in dieser Zeit trocken wurden und nach Beendigung der Behandlung meist trocken blieben. Welch ein Erfolg, welch eine Freude!

Ich wollte nun herausfinden, ob es mir gelingen würde, eine Anleitung zu verfassen, die in etwa den Inhalt meiner Therapiestunden wiedergibt und die die Eltern motiviert und befähigt, in der Behandlung des Kindes meinen Platz einnehmen zu wollen und zu können. Aber diese Anleitung sollte nicht nur zu einer solchen Arbeit fähig machen, sondern sie sollte gleichzeitig Mutmacher für Eltern und Kind sein, um auch in Zeiten von geringen oder ausbleibenden Erfolgsschritten nicht aufzugeben. Denn der Glaube an den endgültigen Erfolg, den das Kind bei der Bezugsperson – sei es nun Arzt, Therapeut oder Elternteil – erlebt, wird ihm die Kraft geben, im Training durchzuhalten, bis es die Entwicklungsschritte geschafft hat, die zu einem trockenen Durchschlafen oder nachts rechtzeitigem Wachwerden notwendig sind.

So entstanden die ersten Entwürfe, die später zu dem vorliegenden Buch werden sollten.

Auch wenn Sie schon vergeblich versucht haben, das Problem Bettnässen anzugehen, so wird es Ihr Kind mit Ihrer Hilfe und mit Hilfe dieses Anleitungsbuchs schaffen!

Dank

Ich möchte an dieser Stelle den Familien danken, die mir mit ihrer Bereitschaft, »Probefamilien für ein Selbsthilfeprogramm« zu werden, mit ihren Rückmeldungen, ihrer Kritik und ihren Fragen geholfen haben, das vorliegende Programm zu erstellen.

Zu meinen »Probefamilien« gehörten deutsche und ausländische Familien, Familien, die in unserer Praxis seit langem bekannt waren, aber auch Familien, die über Dritte von dem Programm gehört hatten und die den Weg erfolgreich allein gegangen sind und mich nie persönlich kennen gelernt haben. Ihnen allen gilt mein Dank.

Ihr Einsatz und der sich dann jeweils einstellende Erfolg haben mich davon überzeugt, dass es möglich ist, als Eltern das Problem des Bettnässens erfolgreich anzugehen.

Neuss, im Juli 1998

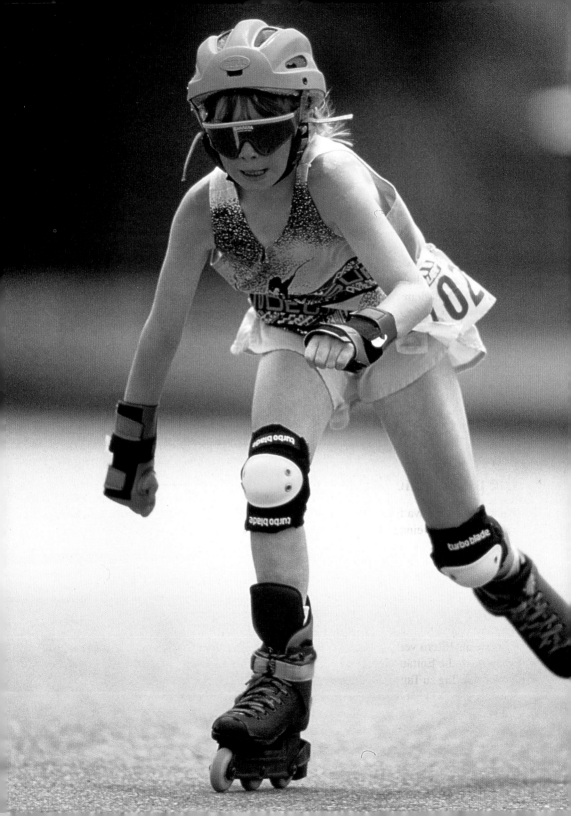

DAS PROBLEM ENT-SCHLOSSEN ANGEHEN

Sie haben erkannt, dass Ihr Sohn oder Ihre Tochter ein Problem hat, das normalerweise selten und vor allem nicht öffentlich zur Sprache kommt, obwohl es weit verbreitet ist: Er oder sie ist Bettnässer. Versuchen Sie nicht, dieses Problem zu tabuisieren oder zu bagatellisieren und sich mit dem Gedanken zu trösten, dass sich das »von allein regeln« wird. Widmen Sie diesem Problem Ihre Aufmerksamkeit, und gehen Sie es mit Hilfe dieses Ratgebers und gegebenenfalls unter Hinzuziehung eines Arztes entschlossen an. Zum Wohl Ihres Kindes und zu Ihrem eigenen Wohl.

Einnässen ist weiter verbreitet, als viele glauben möchten. Gerade betroffenen Familien mag die Gewissheit, dass sie mit dem Problem nicht allein auf weiter Flur dastehen, Hilfe und Anstoß sein, das Problem in Angriff zu nehmen.

Was Eltern wissen sollten

Die psychische Belastung

Wenn Ihr Kind etwa fünf Jahre alt oder älter ist und häufig oder regelmäßig nachts einnässt, werden Sie beunruhigt sein. Sie fragen sich, woran es liegen kann, dass dieses Kind den Entwicklungsschritt zum Sauber- oder Trockenwerden bisher nicht gemacht hat.

Vielleicht haben Sie schon so manches (geduldiges Nichtbeachten, Angebot einer Belohnung oder auch Schelte oder Bestrafung) versucht und doch nicht das erwünschte Ziel erreicht. Eins aber haben Sie sicher erreicht: Sie und Ihr Kind fühlen sich schlecht. Sie glauben, dass Sie als Eltern versagt haben. Sie erleben, wie Sie trotz des Vorsatzes, sich die Enttäuschung über das nasse Bett nicht anmerken zu lassen, von Tag zu Tag ärgerlicher werden. Ihr Kind spürt diesen Zorn – auch wenn Sie kein böses Wort äußern oder es sogar fertig bringen, mit gequältem Lächeln einen Satz hervorzubringen wie: »Das macht doch nichts, wir haben ja eine Waschmaschine.«

Was Ihr Kind fühlt

Lassen Sie sich durch die ruhige Art und die scheinbare Unbekümmertheit Ihres bettnässenden Sprösslings nicht täuschen – er leidet mehr, als er zeigen möchte.

Ihr Kind weiß sehr genau, dass es etwas nicht kann, was andere Kinder seines Alters können. Und es leidet darunter! Doch wird es seinen Kummer nicht zeigen. Je nach der Wesensart des Kindes werden Sie erleben, dass es sich reichlich uninteressiert an der Tatsache des Einnässens gibt oder dass es die nasse Wäsche irgendwo versteckt. Es ist nun ganz natürlich, dass beide Verhaltensweisen den Ärger in den Eltern ansteigen lassen, dass es immer schwerer fällt, mit dem Kind unbekümmert, fröhlich und liebevoll umzugehen. Und wie geht es Ihrem Kind? Es erlebt, wie Sie täglich von ihm enttäuscht sind, und fühlt sich immer weniger geliebt.

Hinzu kommt, dass Ihr Kind meist nicht bei Freunden schlafen mag. Es fürchtet eine Übernachtung mit der Kindergartengruppe oder der Schulklasse in der Jugendherberge, weil es vermeiden möchte, dass andere Kinder sein Einnässen bemerken. Ist es nicht sehr verständlich, dass ein solches Kind mit all dem Kummer im Bauch tatsächlich »rechtzeitig« vor Beginn des gefürchteten Ereignisses krank werden kann und nicht mit in die Jugendherberge fahren muss?

Einnässen als Signal

Bei einem relativ jungen einnässenden Kind (etwa fünf bis sieben Jahre) erlebe ich in meiner Arbeit mit Kindern oft, dass die oben beschriebenen Gefühle auf die Eltern – zumindest auf die Mutter – zutreffen, das Kind aber freimütig erklärt, es möchte gar nicht trocken werden. Sehr deutlich lässt ein solches Kind erkennen, dass es sich gegen ein Übungsprogramm wehren wird. Es sieht in dem Programm einen Feind, der ihm etwas wegnehmen will, was bisher Vorteile und Wohlbefinden gebracht hat. Es mag Ihnen auf den ersten Blick völlig absurd erscheinen, dass das Einnässen Ihrem Kind irgendetwas Positives bringen sollte. Dennoch kann es so sein.

Wenn Veränderungen überfordern

Das Kind will, indem es einnässt, unbewusst zeigen, dass es noch recht hilfsbedürftig ist. Den Zustand des Umsorgtwerdens, den es in den ersten Jahren seines Lebens als angenehm erlebt hat, möchte es

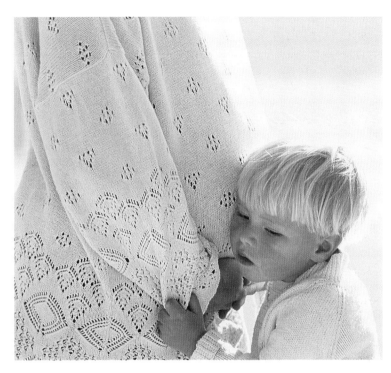

Wenn ein Geschwisterchen geboren wird, ist das für manches Kind nicht immer ein Grund zur Freude. Es ist dann verunsichert und befürchtet, nicht mehr genug Aufmerksamkeit und Liebe zu erhalten.

fortsetzen. Unterschiedliche Ereignisse oder Vorhaben der Familie können von dem Kind als Bedrohung seiner Geborgenheit, als Verminderung der bisher erhaltenen Zuwendung erlebt werden. Hierher gehört die Geburt eines Geschwisterkindes, die, auch wenn Sie Ihr Kind noch so liebevoll auf dieses Ereignis vorbereitet haben mögen, Gefühle der Eifersucht auslösen kann. Auch Pläne der Mutter, wieder berufstätig zu werden, können den Protest von Sohn oder Tochter wachrufen.

Aber es müssen gar nicht so einschneidende Veränderungen sein. Schon die Tatsache, dass Sie von Ihrem Kind etwas mehr Selbstständigkeit verlangen, kann von Ihrem Kind als unzumutbare Forderung erlebt werden. Es verweigert sich, indem es kleinkindhaftes Verhalten in einigen Bereichen zeigt. So sind Sie gezwungen, sich weiter um Dinge zu »kümmern«, die das Kind vom Alter her eigenverantwortlich erledigen könnte.

Wenn die »Familienräson« das Zur-Sprache-Kommen eines Konflikts verbietet oder erschwert, macht sich dieser Konflikt oft auf andere Weise bemerkbar.

Das Unterbewusstsein führt Regie

Natürlich ist Ihr Kind nicht in der Lage, sich diese Zusammenhänge klar zu machen oder gar mit Ihnen darüber zu reden. Doch wird es in seinem Unterbewusstsein zielsicher eine Verhaltensweise finden, mit der es vermehrt Ihre Aufmerksamkeit erzwingt. Es wird z. B. Aggressivität oder sozialen Rückzug zeigen, oder es beginnt wieder einzunässen, obwohl es über eine längere Zeit trocken war. Sie werden ziemlich sicher darauf reagieren – sei es, dass Sie, aufgeschreckt durch diese Verhaltensauffälligkeit, dem Kind besonders viel Zeit widmen oder dass es Beachtung erfährt, indem Sie mit ihm schimpfen. Da Sie aber in der Regel als liebevolle Eltern das Problem Ihres Kindes ertragen wollen, werden Sie ihm im Falle eines häufigen Einnässens beim Wäschewechseln und beim Sichwaschen helfen, und Sie werden die reichlich strapazierte Haut des einnässenden Kindes pflegen wie die empfindliche Haut eines Säuglings.

Um dieses Programm erfolgreich zu absolvieren, müssen sowohl Sie als auch Ihr Kind den Erfolg wirklich wollen und sich im Klaren darüber sein, dass es zum Erreichen dieses Erfolgs einiger Anstrengungen bedarf.

Die Arbeit mit diesem Programm

Will Ihr Kind sein Einnässen »beibehalten«, so ist es sinnlos, mit dem Programm zu beginnen, denn Sie werden sicher scheitern! Vielmehr ist es notwendig herauszufinden, welche Bedürfnisse Ihres Kindes unbefriedigt sind. Fragen Sie sich: Welchen besonderen Gewinn hat Ihr Kind durch das Einnässen? Braucht es vielleicht eine regelmäßige Zeit im Tagesablauf, in der Sie sich nur ihm widmen? Oft reicht schon eine halbe Stunde an einigen Tagen der Woche. Aber diese Tage müssen festliegen, und das Kind muss sich darauf verlassen können, dass Sie sie einhalten, beispielsweise als »gemeinsame Spielzeit«. Oder wünscht sich Ihr Kind mehr Körperkontakt, mehr Nähe? Erst wenn Sie die Bedürfnisse Ihres Kindes verstehen und durch einen veränderten Umgang mit dem Kind befriedigen können, wird Ihr Kind in der Lage sein mitzuarbeiten, um das Einnässen bald aufzugeben. Es wird wissen, dass Sie es lieben und es sich auf Sie verlassen kann, auch wenn es größer und selbstständiger wird.

Ist Ihr Kind aber bereit mitzuarbeiten, um trocken zu werden, so kann die folgende Anleitung zum erwünschten Erfolg führen, sofern einige Bedingungen erfüllt werden.

Voraussetzungen für den Erfolg

● Lassen Sie Ihr Kind zuerst von einem Arzt (Kinderarzt, Hausarzt oder Urologen) untersuchen, um sicher auszuschließen, dass eine Entzündung, eine Abflussbehinderung oder sonstige Fehlbildung oder Fehlfunktion im Sinne einer Entleerungsstörung im Bereich der Nieren und Harnwege vorliegt.

● Überlegen Sie, ob die oben beschriebene Situation für Sie und Ihr Kind wirklich zutrifft und ob Sie bereit sind, in den nächsten Monaten das Training mit Ihrem Kind als eine wirklich wichtige Sache anzusehen, die von Ihnen einen regelmäßigen zeitlichen Einsatz fordern wird.

● Fragen Sie sich, ob Sie wirklich bereit sind, sich genau an die Anleitungen des folgenden Programms zu halten. Es zeigt sich immer wieder, dass der Erfolg abhängig ist von der Mitarbeit von Kind und Eltern.

● Fragen Sie sich, ob Sie auch dann zum Durcharbeiten dieses Programmes bereit sind, wenn Ihnen nicht versprochen werden kann, dass Ihr Kind in einer bestimmten Zeit trocken wird. Es kann aber mit einer sehr hohen Wahrscheinlichkeit in einer Zeit von einigen Monaten (meistens vier bis sechs Monate) seine Blasenfunktion beherrschen lernen. Wie schnell Ihr Kind erfolgreich sein wird, hängt von vielen Faktoren ab – nicht zuletzt von Ihrem Glauben an den Erfolg!

Ihr Kind muss erleben, dass Sie es in seinem Bemühen ernst nehmen, dass Sie sich über jeden kleinen Erfolg, den es erringt, mit ihm freuen und von einem Misserfolg nicht entmutigen lassen.

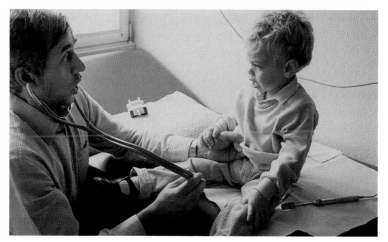

Sie sollten sicher gehen, dass bei Ihrem Kind keine Erkrankung oder Missbildung die Ursache seines Bettnässens ist.

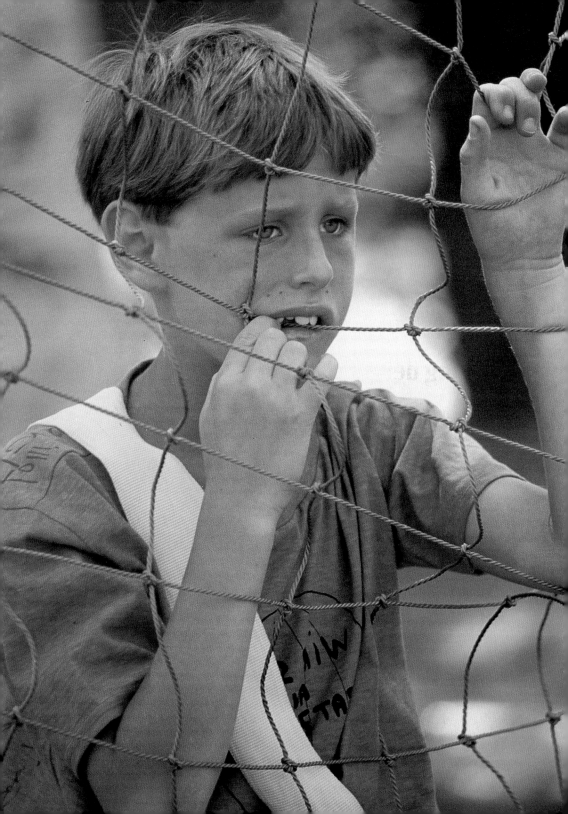

KINDLICHE ENTWICK-LUNG UND EINNÄSSEN

Wie für alle kindlichen Entwicklungsschritte gilt auch für das Trockenwerden, dass es keine allgemein verbindliche Regelhaftigkeit für den Zeitpunkt gibt. Es gibt aber einen groben zeitlichen Rahmen, dessen deutliche Überschreitung das Signal ist, dass dieser Entwicklungsschritt vom Kind nicht ohne Hilfe bewältigt werden kann.

Kinder, die sich allgemein langsamer als ihre Altersgenossen entwickeln, werden sich in der Regel auch für das Trockenwerden ein bisschen länger Zeit lassen.

Klärung der Begriffe

Ich möchte Ihnen an dieser Stelle Kenntnisse über das Einnässen, speziell das Bettnässen, vermitteln. Diese Informationen stellen meiner Ansicht nach eine gute Ergänzung zu den Anleitungen dieses praktischen Arbeitsbuchs dar und helfen Ihnen vielleicht auch, falsche Schuldgefühle wie etwa »Wir müssen doch in der Erziehung etwas falsch gemacht haben« abzubauen.

Da ich im Gespräch mit den Eltern meiner kleinen Patienten sehr unterschiedliche Meinungen über ein solches Kapitel gehört habe, möchte ich es Ihnen überlassen, ob Sie sich in die folgenden Seiten vertiefen wollen oder nicht.

Es mag sein, dass Sie zurzeit so sehr unter dem Problem des Bettnässens leiden, dass Sie nicht die Kraft aufbringen können, sich gerade jetzt mit der Theorie zu diesem »leidigen« Thema mehr als unbedingt nötig zu beschäftigen. Überschlagen Sie diese »theoretischen« Punkte ohne ein schlechtes Gewissen zu haben! Ist Ihr Kind mit Ihrer Hilfe erst einmal ein Stück auf dem Weg zu einem trockenen Durchschlafen gegangen, so werden Sie vielleicht den Wunsch verspüren, sich über dieses Thema zu informieren. Dann wird dieses Kapitel für Sie eine brauchbare Quelle sein, in der Sie alles Wissenswerte nachlesen können.

Sie können die Theorie auch »nachlesen«

Ich versichere Ihnen, dass ich Eltern kenne, die, ohne die folgenden Seiten je gelesen zu haben, genauso erfolgreich nach diesem Programm gearbeitet haben wie jene Eltern, die sich aus den verschiedensten Quellen ein erstaunliches Wissen zum Thema »Bettnässen« angeeignet hatten.

Für mich ist es also ganz verständlich, wenn Sie – glücklich darüber, endlich eine praktische Anleitung zur Behandlung des Bettnässens in den Händen zu haben – die nun folgenden Theorien erst einmal überschlagen. Lesen Sie dann bitte auf Seite 43 im Kapitel »Übungsprogramm – die Grundlagen« weiter.

Wenn Sie die theoretischen Hintergründe zum Thema »Bettnässen« nicht interessieren und Sie gleich mit dem Übungsprogramm beginnen möchten, können Sie ohne weiteres sofort auf Seite 43 weiterlesen.

Definition des Einnässens

Beim Neugeborenen, beim Säugling und jungen Kleinkind ist das Einnässen normal. In den ersten Lebensjahren schwindet diese Unfähigkeit der Blasenkontrolle, d. h., das Kind lernt in vielen kleinen Schritten, die Blase zu kontrollieren. Es erreicht irgendwann einen Entwicklungsstand, der es ihm ermöglicht, die Blasenfüllung und die noch unwillkürlich begonnene Entleerung wahrzunehmen. Bald danach kann es auch ein Entleerungsbedürfnis angeben und die Entleerung willensgesteuert beginnen. Schließlich kann es die Notwendigkeit der Blasenkontrolle verstehen, weil das Kind erfahren hat, wie körperlich unangenehm und manchmal peinlich es sein kann, wenn es seinen Urin zu jeder beliebigen Zeit irgendwo »laufen lässt«.

> Einnässen ist die Unfähigkeit, die Blasenentleerung während der Nacht und/oder am Tag regelmäßig unter Kontrolle zu halten.

Wann spricht man von Bettnässen?

Ein Bettnässen liegt vor, wenn ein Kind ab dem Alter von etwa fünf Jahren häufig oder regelmäßig nachts das Bett unwillkürlich nass macht. In diesem Alter haben die meisten Kinder am Tag und in der Nacht eine sichere Blasenkontrolle erreicht.

Die sichere Blasenkontrolle

Der Erwerb der Blasenkontrolle erfolgt in den ersten Lebensjahren in Entwicklungsschritten, die individuelle Unterschiede zeigen. In der Literatur wird angegeben, dass etwas 50 Prozent aller Kinder mit 28 Monaten tagsüber trocken, mit 34 Monaten auch nachts trocken sind. Die in der Blasenkontrollentwicklung langsameren Kinder werden meist bis zum vierten Geburtstag tagsüber trocken. Im Alter von fünf Jahren beherrschen über 80 Prozent der Kinder auch nachts die Blasenfunktion.

Wer eine sichere Blasenkontrolle besitzt, beherrscht folgende Dinge:

- Rechtzeitige Wahrnehmung des Harndrangs, so dass ausreichend Zeit bleibt, zur Toilette zu gehen, ohne die Wäsche zu befeuchten
- Bei gefüllter Blase: Verzögerung des notwendigen Gangs zur Toilette, Zurückhaltung des Harns eine kurze Zeit lang
- Willentliche Entleerung des Harns sowohl bei stark gefüllter als auch bei schwach gefüllter Blase; ein Entleeren der Blase ohne Harndrang kann einen in der Folgezeit unerwünschten, da ungelegen kommenden Harndrang verhindern
- Durchschlafen ohne Toilettengang bzw. Aufwachen bei stärkerer Blasenfüllung durch Harndrang und Verzögerung des Wasserlassens bis zum Erreichen der Toilette

Jeder weiß, dass es Schulkinder und Erwachsene gibt, die sich diese Blasenkontrolle noch nicht aneignen konnten oder die die Blasenkontrolle nicht mehr besitzen. Dafür gibt es unterschiedliche Gründe. Es kann eine Entwicklungsverzögerung oder eine Krankheit vorliegen. Wenn der Rücken weh tut, verstärkter und gehäufter Harndrang sowie beim Wasserlassen Schmerzen auftreten oder der Urin übel riecht, ist ein Besuch beim Arzt Ihres Kindes dringend notwendig. Er wird eine eventuell vorliegende organische Krankheit entdecken und fachmännisch behandeln können.

Im Kindergarten oder in der Schule sind Bettnässer oft unverhohlenem Spott ausgeliefert, wenn ihr Problem bekannt wird. Auch die ablehnende Haltung der Familie kann dazu führen, dass das bettnässende Kind Angst- und Schamgefühle entwickelt.

Formen des Einnässens

Das Einnässen wird klassisch in die drei folgenden Formen eingeteilt:

- Enuresis nocturna   Reines nächtliches Einnässen (betrifft 70 bis 80 Prozent aller Einnässformen)
- Enuresis nocturna et diurna   Einnässen bei Tag und Nacht
- Enuresis diurna   Einnässen nur am Tag

Diese drei verschiedenen Formen des Einnässens können entweder vom Säuglingsalter an beibehalten worden sein – dann spricht man von »primärer Enuresis« – oder sie sind nach zwischenzeitlich erworbener Reinlichkeit wieder aufgetreten, was mit »sekundärer Enuresis« bezeichnet wird.

Für die Anwendung des Programms in diesem Buch spielt es keine Rolle, ob es sich bei Ihrem Kind um eine primäre oder um eine sekundäre Enuresis handelt.

Enuresis oder Harninkontinenz?

Der Vollständigkeit halber seien kurz die Formen des Einnässens, wie sie derzeit in der wissenschaftlichen Literatur angegeben werden, aufgezeigt. Dabei wird zwischen einer Enuresis und einer Harninkontinenz unterschieden.

Enuresis wird definiert als »jede normale, zumindest weitgehend vollständige Blasenentleerung am falschen Platz zur falschen Zeit von einem bestimmten Alter an«. Ein Lebensalter von fünf Jahren bzw. ein geistiges Intelligenzalter von vier Jahren wird im Allgemeinen als Grenze angesehen, von der an ein regelmäßiges oder häufiges nächtliches Einnässen als auffällig und behandlungsbedürfig anzusehen ist.

Harninkontinenz wird definiert als »jede Form von ungewolltem Harnabgang, der nicht durch eine normale Blasenentleerung zustande kommt«. Eine Harninkontinenz ist Folge einer strukturellen Anomalie oder einer neurogenen, psychogenen oder funktionellen Störung, also einer Unregelmäßigkeit im nervlich-psychischen oder im körperlich-organischen Bereich. Sie hat Krankheitswert und bedarf der Behandlung durch einen Fachmann, also durch einen Arzt bzw. einen Psychologen.

Die Enuresis nocturna

Bei der Enuresis nocturna, dem Bettnässen, das Thema dieses Buches ist, unterscheidet man folgende Formen:

● Primäre isolierte Enuresis nocturna

Das Kind war noch nie länger als sechs Monate nachts trocken, tagsüber ist das Wasserlassen unauffällig.

● Primäre symptomatische Enuresis nocturna

Das Kind war noch nie länger als sechs Monnate nachts trocken, tagsüber ist das Wasserlassen auffällig. Das Kind entleert entweder zu häufig zu kleine Urinmengen, zeigt »Haltemanöver« – beispielsweise Überkreuzen der Beine, Druck mit den Händen oder beim Hocken mit der Ferse gegen die Harnröhre – oder erreicht durch psychische Verweigerungshaltung einen Aufschub des Toilettenganges. Tagsüber nässt das Kind trotz dieser Auffälligkeiten nicht ein.

● Sekundäre Enuresis nocturna

Das Kind war bereits längere Zeit – wenigstens drei bis sechs Monate – trocken; es liegt ein Rückfall vor.

Häufigkeit des Bettnässens

Den meisten Familien ist nicht bekannt, dass das nächtliche Einnässen bei Kindern, die das Schulalter erreicht haben oder älter sind, recht häufig vorkommt. Wissenschaftliche Untersuchungen in verschiedenen Ländern haben gezeigt, dass noch etwa neun bis elf Prozent der Erstklässler unter diesem Problem leiden. Die Zahl der Bettnässer – auch das wurde wissenschaftlich festgestellt – nimmt mit zunehmendem Lebensalter nur langsam ab. Für 10-Jährige wird eine Häufigkeit des Bettnässens von etwa fünf Prozent angegeben. Und noch etwa ein Prozent der 20-Jährigen leidet in unserem Kulturkreis unter Bettnässen.

Das Bettnässen tritt in allen Altersstufen bei Jungen häufiger als bei Mädchen auf. Auch während der Phase des Trockenwerdens (zweites bis fünftes Lebensjahr) sind Mädchen den Jungen »überlegen« und vollziehen diesen Entwicklungsschritt eher. So gibt eine wissenschaftliche Quelle an, dass unter den untersuchten Kindern im Alter von drei Jahren 16 Prozent der Jungen, aber bereits 22 Prozent der Mädchen nachts trocken waren. Im Alter von fünf Jahren zeigten 86 Prozent der Jungen und 89 Prozent der Mädchen nachts kein

Die Verbreitung des Bettnässens ist, obwohl das Thema in der Forschung keine hohe Priorität hat, durch verschiedene Studien wissenschaftlich untersucht worden. Dabei haben sich in verschiedenen Ländern Europas erstaunlich ähnliche Ergebnisse gezeigt.

In den allermeisten Fällen ist Bettnässen kein Phänomen, das auf eine organische Schädigung zurückzuführen ist, also ein Problem, das nur nachrangig mit Medikamenten und streng schulmedizinischen Mitteln behandelt werden kann.

Einnässen mehr. In anderen Quellen wird bei Bettnässern ein Verhältnis von Jungen zu Mädchen mit 3:2 oder 2:1 angegeben.

Ferner findet man häufiger das Vorhandensein eines primären Bettnässens (d. h., das Bettnässen besteht kontinuierlich seit der Geburt) als eines sekundären Bettnässens (also ein Rückfall nach einer längeren Phase konstanter Trockenheit). Ist eine lange Phase des Trockenseins erst einmal erreicht, kommt ein Rückfall selten vor.

Wider Erwarten zeigen nur weniger als zehn Prozent aller Bettnässer eine organische Erkrankung.

Eine Enuresis lässt sich andererseits auch nicht generell auf seelische Konflikte zurückführen. Die meisten Wissenschaftler gehen davon aus, dass es sich vielmehr um eine allgemeine Reifungsverzögerung handelt, bei der mehrere Faktoren zusammenwirken. Oft weisen solche Kinder leichte feinneurologische Störungen auf; ihr Wachstum ist etwas verzögert, ebenso die motorische Entwicklung. Sie sprechen oft etwas später und gehen auch später als ihre Altersgenossen aufs Töpfchen. Ihre Schlaftiefe ist dagegen außerordentlich hoch.

Auch Erbfaktoren spielen offensichtlich eine Rolle. War der Vater eines Kindes Bettnässer, so ist mit 40-prozentiger Wahrscheinlichkeit davon auszugehen, dass das Kind ebenfalls nachts einnässt.

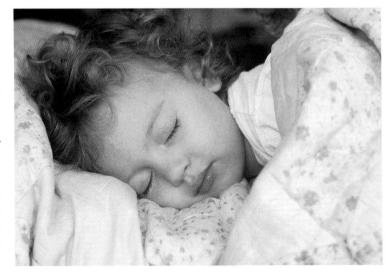

Am häufigsten tritt die Enuresis nocturna, also das nächtliche Einnässen, auf – ein Problem, das Ihr Kind mit Ihrer Hilfe und mit Hilfe des Programms in diesem Buch erfolgreich bewältigen kann.

Das Erlernen der Blasenkontrolle

Jedes Kind hat seinen eigenen Rhythmus, in dem es wächst, gedeiht und lernt. So kann es auch für das Erlernen der Blasenkontrolle kein festes Schema geben, nach dem ein Kind seine Fortschritte zu machen hat. Organische, reifungsbedingte, psychische und soziale Faktoren spielen dabei eine Rolle.

Die Entwicklung der Blasenkapazität, der Entleerungshäufigkeit und der willentlichen Kontrolle der Blasenentleerung verläuft im Großen und Ganzen folgendermaßen:

Beim Säugling erfolgt die Entleerung der Blase durch reflektorisch ausgelöste Kontraktionen, also durch willkürliche Zusammenziehung, wenn ein bestimmter Füllungsgrad erreicht ist. Diese Entleerungen können 15- bis 20-mal in 24 Stunden auftreten und werden vom Säugling wahrscheinlich nicht wahrgenommen. Die jeweils entleerte Urinmenge ist klein; die tägliche Urinausscheidung steigt im ersten Lebensjahr auf 400 bis 500 ml/24 Std. an.

Ab dem zweiten Lebensjahr nimmt die Entleerungshäufigkeit der Blase ab, und das Kind lernt, den Harndrang und die Urinierempfindung wahrzunehmen. Damit sind wichtige Voraussetzungen für eine erfolgreiche Blasenkontrolle zunächst einmal während des Wachseins gegeben.

Vom Automatismus zum bewussten Vorgang

Es ist also möglich, dass ein Kind dieses Alters die ablaufende Blasenentleerung erkennen und in seiner »Sprache« angeben kann. Es kann »als Frühentwickler in Sachen Blasenkontrolle« in den folgenden Monaten lernen, den Harndrang tagsüber so rechtzeitig anzukündigen, dass es mit Unterstützung einer Bezugsperson während des Tages trocken sein kann.

Im dritten und im vierten Lebensjahr reifen die Bedingungen für eine fast vollständige Blasenkontrolle bei den meisten Kindern. Ein Kind dieses Alters ist meist in der Lage, die Blasenentleerung für eine gewisse Zeit aufzuschieben oder sie willentlich zu unterbrechen. Die Anzahl der Blasenentleerungen sinkt bei steigendem Fassungsvermögen der Blase. Die Blasenkapazität ist mit vier Jahren auf das Doppelte derjenigen eines zweijährigen Kindes angewachsen. Die

Das Erlernen der Blasenkontrolle ist nur eine von vielen Anforderungen, die dem Kind in seiner Entwicklung gestellt werden. Meist meistert es diese Anforderung schnell und problemlos, bei manchen Kindern jedoch kann es länger dauern.

Miktionshäufigkeit (= Häufigkeit des Wasserlassens) beträgt im Alter von vier Jahren etwa 6- bis 8-mal/24 Std.

Im Unterschied zum gesunden älteren Kind oder Erwachsenen ist ein Kind dieser Altersstufe in der Regel noch nicht in der Lage, auf fremden oder eigenen Wunsch hin seine Blase zu entleeren, wenn diese nur teilweise gefüllt ist.

Im vierten und fünften Lebensjahr lernen die meisten Kinder, auch nachts entweder trocken durchzuschlafen oder auf den Harndrang hin aufzuwachen.

Mit etwa sechs Jahren hat ein Kind die voll ausgereifte Blasenkontrolle erreicht. Nun kann es wie ein Erwachsener willentlich seine Blase entleeren, auch wenn diese nur geringgradig gefüllt ist.

Der Mutterstolz auf trockene Windeln und ein Kind, das sich prächtig und schnell entwickelt, war und ist manchmal mit ein Grund für übertriebene Sauberkeitserziehung.

Sauberkeitserziehung

Glücklicherweise hat sich die heutige Elterngeneration überwiegend von dem Druck frei gemacht, der über viele Generationen weitergegeben wurde, von der irrigen Annahme nämlich, dass die Mutter ihre Fähigkeit in der Erziehung durch ein frühes Sauberwerden ihres Kindes beweisen müsse.

Ich möchte hier anmerken, dass in früheren Zeiten recht junge Kinder häufig in regelmäßigem Rhythmus tags und auch nachts »abgehalten« wurden, d. h., sie wurden zur Blasenentleerung animiert zu einem Zeitpunkt, der vor der spontanen Entleerung lag. Das war für die Eltern günstig, denn so konnten sie meist ein Einnässen der Kleidung bzw. des Bettes des Kindes verhindern. Die trockenen Windeln eines solchen Kindes waren aber nicht ein Beweis dafür, dass dieses Kind eine Blasenkontrolle erlernt hatte und diese erfolgreich anwenden konnte, sondern sie waren die Belohnung der Eltern für das »Abfangen« des Urins. Rufen wir uns in Erinnerung, dass früher Stoffwindeln benutzt wurden, die gewaschen werden mussten. Den Eltern standen aber nicht moderne Waschmaschinen und Trockengeräte zur Verfügung. So fällt es sicher leichter zu verstehen, dass junge Eltern nicht nur unter dem Druck der Großeltern diesen Weg gingen, sondern im frühen regelmäßigen »Abhalten« des Kindes eine Arbeitsersparnis und einen Zeitgewinn erlebten.

Wann soll mit der Sauberkeitserziehung begonnen werden?

Die Antwort auf diese Frage kann nur lauten: Wenn die neurophysiologischen Voraussetzungen für eine kontrollierte Harnabgabe ausgereift sind, d.h., wenn das Kind erkennen lässt, dass es einen Harndrang verspürt und diesem eine kurze Zeit widerstehen kann.

Wie eine wissenschaftliche Studie zeigen konnte, tritt Bettnässen häufiger nach einem frühen Beginn der Sauberkeitserziehung auf. Dabei wird aber nicht das eigentliche Sauberkeitstraining als vielmehr der strenge Erziehungsstil dieser Eltern, die ein frühes Sauberwerden erreichen wollen, als Ursache für das spätere Bettnässen angesehen. Durch die in diesen Familien häufiger auftretenden Beziehungsprobleme zwischen Kind und Eltern werden weite Teile der kindlichen Entwicklung belastet, so dass oft das Gegenteil erreicht wird.

Ist die Zeit dafür reif, gibt das Kind spontan zu verstehen, dass es einen Harndrang verspürt. Oft sind das keine auffälligen Anzeichen, doch sie sind deutlich genug, um von der Umgebung, besonders von der Mutter, verstanden zu werden.

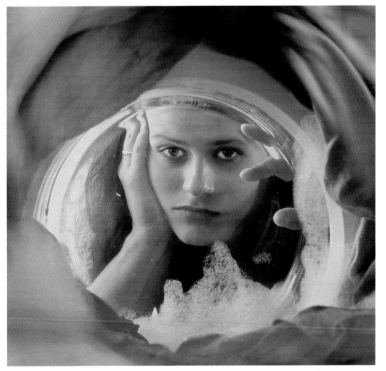

Die Aussicht, noch mehr Wäsche mühselig von Hand waschen zu müssen, mag in früheren Zeiten manche Eltern zu drakonischen Mitteln veranlasst haben, um ein Bettnässen ihres Sprösslings abzustellen.

25

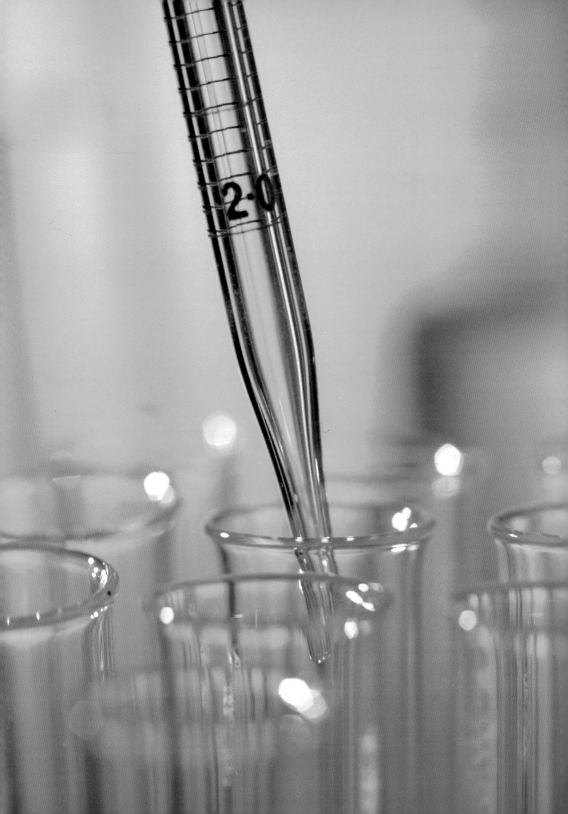

DIE URSACHEN DES BETTNÄSSENS

Eindeutig organische Störungen ausgenommen, spielen beim nächtlichen Einnässen nach Meinung der Forscher sowohl eine familienbedingte Neigung als auch emotionale und psychische Störungen eine Rolle. Allzu frühe Sauberkeitserziehung und belastende Erlebnisse sind oft der Auslöser des Problems, wohingegen die »erbliche Vorbelastung« lediglich ein Faktor ist, der das Phänomen Bettnässen als Indikator der seelisch-psychischen Verfassung begünstigt. Das nächtliche Einnässen ist also keine Krankheit im herkömmlichen Sinn, die es mit Medikamenten zu heilen gilt, sondern beruht zu großen Teilen auf einer Entwicklungsverzögerung, die durch gezieltes Training ausgeglichen werden kann, bzw. ist eine Auswirkung emotionaler Blockaden, die es aus dem Weg zu räumen gilt.

So versteckt die Ursachen für das Bettnässen sein können, so sicher hat es einen Grund, der meist außerhalb einer organbedingten Beeinträchtigung liegt.

Der aktuelle Forschungsstand

An dieser Stelle sollen Erklärungsansätze für die Störung der Blasenkontrolle, die als Enuresis bezeichnet wird, wiedergegeben werden. Ursachen, die zu einer Harninkontinenz führen, sollen hier nicht besprochen werden.

Das Erlangen einer perfekten Blasenkontrolle ist ein Reifungsprozess, der, wie bereits erwähnt, langsam in den ersten Lebensjahren erworben wird. Er wird von vielen endogenen (d.h. in der Person des Kindes gelegenen, also biologischen) und exogenen (außerhalb des kindlichen Organismus liegenden, z. B. familiären, soziokulturellen) Faktoren beeinflusst.

Im Folgenden erfahren Sie, welche Faktoren diskutiert werden und ob sie eine ursächliche Bedeutung für das Auftreten des Bettnässens haben.

Die Rolle der Vererbung

Die Vererbungs-forschung scheint eine gewisse gene-tisch bedingte Neigung zum Bettnässen zu bestätigen, was jedoch nicht eine unverrückbare Manifestierung des Problems bedeutet.

Zahlreiche Untersuchungen in vielen Ländern haben gezeigt, dass das Bettnässen neben sporadischem, unregelmäßigem Auftreten in manchen Familien gehäuft vorkommt, so dass eine genetische Komponente als gesichert angenommen wird. Letzte Klarheit über den Erbgang, über beim Bettnässer veränderte Gene und über deren genaue Lage auf den Chromosomen fehlt noch. So bleibt noch zu erforschen, in welchen Strukturen die Informationen über die beim Bettnässen von der Norm abweichenden Entwicklungsschritte enthalten sind.

Das Ergebnis einer Untersuchung lautet: Waren beide Eltern früher Bettnässer, so findet man bei 77 Prozent ihrer Kinder ein Bettnässen; war nur ein Elternteil Bettnässer, so sind 44 Prozent der Kinder betroffen. War kein Elternteil betroffen, so zeigen etwa 15 Prozent der Kinder Bettnässen.

Auch aus der Zwillingsforschung liegen Ergebnisse vor, die aussagen, dass bei eineiigen Zwillingen Bettnässen signifikant häufiger bei beiden Kindern gefunden wurde, als dies in der Gruppe der zweieiigen Zwillinge der Fall war. Doch handelt es sich dabei um relativ kleine Untersuchungsreihen, so dass die Aussagekraft dieses Ergebnisses mit Vorsicht zu betrachten ist. Dennoch scheinen alle Untersuchungen einen gewissen genetischen Einfluss auf das Auftreten des Bettnässens zu bestätigen.

Der Einfluss der Hormone

Viele Eltern eines bettnässenden Kindes haben beobachtet, dass ihr Kind mehrmals nachts sehr große Urinmengen entleert. »Das Bett schwimmt« – so oder ähnlich lautet die Antwort auf die Frage, wie stark denn das Kind einnässe.

Auf die Produktion der Urinmenge wirkt sich u. a. die in unserem Körper jeweils vorhandene Menge eines Hormons, des antidiuretischen Hormons (ADH), aus. Wie Untersuchungen zeigten, lässt sich bei nicht einnässenden Personen in der Nacht ein Anstieg dieses Hormons nachweisen, der bei vielen Bettnässern nicht zu finden ist.

Das Hormon verringert die Produktion der Urinmenge, indem es in der Niere vermehrte Wasserrückresorption bewirkt. Die Abfallprodukte unseres Stoffwechsels müssen somit in der Nacht, in der die größere Menge an vorhandenem ADH eine stärkere Wasserrückresorption in der Niere verursacht, in einer relativ kleinen Urinmenge gelöst ausgeschieden werden. Der Urin ist am Morgen dunkler, also konzentrierter. Umgekehrt bedeutet dies, dass bei geringerem Vorhandensein von ADH größere Urinmengen gebildet werden. Die Konzentration der Abfallprodukte pro Liter Urin nimmt ab, und der Urin erscheint hell, fast wasserähnlich. Bei den Bettnässern, die keinen Anstieg des Hormons während der Nacht aufweisen, wird nachts die Urinproduktion nicht gebremst. Das Verhältnis von Tagesurinmenge zu Nachturinmenge beträgt dann etwa 1:1 und nicht wie beim Gesunden 2:1. Der ausgeschiedene Urin zeigt infolge seiner geringen Konzentration eine helle Farbe.

Ein synthetisches Hormon

Die Kenntnis dieser Wirkung des Hormons ADH ließ die Forscher nach einem synthetischen, die Urinproduktion hemmenden Hormon suchen. *Desmopressinacetat* (Handelsname *Minirin*) ist ein solcher Stoff, der als Medikament neben anderen Anwendungsbereichen (beispielsweise zentraler *Diabetes insipidus*) auch bei der Behandlung des Bettnässens eingesetzt werden kann, um die nächtlich produzierte Urinmenge zu verringern und dem Patienten damit eine Chance zu geben, die Urinmenge der Nacht in der Blase speichern zu können (Näheres dazu auf Seite 40).

Teilaspekt ADH-Rhythmik

Die Störung der ADH-Rhythmik findet man nicht bei allen Bettnässern, bei älteren bettnässenden Kindern seltener und in geringerem Ausmaß als bei jüngeren. Da diese Rhythmik sich in den ersten Lebensjahren entwickelt, wird angenommen, dass beim Bettnässen wahrscheinlich eine Verzögerung im Auftreten dieser Rhythmik vorliegt, die während der Behandlung, aber gelegentlich auch spontan aufgeholt werden und damit verschwinden kann.

Da der fehlende Anstieg des antidiuretischen Hormons und damit eine große Urinproduktion zur Nachtzeit auch bei einigen Kindern

Ein **Schritt zur Heilung bzw. Spontanheilung des Bettnässens ist das Auftreten einer ADH-Rhythmik, die eine gegenüber der Tagesurinmenge verringerte Urinproduktion während der Nacht bewirkt.**

Im sehr tiefen Schlaf, der zum Teil als »Flucht aus der Wirklichkeit« interpretiert wird, kann es durchaus sein, dass eine Blasenentleerung unbemerkt vor sich geht.

beobachtet werden konnten, die nicht einnässten (diese Kinder werden nachts wach und entleeren ihre Blase oder sind in der Lage, durch Entspannung der Blasenwand im Schlaf das Fassungsvermögen der Blase stark zu vergrößern), kann die große nächtliche Urinmenge nicht die wichtigste oder alleinige Ursache des Bettnässens sein.

Welche Rolle spielt der sehr tiefe Schlaf?

Eltern eines Bettnässers berichten in der Regel, dass ihr Kind sehr fest schlafe und nur schwer weckbar sei. Wissenschaftliche Untersuchungen haben die Beobachtungen bestätigt, dass Bettnässer schwerer weckbar sind als gesunde Kontrollpersonen. Die Folge ist, dass das einnässende Kind den von seiner gefüllten Blase ausgehenden Reiz nicht wahrnimmt und folglich auch nicht aufwachen kann. Steigt der Druck in der Blase weiter an, so wird die Verschlusskraft des Schließmuskels am Blasenausgang überwunden, und es findet eine Blasenentleerung statt.

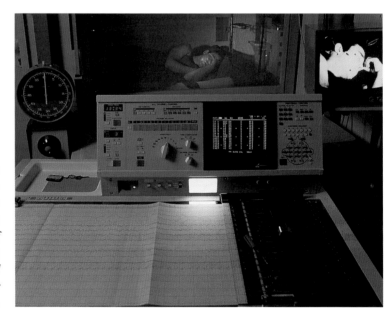

Mit den modernsten Mitteln der Wissenschaft wird heute versucht, das Phänomen Schlaf von allen Seiten zu beleuchten und schlüssig erklärbar zu machen.

Durch die Schlafforschung konnte in mehreren Untersuchungsreihen die Erkenntnis gesichert werden, dass Einnässen entgegen der landläufigen Annahme von Traumphasen unabhängig ist. Es tritt in allen Schlafstadien, nicht nur im Tiefschlaf auf. Der Einnässzeitpunkt liegt meist überwiegend in den Abendstunden.

Tiefer Schlaf spielt also klinisch zwar eine bedeutende Rolle für das Nichtwahrnehmen des Urinabganges, die Schlafarchitektur ist aber im Tiefschlaf elektrophysiologisch nicht verändert gegenüber der normalen Schlaftiefe, sie ist also unauffällig.

Die schwere Weckbarkeit wird als zentrale Regulationsstörung zwischen Wach- und Schlafzentrum des Gehirns angesehen und nicht als Krankheit, sondern als zentralnervöse Entwicklungsunreife gedeutet.

Liegt eine Blasenkrankheit vor?

Die Untersuchungen von Kindern mit einer *isolierten Enuresis nocturna*, die laut Definition (siehe Seite 21) tagsüber keine Miktionsauffälligkeiten zeigen dürfen, ergaben bezüglich Blasenkapazität, Blaseninstabilität, nachts auftretenden instabilen Blasenkontraktionen und der Blasenentleerung Werte, die denen der nicht einnässenden Kinder entsprachen. Daraus ist zu schließen, dass die periphere Blasenfunktion bei der Entstehung dieser Form des Bettnässens keine Rolle spielt. Die körperlich-entwicklungsbedingten Voraussetzungen zum Trockenwerden sind also bei diesen Kindern vollständig vorhanden und unterscheiden sich nicht von denjenigen der Kinder, die nicht mehr einnässen.

Anders verhält es sich bei der *symptomatischen Enuresis nocturna*, bei der das nur nachts einnässende Kind auch am Tag Miktionsauffälligkeiten, also Unregelmäßigkeiten beim Harnlassen, zeigt, die nicht durch Fehlbildungen oder Krankheit, sondern durch Unreife und/oder leichte Verhaltensauffälligkeiten bedingt sind (z.B. zu früher Harndrang, zu häufiger Harndrang, oppositionelle Verweigerung). In einem solchen Fall kann ein gezieltes Blasentraining (wie es hier auf Seite 67ff. beschrieben ist) ein Nachreifen der entwicklungsbedingten Voraussetzungen fördern.

Hat Ihr Kind auch tagsüber manchmal Schwierigkeiten oder gar Schmerzen beim Wasserlassen, sollten Sie mit ihm unbedingt einen Arzt aufsuchen.

Welchen Einfluss haben psychische Faktoren?

Jeder hat wohl schon die Erfahrung gemacht, dass man bei Stress, Aufregung und auch bei großer Freude plötzlich häufiger zur Toilette muss.

Häufig wird die Meinung vertreten, dass psychische Faktoren wie Wechsel der elterlichen Bezugsperson, Geschwisterrivalität, gestörte Mutter-Kind-Beziehung (besonders bei auffälliger Persönlichkeit der Mutter) Hauptursache einer bestehenden Enuresis sind. Da aber diese Faktoren nicht zwangsläufig ein Bettnässen, sondern häufig andere Verhaltensauffälligkeiten beim Kind nach sich ziehen, scheint ihre Bedeutung gegeben, nicht aber an erster Stelle zu stehen.

In Untersuchungsreihen konnte aber gezeigt werden, dass das Risiko für eine Enuresis signifikant steigt, wenn sich belastende Ereignisse, sogenannte Lifeevents (z. B. Spannung zwischen den Eltern, Ehescheidung, Krankheit oder Tod eines Familienmitgliedes, Arbeitslosigkeit u. Ä.), häufen. So kann das wieder auftretende Einnässen (sekundäre Enuresis nocturna) als ein unbewusster Rückfall (Regressionsschritt) auf eine bereits überwundene Entwicklungsstufe angesehen werden. Es stellt gewissermaßen eine Flucht in die sorglose Säuglingszeit dar, die sich von anderen regressiven Verhaltensweisen wie wieder auftretender Babysprache und Forderung nach Flaschennahrung z. B. nach der Geburt eines Geschwisterkindes dadurch unterscheidet, dass die Regression Bettnässen im Schlaf und damit unbewusst auftritt.

Die Blase, ein sensibles Organ

Als sensibles Organ reagiert die Blase auf seelische Spannungen, auf belastende, aber auch auf freudig-erregende (dazu die Fallbeschreibungen ab Seite 197).

Es gilt als erwiesen, dass psychische Erkrankungen nicht zwangsläufig Bettnässen nach sich ziehen. Bettnässer zeigen gegenüber nicht bettnässenden Kindern keinen signifikanten Anstieg an psychischen Erkrankungen. Dennoch kann ein länger bestehendes Bettnässen psychische Schäden verursachen, weil das einnässende Kind sich in der Regel als Versager fühlt, die Familie sich des Einnässens und bald auch des Einnässers schämt und die Mutter häufig Ekel und Aggression gegenüber dem Kind empfindet.

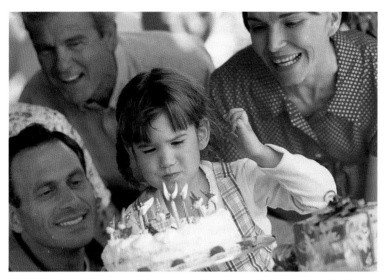

Auch freudige Erregung kann zum Stress werden, der auf die Blase aktivierend wirkt. Da kann es schon einmal passieren, dass man den Gang zur Toilette »vergisst«.

Das ist ein besonders gewichtiger Grund dafür, nicht lange abzuwarten, sondern gemeinsam mit dem Kind an die Überwindung des Problems heranzugehen. Wenn es Zuwendung erhält und Vertrauen spürt, gelingt es nicht nur schneller und besser, das nächtliche Einnässen einzuschränken und schließlich zu beseitigen – auch psychische Schäden werden so von Anfang an vermieden.

Der Rückschluss von einer bestimmten körperlichen Schädigung auf das Bettnässen hat sich in den meisten Fällen als irrig erwiesen.

Ursache Wirbelsäulendeformierung?

Die *Spina bifida occulta* ist eine Leichtform einer Wirbelsäulenspaltbildung, bei der nur der Wirbelbogen gespalten ist, ohne dass eine Fehlbildung des Rückenmarks oder seiner Häute vorliegt. Da bei letzterer, schwererer Form der Missbildung eine normale Blasenfunktion meist lebenslang nicht möglich ist, lag die Annahme nahe, dass eine harmlose Leichtform dieser Störung eine Bedeutung für eine verzögerte Blasenkontrolle haben könnte. Da es heute als erwiesen gilt, dass sie keine ursächliche Bedeutung für das Einnässen hat, ist die Suche nach einer Spina bifida occulta durch belastende Röntgenuntersuchungen meiner Meinung nach nicht angezeigt.

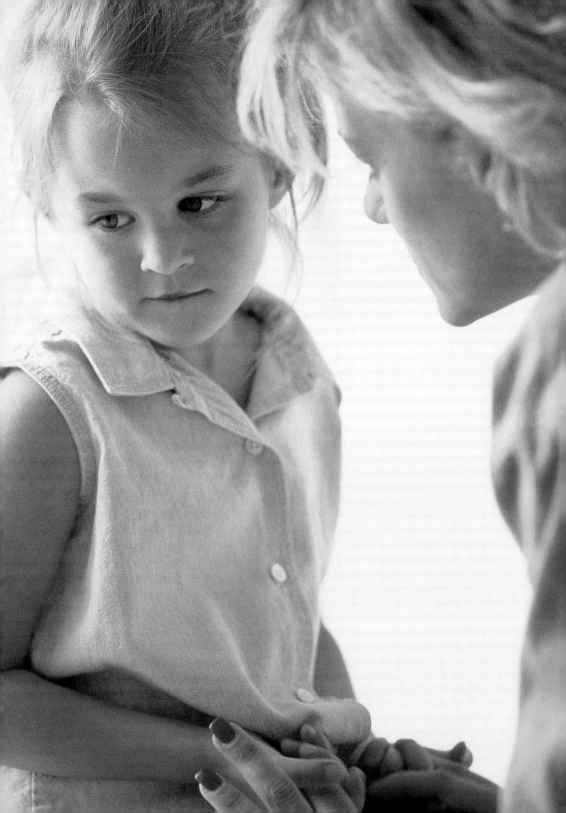

SO WIRD BETTNÄSSEN HEUTE BEHANDELT

Schuldzuweisungen und Bestrafung des bettnässenden Kindes sind für das Kind keine Hilfe und die denkbar schlechteste Art, mit diesem Problem umzugehen. Der Einsatz von Medikamenten kann manchmal sinnvoll oder sogar notwendig sein, der sicherste und zugleich nachhaltigste Weg zum Trockenwerden aber ist das »Nachreifen« der Fähigkeit zur Blasenkontrolle mit Hilfe eines Trainingsprogramms, wie es hier vorgestellt wird. Die wichtigste Voraussetzung für dieses Programm ist die vertrauensvolle Zusammenarbeit zwischen dem Kind und seinem Helfer, in der Regel also der Mutter.

Reine Repressalien, Druck und Bestrafung mögen im ein oder anderen Fall Erfolg haben, doch der Erfolg wird nur von kurzer Dauer sein oder andere, schwere seelische Störungen verursachen.

Verschiedene Therapieformen

Bettnässen ist eine komplexe Störung, die sich nicht durch eine einzige Ursache erklären lässt. Unterschiedliche Ursachen können bei den einzelnen einnässenden Kindern im Vordergrund stehen. Daraus folgt, dass es nicht nur einen einzigen Weg zur Behandlung des Bettnässens geben kann.

Unsinnige Vorgehensweisen

Da ein bettnässendes Kind nicht »etwas bewusst tut«, sondern beim Aufwachen meist entsetzt und beschämt feststellt, dass wieder »etwas mit ihm passiert ist«, kann eine Bestrafung des Kindes keine sinnvolle Vorgehensweise sein.

Auch ein Einschränken der Trinkmenge zum Abend hin kann das Problem nicht lösen, weil die Gleichung Einfuhr = Ausfuhr für das bettnässende Kind nicht zutrifft. Wird dem Kind die benötigte Flüssigkeitsmenge nicht gewährt, so leidet es. Es wird einen Weg suchen, um sein Bedürfnis zu stillen, notfalls beim Zähneputzen.

Ein in jeder Nacht mehrmaliges Wecken und Zur-Toilette-Schicken des Kindes kann zwar ein nasses Bett verhindern, aber nicht den Erwerb der Blasenkontrolle bedeuten.

Wecken in bestimmten Phasen des hier beschriebenen Therapiewiges kann jedoch ein wichtiger Baustein beim Blasenwahrnehmungstraining, wie es auf Seite 67ff. beschrieben wird, sein.

Sinnvolle Therapiewege

Zuwendung und Empathie für das Kind sind der erste, sehr wichtige Schritt zu einer erfolgreichen Behandlung der Enuresis nocturna, des nächtlichen Einnässens.

Voraussetzung für den Erfolg der Behandlung des Bettnässens sind erstens immer ein Leidensdruck und der Wunsch nach Veränderung bei Mutter und Kind, zweitens der Ausschluss einer organischen Erkrankung. Liegt eine solche vor, so ist vorrangig eine ärztliche Behandlung durchzuführen.

Die systemorientierte Verhaltenstherapie

Falls keine psychiatrischen Auffälligkeiten von Krankheitswert vorliegen, die immer in die Behandlung eines Facharztes (Psychologen oder Psychotherapeuten) gehören und eventuell eine analytische Psychotherapie erfordern, gilt für mich bei der Behandlung der *Enuresis nocturna* eine systemorientierte Verhaltenstherapie als Mittel der ersten Wahl. Diese Behandlungsweise kann meiner Erfahrung nach auch von einer Mutter oder einer anderen liebevollen Bezugsperson im Selbsthilfeverfahren erfolgreich durchgeführt werden.

Für mich liegt in dieser Methode ein Nachholen von bisher vom Kind nicht bewältigten Entwicklungsschritten. Die mit dem Therapiebeginn bewusst aufgenommene veränderte Einstellung der Eltern zum Kind und seinem Problem sowie die vom Kind wahrgenommene Liebe und Einsatzbereitschaft der Mutter oder der mit den Kind arbeitenden Bezugsperson unterstützen den Reifungsprozess. Der sich während des Trainings positiv verändernde Umgang miteinander und das Training, das die Wahrnehmung von körpereigenen Signalen beim Kind langsam ermöglicht, führen zu einer sicheren Blasenkontrolle (siehe auch Fallbeschreibungen Seite 197ff.).

Der Hauptteil dieses Buches stellt eine Anleitung zu einer solchen verhaltenstherapeutischen Behandlung (VT) dar. Diese kann, falls notwendig, durch den Einsatz eines Weckgeräts (AVT = apparative Verhaltenstherapie) ergänzt werden (siehe auch Literaturliste auf Seite 221). Eine ausführliche Darstellung der AVT mittels der STERO-Enurex® Klingelhose® ist im Kapitel »Weiterführung mit Weckgerät« ab Seite 149 beschrieben.

Dry-Bed-Training (DBT) nach Azrin

Der Vollständigkeit halber sei noch das Dry-Bed-Training von Azrin erwähnt. Es besteht aus drei Behandlungsphasen:
- Der Intensivnacht
- Der Überwachungsphase und
- Der Routinephase

In den ersten beiden Phasen trägt das Kind ein Weckgerät.

Durch das Dry-Bed-Training wird das Bettnässen für eine kurze Zeit zum wichtigsten Aspekt des gesamten Familienlebens. Die sehr intensiven Trainingsphasen fordern das Engagement der Familienmitglieder.

Die Intensivnacht wird in der Regel von Kind und Eltern als sehr anstrengend erlebt. Es ist erforderlich, dass die Person, die das vorgegebene Programm mit dem Kind absolvieren soll, in dieser Nacht nicht schläft, da das Kind stündlich geweckt werden soll und zahlreiche Anweisungen befolgt werden müssen (Toilettentraining, häufige und damit stark erhöhte Flüssigkeitszufuhr, beim stündlichen Wecken lobender Kommentar der Eltern bei Trockenheit des Bettes, negativer Kommentar, wenn das Kind eingenässt hat, danach Sauberkeitstraining, bei dem das Kind seine nasse Bettwäsche selbst wechseln muss, Toilettentraining mit fünf Durchgängen).

Ein Therapieweg, der viel Einsatz fordert

Auch in der Überwachungsphase, die nach der Intensivnacht beginnt und mindestens sieben Nächte dauert, ist ein größerer Einsatz der betreuenden Person erforderlich. Sie soll das Kind zwei Stunden nach dem Zubettgehen wecken und es bei Trockenheit loben und zur Toilette schicken. Ist das Bett nass, so hört das Kind von den Eltern einen negativen Kommentar und wird zu einem Sauberkeits- und Toilettentraining angehalten. Eine erhöhte Flüssigkeitszufuhr erfolgt nicht mehr. Nach jeder trockenen Nacht wecken die Eltern das Kind eine halbe Stunde früher als in der vorhergehenden Nacht.

Gegen Bettnässen ist kein Kraut gewachsen, und auch Pillen (allein) helfen sicher nicht weiter.

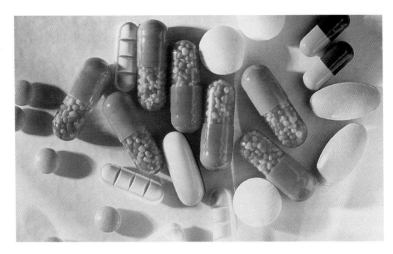

Aufmerksamkeit für das Kind und seine Probleme, Zuwendung für den Sprössling über das sonstige Maß hinaus sind immer Bestandteil eines Trainingsprogramms, das erfolgreich verlaufen soll.

Hat die Familie sieben aufeinander folgende trockene Nächte erlebt, so beginnt die dritte Phase, die Routinephase. Jetzt trägt das Kind den Weckapparat nicht mehr. Eltern und Kind dürfen ungestört schlafen, doch sollen die Eltern jeden Morgen das Bett des Kindes kontrollieren. Ist es nass, bekommt das Kind sofort ein Sauberkeitstraining (es muss am Morgen die Bettwäsche allein wechseln) und am Abend dieses Tages ein Toilettentraining mit fünf Durchgängen auferlegt.

Nässt ein Kind in einer Woche zweimal ein, so wird zur Überwachungsphase zurückgekehrt.

Meines Erachtens ist dieses Training von Eltern zu Hause kaum durchzuführen und sollte gegebenenfalls der stationären Behandlung vorbehalten werden.

Medikamente zur Behandlung der Enuresis?

Da es nicht nur eine Ursache für das Einnässen gibt, ist es auch verständlich, dass es unterschiedliche Wege der Behandlung geben muss, die erfolgreich sein können. Welchen Weg ein Therapeut dem Patienten vorrangig nahe legen wird, ist auch abhängig davon, wer dieser Therapeut ist.

Der Mediziner ohne psychotherapeutische Ausbildung und Neigung wird sicher vorrangig nach pathologischen organischen Befunden suchen und die medikamentöse Therapie bevorzugen.

Der Analytiker oder tiefenpsychologisch fundiert arbeitende Therapeut wird die Problematik in der Interaktion der Familie sehen und ihre Gründe aufzudecken suchen. Er wird nach Belastungen und Störungen in der frühen kindlichen Entwicklung forschen.

Der Verhaltenstherapeut wird sein Augenmerk auf ein intensives Sauberkeitstraining richten, um dem Patienten beim Aufholen der verzögerten Reifungsschritte zu helfen. Liegen auffällige Verhaltensmuster in der Familie vor, so wird er diese zu verändern versuchen, ohne die Gründe, die diese Verhaltensmuster hervorgerufen haben, aufdecken zu müssen.

Erzieher sehen leicht die Ursache des Einnässens ausschließlich in falschem elterlichen Verhalten und in familiären Spannungen.

Eine Behandlung der Enuresis nur mit Medikamenten wird der Komplexität des Problems Bettnässen nicht gerecht. Zur Unterstützung beispielsweise einer systemorientierten Verhaltenstherapie, wie sie hier vorgestellt wird, kann im ein oder anderen Fall das Heranziehen eines Medikaments sinnvoll sein.

Bettnässen ist kein isoliertes Problem, das mit einem bestimmten Wirkstoff wegzuzaubern wäre. Medikamentengaben ist somit mit großer Vorsicht zu begegnen.

Imipramin (Handelsname *Tofranil*)

Dieses Medikament ist ein trizyklisches Antidepressivum und sollte bei der Behandlung des Bettnässens bei Kindern wegen der zahlreichen Nebenwirkungen und der hohen Rückfallquote nicht mehr zum Einsatz kommen.

Oxybutynin (Handelsname *Dridase*) und Propiverinhydrochlorid (Wirkstoff in *Mictonetten*)

Oxybutynin ist ein Anticholinergikum und hat sich in der Praxis als weitgehend unwirksam erwiesen.

Propiverinhydrochlorid soll zu einer Senkung des Blaseninnendruckes und zu einer Erhöhung des Blasenvolumens führen. Die rhythmischen Detrusorkontraktionen (Muskelkontraktionen in der Blasenwand zur Entleerung der Blase) sollen in ihrer Häufigkeit und Stärke gemindert werden. Ich habe bei beiden Medikamenten bisher keine mich überzeugende Wirkung gesehen.

DDAVP (Handelsname *Minirin*)

Minirin, das den Wirkstoff Desmopressinacetat enthält, ist ein Analogon des ADH (antidiuretischen Hormons, siehe Seite 29) und bremst als solches die nächtliche Urinproduktion. Es findet Anwendung als Nasenspray, in neuerer Zeit auch als Tabletten.

Ein großer Teil der Bettnässer spricht auf Minirin gut an. In der Zeit der Medikamenteneinnahme sind etwa zwei Drittel der Patienten trocken, nach dem Absetzen der Medikation erfolgt jedoch häufig ein Rückfall.

Die Wirksamkeit des Medikamentes tritt in wenigen Tagen voll ein, wenn der Patient auf das Medikament grundsätzlich anspricht. Auch bei jahrelangem Gebrauch soll sich die Wirksamkeit nicht erschöpfen.

Ernsthafte Nebenwirkungen sind bei sonst gesunden Patienten (normale Nierenfunktion, kein Bluthochdruck, keine Ödemneigung) bisher nicht beobachtet worden.

Lassen Sie sich auf jeden Fall detailliert und verstehbar erklären, wie ein Medikament wirkt und welche Nebenwirkungen es hervorrufen kann, wenn Ihr Arzt eines der hier angegebenen Mittel verschreibt.

Chancen der Medikamentengabe

Ich sehe in der Gabe des Medikamentes Minirin, wenn sie der alleinige Weg der Therapie einer Enuresis ist, die Gefahr, dass der Patient einen Gedanken verinnerlicht wie: »Um ein Problem zu lösen, benötige ich Tabletten.« In Kombination mit anderen therapeutischen Maßnahmen kann dieses Medikament eine Hilfe auf dem Weg zum Erfolg sein. Denn falls ein bettnässendes Kind trotz Mitarbeit bei diesem Programm recht wenig Erfolg erlebt, besteht die Gefahr, dass es aus Mangel an Motivation resigniert aufgibt. In dieser Situation kann das Erleben von trockenen Nächten, auch wenn es »nur« durch ein Medikament bedingt ist, dem Patienten helfen, wieder die Kraft und den Willen zur Mitarbeit zu finden.

Wer diesen Weg gehen will, benötigt die Führung und Kontrolle durch einen Arzt. Nur ein Arzt sollte entscheiden, ob und wie lange dieses Medikament verordnet werden kann.

Der Einsatz von Minirin erscheint mir auch dann sinnvoll, wenn in der ersten Zeit dieses Trainings ein Aufenthalt in der Jugendherberge, z. B. im Rahmen eines Schulausfluges, ansteht und das Kind die Teilnahme verweigert, weil es befürchtet, in der Jugendherberge nachts einzunässen.

Die Entscheidung über den Einsatz dieses Medikamentes gehört auf jeden Fall in die Hand eines Arztes. Er kann dem Kind erklären, dass Minirin nicht die Lösung des Bettnässerproblems ist, aber zu einer bestimmten Zeit eine Hilfe sein kann, die es dem Kind ermöglicht, mit den Klassenkameraden freudig an der Klassenfahrt teilzunehmnen.

Es wird die Unterstützung durch das Medikament, wenn es dieses denn wirklich benötigt hat, zu Hause nicht mehr brauchen, weil es im Verlauf des Trainings viele Dinge lernen und Entwicklungsschritte aufholen wird. Es gibt kein Medikament ohne unerwünschte Nebenwirkungen; Sie sollten sich also bei Ihrem Arzt umfassend informieren und das Medikament nicht länger als unbedingt nötig anwenden.

Trainingpants – Hilfe oder Hindernis?

Trainingpants, wie z. B. Pampers Trainers, machen es nur leichter, mit den Auswirkungen des Bettnässens leben zu können, am eigentlichen Problem jedoch ändern sie nichts – sie sind also keine »wahren Helfer«.

In unserer Zeit wird es uns durch das Angebot von Wegwerfwindelhosen leicht gemacht, dem Einnässen eines älteren Kindes immer noch gelassen gegenüberzustehen. Das Kind zieht abends Trainingpants (z.B. Pampers Trainers) an, die auch eine größere Urinmenge oder häufigere Blasenentleerungen problemlos aufsaugen. Und dabei bleibt die Haut des Kindes sogar ziemlich trocken, so dass es kaum merken kann, wenn es eingenässt hat. Aber erschwert nicht gerade diese saugfähige Windelhose dem Kind das Erlernen der Blasenkontrolle?

Was nicht stört, kann nicht wahrgenommen werden! Und was nicht wahrgenommen wird, kann auch nicht verändert werden. Auch Sie als Mutter »entsorgen« zwar die Auswirkungen mit dem Wegwerfen der nassen Windel am Morgen zunächst »spurlos«, doch das Problem des Bettnässens an sich ist damit nicht gelöst.

Empfindet das Kind aber etwas als unangenehm, als störend, so wird es dieses abstellen wollen. Deshalb erscheint es mir während des Trainings mit dem Kind als grundlegende Voraussetzung absolut notwendig, dass das Kind in der Nacht nur einen Schlafanzug oder eine Unterhose trägt, damit es das Nasswerden seiner Haut und Bettwäsche und die Abkühlung bei längerem Liegen im nassen Bett wahrnehmen und dadurch aufwachen kann.

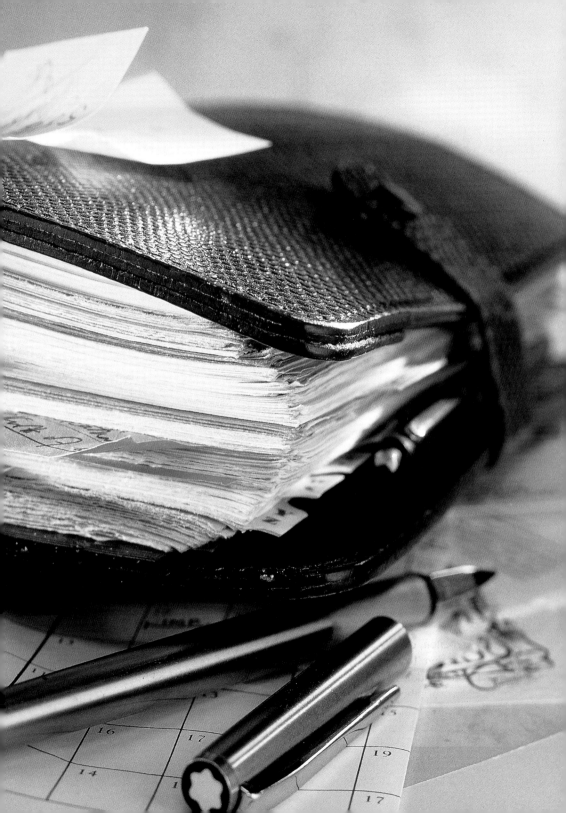

ÜBUNGSPROGRAMM – DIE GRUNDLAGEN

Vielleicht haben Sie sich mit den Ausführungen in den vorhergehenden Kapiteln beschäftigt, vielleicht aber wollen Sie die Theorie hintanstellen und sofort mit dem Training zum Trockenwerden mit Ihrem Kind beginnen. Wichtig dabei ist, dass Ihr Kind sein Problem wirklich angehen will und dass auch Sie bereit dazu sind, jede Woche die einzelnen Schritte durchzuarbeiten, die Anleitungen zu beherzigen und konsequent anzuwenden. Der nun folgende erste Teil des Programms wird Sie etwa zehn Wochen lang begleiten.

Die erste Stufe

Hinweise zur Durchführung

Ist Ihr Kind organisch gesund und sind Sie bereit, mit Ihrem Kind dem gemeinsamen Erfolg entgegenzuarbeiten, so können Sie noch heute mit dem Programm beginnen!

Und das sieht so aus: Da dieses Programm eine Arbeitsanleitung für Sie und Ihr Kind ist, sollen Sie mit Ihrem Kind von Woche zu Woche Aufgaben bearbeiten und sich gemeinsam Ziele setzen, die Sie erreichen wollen. Angeleitet werden Sie dabei durch die Texte zu den einzelnen Lektionen, die hier »Schritte« genannt werden.

Lesen Sie bitte in jeder Woche, bevor Sie mit Ihrem Kind einen Schritt erarbeiten, die Anleitung zu diesem Schritt durch. Dann tragen Sie ihm den Text des Schritts vor bzw. lesen ihn gemeinsam durch. Die folgenden Tage der Woche versuchen Sie nun, die dort beschriebenen Aufgaben zu bewältigen. Da Sie die Schwierigkeiten und Erfolge Ihres Kindes erleben, werden Sie in den Schritten die Abschnitte erkennen, die auf Ihr Kind zutreffen.

Wenn Ihr Entschluss feststeht und Sie und Ihr Kind das Problem nun wirklich beherzt angehen wollen, dann beginnen Sie mit den Grundlagen des Programms.

Der Ablauf dieses Programms ist ein grobes Schema, ein Gerüst gewissermaßen, an dem Sie sich auch zeitlich orientieren können. In den meisten Fällen werden Sie mit Ihrem Kind die ein oder andere zusätzliche Übungswoche einschieben müssen – was nicht bedeutet, dass sie weniger erfolgreich sind!

Mit Hilfe der Texte in den Anleitungen zu den Schritten werden Sie in der Lage sein, Ihrem Kind die persönliche Führung zu geben, die es braucht.

Schwankungen im zeitlichen Ablauf

Im Verlauf der Arbeit mit diesem Programm kann es notwendig werden, dass Sie:

● Entweder eine Woche einschieben, in der Sie das in der Vorwoche gesetzte und nicht erreichte Ziel noch einmal anstreben

● Oder den Inhalt von mehreren Schritten in einer Woche lesen, falls Ihr Kind in seinem Bemühen um ein trockenes Bett sehr erfolgreich sein sollte

Meiner Erfahrung nach kann der Erfolg beim selben Kind von Woche zu Woche sehr schwanken. Es gibt also keinen Grund, mutlos zu werden, wenn in der ein oder anderen Woche der Erfolg gering ist oder ausbleibt. Im Arbeitstext werde ich Ihnen Ratschläge geben, wie Sie sich und Ihrem Kind Mut machen und wie Sie das Programm für Ihr Kind verändern können, damit Sie wieder Fortschritte erleben können.

Ist Ihr Kind sehr erfolgreich, so dürfen Sie sich gemeinsam darüber freuen und stolz sein. Doch sollten Sie nicht erwarten, dass ein so toller Erfolg nun die Regel wird. Ihr Kind kann nicht ständig Höchstleistung erbringen!

Eine Vertrauensperson als »Helfer«

Sollte Ihnen jemand zur Verfügung stehen, zu dem Ihr Kind eine wirklich gute Beziehung hat (z. B. Vater, Großelternteil oder Tante) und der bereit wäre, in den folgenden Monaten einmal pro Woche wenigstens eine Stunde Zeit für Ihr Kind zu haben, so wäre diese Person ideal als »Helfer« für Ihr Kind. In einem solchen Fall übergeben Sie dieser Person dieses Buch.

Dieser »Helfer« soll wöchentlich die Anleitung zu einem Schritt lesen, den dazugehörigen Schritt mit Ihrem Kind erarbeiten und mit Ihnen jeweils besprechen, welche Aufgaben Sie in der folgenden Woche mit Ihrem Kind erfüllen sollen. Die Therapiestunde kann mit zunehmendem Erfolg immer mehr zur Spielstunde werden. Ihnen als Mutter bleibt die Aufgabe, Ihr Kind in der Woche anzuleiten, ihm

Mut zu machen, Misserfolge gelassen hinzunehmen und Erfolge – und seien sie noch so klein – mit sichtbarer Freude und Zuwendung über einen Belohnungsplan (Tokenplan), der auf Seite 57 erklärt wird, zu belohnen.

Ihr Kind wird sich sicher bald auf die Stunde mit Ihnen oder mit seinem »Helfer« freuen, so wie meine kleinen Patienten sich darauf freuen, mir ihren Erfolg zu zeigen. Voller Stolz genießen die kleinen Patienten meine Freude, die für jedes Kind ein wichtiger Ansporn zum weiteren Bemühen ist.

Steht Ihnen, wie es meist der Fall ist, kein »Helfer« zur Verfügung, so werden Sie und Ihr Kind auch erfolgreich sein können, wenn es Ihnen gelingt, mit Hilfe der Anleitung zu den Schritten nie den Mut zu verlieren, sondern immer an einen Erfolg zu glauben und diesen Glauben Ihrem Kind zu zeigen.

Der wöchentliche Rückblick

In den wöchentlichen Stunden mit Ihrem Kind betrachten Sie, was sich in diesen sieben Tagen ereignet hat. Hat Ihr Kind Erfolg gehabt, so freuen Sie sich, loben das Kind und überlegen gemeinsam, was Sie in der kommenden Woche als Ziel schaffen wollen.

Hat Ihr Kind keinen Erfolg gehabt oder verlief die vergangene Woche sogar schlechter als die Zeit davor, so haben Sie den Mut, diese Tatsache zu besprechen. Sagen Sie Ihrem Kind, dass »wir gemeinsam« einen anderen Weg suchen wollen, der auch ihm Erfolge bringen wird. Erklären Sie es ihm an einem Beispiel, etwa dem Bergsteigen: Wer in die Berge steigt und beim Klettern an einen großen Felsbrocken kommt, den er nicht hinaufsteigen kann, gibt nicht gleich auf, sondern sucht einen Umweg, der ihn in mehreren kleinen Schritten dort hinaufführt. Bergsteiger sind keine Wettläufer, sondern Menschen, die sich ein Ziel setzen und dieses erreichen wollen und werden. Bergsteigen ist mühsam, doch der Bergsteiger strengt sich gern an, weil er glaubt, dass er es schaffen kann, auf den Gipfel zu gelangen. Für ihn ist es nicht wichtig, ob er ein paar Rastpausen mehr braucht als ein anderer. Für ihn zählt nur, dass er sein Ziel erreichen wird. Er wird die wunderbare Aussicht genießen wie alle anderen Bergsteiger, die diesen Gipfel erklommen haben. Und er wird dieses Bild in sich bewahren und Freude spüren.

Das gemeinsame Betrachten des Geleisteten und die Planung des Kommenden müssen zu einem wöchentlichen Fixpunkt im Programmablauf werden.

Bettausstattung und Nachtwäsche

Sicher verwenden Sie seit langem zum Schutz der Matratze ein Gummituch, das Sie unter das Betttuch gelegt haben. Das soll so bleiben. Falls Ihr Kind bisher eine Windelhose (Trainers, Gummihose oder ein Moltontuch in der Unterhose) getragen hat, so bitte ich Sie, dieses wegzulassen. Auch wenn Sie damit erst einmal eine größere tägliche Menge Schmutzwäsche haben werden, ist es notwendig, dass Sie dieser Bitte nachkommen. Nur so wird Ihr Kind im Lauf der nächsten Wochen lernen wahrzunehmen, dass seine Haut und sein Bett nass werden.

Es gibt nichts dagegen einzuwenden, wenn Sie auf das Betttuch Ihres Kindes noch ein kleines Gummituch legen und darüber ein Tuch spannen, das Sie durch Einstecken unter der Matratze fixieren (etwa ein Badetuch oder ein in drei Teile zerschnittenes altes Betttuch).

Ihr Kind soll nachts einen Schlafanzug oder eine Unterhose tragen. Wenn es nachts einnässt, wird ein solches Kleidungsstück feucht. Beim Tragen eines Nachthemdes ist das nicht immer der Fall. Die Erfahrung zeigt, dass ein Kind, das trocken werden möchte, nach einiger Übungszeit immer häufiger nachts wach wird, wenn es spürt, dass es seine Körperwäsche nass gemacht hat.

Eine klare Aufgabenverteilung, an die Sie und Ihr Kind sich grundsätzlich halten sollten, hilft, in den nächsten Wochen die notwendigen Strukturen und Abläufe des Übungsprogramms durchzuhalten.

Das Programm gemeinsam bewältigen

Sollten Sie in letzter Zeit Ihr Kind veranlasst haben, sein nasses Bett abzuziehen oder Wäscheteile eigenhändig zu waschen, so besprechen Sie mit ihm, dass Sie sich ab sofort an dieses Programm halten wollen. In diesem Programm sind Sie der wichtigste Helfer für Ihr Kind. Als Helfer übernehmen Sie die Wäsche. Wenn Ihr Kind Ihnen helfen will, so freuen Sie sich und loben es für sein kameradschaftliches Verhalten.

Lesen Sie nun die Anleitung zum ersten Schritt. Wenn Sie danach mit dem Kind zusammen den ersten Schritt lesen, dann vergewissern Sie sich, dass Ihr Kind den Inhalt wirklich verstanden hat.

Am Ende des Schritts sind einige Aufgaben gestellt, die Sie – teils gemeinsam mit Ihrem Kind – in den darauf folgenden Tagen gewissenhaft erledigen sollen.

Ich wünsche Ihnen einen guten Start und viel Mut für einen nicht immer leichten Weg zu *einem guten Erfolg!*

Anleitung zum ersten Schritt

Im ersten Schritt soll das Kind Folgendes erfahren:
- Es ist mit seinem Problem keineswegs allein auf der Welt.
- Sie wollen und werden ihm helfen, auch wenn es Zeit kostet.
- Es hat an seinem Problem keine »Schuld«.
- Es kann dieses Problem ganz sicher verbessern und eines Tages beseitigen.
- Es selbst und Sie werden dann ganz stolz und glücklich sein.

Nachdem Sie gemeinsam mit Ihrem Kind den ersten Schritt gelesen haben, sollten Sie in den folgenden Tagen die beiden unten beschriebenen Aufgaben bearbeiten.
- Das Prüfen der Schlaftiefe (ist ganz schnell erledigt)
- Protokoll über die Trinkmenge, die Anzahl der Urinentleerungen und die Urinmenge je Entleerung an zwei aufeinander folgenden Tagen (siehe Tabelle in der vorderen Buchklappe »Trinkmenge – Urinmenge«)

Ihre Aufgaben zum ersten Schritt

Das Prüfen der Schlaftiefe geschieht am besten ohne das Wissen Ihres Kindes, beim Messen der Trinkmenge, der Kontrolle der Blasenentleerung und der Urinmenge kann es wieder aktiv beitragen zum Gelingen des Programms.

Zu Anfang sollten Sie ein paar »Eckdaten« über das Verhalten und die Angewohnheiten Ihres Kindes sammeln, die im weiteren Verlauf des Übungsprogramms wichtig sein werden.

Prüfen Sie, wie fest Ihr Kind schläft

Bitte sagen Sie Ihrem Kind nichts davon, dass Sie seine Schlaftiefe prüfen wollen. Sprechen Sie erst mit ihm darüber, wenn Sie die Weckversuche gemacht haben. Denn wenn Ihr Kind weiß, dass Sie herausfinden wollen, wie fest es schläft, wird es vielleicht nicht so tief schlafen wie gewöhnlich.

Wenn Ihr Kind bereits ein oder zwei Stunden schläft, versuchen Sie, es zu wecken, indem Sie die Weckstufen 1 bis 5 nacheinander ausprobieren, bis Ihr Kind richtig wach ist.

1. Ins Zimmer gehen und ein leises Geräusch machen
2. Im Zimmer stehend den Namen des Kindes sagen
3. Licht einschalten und den Namen des Kindes sagen

4. Licht einschalten, das Kind berühren, seinen Namen nennen
5. Licht einschalten, das Kind etwas schütteln und laut ansprechen

Bei welchem Weckversuch wacht Ihr Kind auf? Schläft Ihr Kind sehr fest (wacht es erst bei Weckversuch 4 oder 5 auf), so müssen Sie später, wenn Sie die Anweisung bekommen, Ihr Kind zu wecken, wirklich darauf achten, dass es richtig wach ist. Das Kind soll wahrnehmen, ob seine Blase gefüllt ist und dass es sie entleert.

Die Kontrolle der Trinkmenge sollte ohne Ihr reglementierendes Eingreifen stattfinden; Ihr Kind darf ruhig wissen, dass Sie im Augenblick darauf achten, wie oft und wie viel es trinkt, es sollte sein Verhalten deswegen aber nicht verändern.

Kontrolle der Trinkmenge, der Häufigkeit der Blasenentleerung und der Urinmenge an zwei Tagen

Am zweckmäßigsten findet diese Kontrolle an einem Wochenende statt, wenn Sie mehr Zeit für Ihr Kind haben und es nicht zur Schule muss. Lassen Sie Ihr Kind von nun an so viel trinken, wie es mag (Wasser, Tee, Milch, in begrenzten Maßen Fruchtsäfte). Schränken Sie auch beim Abendessen sein Trinken nicht ein. Doch soll das Kind bereits morgens und während des Tages genügend Flüssigkeit angeboten bekommen, so dass es am Abend nicht mehr sehr durstig sein kann. Normalerweise trinkt ein Kind ca. ein bis zwei Liter Flüssigkeit und scheidet zwischen 700 und 1400 Milliliter Urin aus.

Schreiben Sie an zwei aufeinander folgenden Tagen auf, wie viel Ihr Kind zu welcher Tageszeit trinkt (1 Trinkglas = ca. 200 Milliliter), wie oft es zur Toilette geht und wie groß die Urinmenge ist, die es jeweils entleert.

Wozu soll das gut sein?

Sie können feststellen, ob Ihr Kind viel oder wenig trinkt, ob es sein Trinken vernünftig über den Tag verteilt und dann auch mehrmals am Tag zur Toilette geht oder ob es am Tag keine »Zeit« zum Trinken hat und am Abend infolge eines Flüssigkeitsmangels viel trinken muss. Entsprechend schnell füllt sich dann nachts die Blase. Denken Sie daran, dass Ihr Kind mit seinem »Ich habe noch Durst« vielleicht auch nur das Schlafengehen hinauszuzögern versucht und nicht benötigte Mengen trinkt, und stellen Sie dieses Verhalten konsequent ab, etwa dadurch, dass Sie eine Flasche Mineralwasser und einen Becher ins Badezimmer stellen, damit das Kind sich allein versorgen kann. Nun hat es keinen Grund mehr, die Eltern zu stören, und meist hört dann das nächtliche Trinken auf.

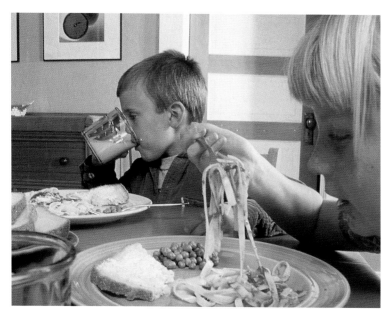

Schränken Sie die Trinkmenge Ihres Kindes am Abend nicht ein, solange es Durst hat und nicht trinkt, nur um etwas länger aufbleiben zu können.

Es wäre aber nicht richtig, dem Kind zu verbieten, in den späten Nachmittags- oder den Abendstunden etwas zu trinken. Denken Sie daran, dass Ihr Kind vielleicht gerade getobt hat oder vom Sport kommt und dann einen größeren Flüssigkeitsbedarf hat.

Indem Sie die Zahl der Blasenentleerungen und die Urinmenge je Entleerung beobachten, stellen Sie fest, ob Ihr Kind eine größere Urinmenge (100, 150, 200 Milliliter oder mehr) in seiner Blase speichern kann, bevor es den Drang zur Toilette verspürt. Kann es das nicht, so ist zunächst einmal ein konsequentes Blasentraining nötig. Dieses ist in einem späteren Schritt erklärt.

Schließlich erfährt Ihr Kind, dass seine Person jetzt ganz wichtig ist, dass Sie ihm viel Zeit widmen und ihm damit helfen werden, erfolgreich zu sein.

Durch die vermehrte Aufmerksamkeit an seiner Person und seinen Gewohnheiten vermitteln Sie Ihrem Kind das Gefühl, wichtig zu sein und im Mittelpunkt zu stehen.

Eine vertrauensvolle und ernste Zusammenarbeit ist nötig

Damit Ihr Kind versteht, warum Sie etwas mit ihm machen oder von ihm verlangen, erklären Sie ihm Ihr Vorhaben. Nur wenn es den Sinn in Ihrem Tun versteht, kann es bereit sein mitzuarbeiten.

Erklären Sie Ihrem Kind (in diesem Fall erst *nach* der Prüfung), ob es fest oder sehr fest schläft.

Loben Sie Ihr Kind, wenn es seine Trinkmenge gut über den Tag verteilt, wenn es ausreichend oft (etwa fünf- bis achtmal in 24 Stunden die Anzahl der Toilettengänge kann beim gesunden Kind und auch von Kind zu Kind sehr unterschiedlich groß sein!), aber nicht zu oft zur Toilette geht und wenn es eine ausreichend große Urinmenge »festhalten« kann.

Mehr noch als bisher sind Sie bei diesem Übungsprogramm Freund, Helfer und Vertrauter Ihres Kindes. Ihr Streben nach dem Ziel, das Programm erfolgreich zu absolvieren, und Ihre positive Einstellung werden sich auf Ihr Kind übertragen.

Kann es etwas davon nicht, so erklären Sie ihm, dass Sie beide da schon so einen »kleinen Störenfried« gefunden haben, der verhindert, dass es am Morgen ein trockenes Bett hat. Sagen Sie ihm, dass es da etwas ändern kann.

Hat sich nicht schon jetzt etwas bei Ihnen verändert?

Haben Sie nicht in den vergangenen Wochen, Monaten oder gar Jahren immer wieder am Morgen die Frage in Ihrem Kopf gehabt, ob dieses Kind Ihnen wohl wieder ein nasses Bett »angetan« hat? Auch jetzt werden Sie morgens noch sehr häufig ein nasses Bett hinnehmen müssen. Doch es wird Sie nicht mehr so verletzen, weil Sie nun nicht mehr mit feindlichen Gefühlen Ihrem Kind gegenüberstehen und auf die »Tat« warten. Sie stehen jetzt als Helfer, als bester Freund neben Ihrem Kind.

Sie wollen Ihrem Kind helfen, einen Entwicklungsschritt, den es bisher noch nicht gemacht hat, zu schaffen. Wenn ihm das gelingt, dann wird es am Morgen nicht mehr entsetzt feststellen müssen, dass ihm wieder etwas passiert ist, was es nicht wahrgenommen und schon gar nicht gewollt hat.

Und Sie beide zusammen wollen und werden es schaffen, so wie es andere Familien vor Ihnen auch geschafft haben!

Erster Schritt

Hallo, hier bin ich mit einem ganz besonderen Buch für dich!

In diesem Buch möchte ich dir Freunde vorstellen. Ich und diese Freunde, wir wollen dir helfen, ein Problem anzupacken, das du jetzt zwar noch hast, aber ganz schnell loswerden möchtest. Stimmt's?

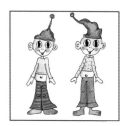

Max I / Max II,
ganz kleine Wesen in dir

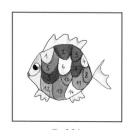

Robbi,
dein Helferfisch

Wir alle werden mit dir zusammen daran arbeiten, dein Problem in den nächsten Wochen in den Griff zu bekommen.

Und was glaubst du, wer dein allerbester Freund ist? Klar doch, deine Mutti!

Sie hat bisher immer zu dir gehalten, all die nassen Betten abgezogen und gewaschen. Weil sie dich lieb hat und glaubt, dass du es schaffen wirst, nicht mehr das Bett nass zu machen, deshalb hilft sie dir jetzt bei deinem Training.

Vielleicht habt ihr aber auch einen »Helfer« gefunden, der einmal in der Woche eine Stunde mit dir arbeitet und spielt. Das ist dann sicher jemand, den du ganz besonders lieb hast. Dieser »Helfer« bespricht dann mit Mutti und dir, was ihr in der nächsten Woche üben sollt und schaffen wollt. Nun weiß ich aber, dass man einen solchen »Helfer« oft nicht finden kann. Das ist auch nicht schlimm! Weil Muttis ganz viele Dinge können, kann deine Mutti auch dein »Helfer« sein. Und deshalb werde ich von jetzt an, wenn ich die Person meine, die dir beim Üben mit diesem Programm hilft, von »deiner Mutti« statt von deinem »Helfer« reden.

Was du noch nicht immer kannst

Du sollst wissen, dass du gar nicht krank oder etwa böse oder dumm bist, wenn du noch nachts ins Bett machst. Du kannst nur zeitweise etwas noch nicht, was Kinder in deinem Alter oft schon können. Und was ist das? Ja, es ist die sichere Blasenkontrolle, d.h., du merkst nicht immer, wenn Pipi aus deiner Blase läuft. Hast du gut zugehört? Ich habe gesagt, dass du etwas zeitweise nicht beherrschst, manchmal kannst du es doch! Du kannst es sogar sehr oft, nämlich immer dann, wenn du richtig wach bist, also am Tag. Und darauf darfst du stolz sein.

Ein Geheimnis, das viele andere auch haben

Was glaubst du, wie viele andere Kinder außer dir noch nachts ins Bett machen? Du kannst mir glauben wenn ich dir sage, dass manche davon deutlich älter sind als du.

Übrigens geht es vielen Kindern so wie dir. Ich wette, dass sie oft sogar viel älter sind als du. Auch in deiner Klasse/im Kindergarten geht es bestimmt manchen Kindern so wie dir. Wir Ärzte wissen, dass ungefähr zehn Prozent der Kinder, die gerade in die Schule gekommen sind, und ungefähr halb so viele Kinder, die schon im vierten oder fünften Schuljahr sind, noch oft nachts das Bett nass machen. Weißt du schon, was zehn Prozent bedeutet? Es heißt, dass von 100 7-jährigen Kindern zehn Jungen oder Mädchen ein solches »Geheimnis« haben wie du. Manche von ihnen lernen in den nächsten Jahren, nachts trocken zu bleiben. Bei manchen aber klappt es nicht. Und deshalb machen noch etwa fünf von 100 Kindern, die zehn Jahre alt sind, häufig nachts ihr Bett nass. Du weißt es nur nicht, weil sie es nicht erzählen. Logo, tust du doch auch nicht! Oder? Und ich täte es auch nicht!

Mogeln, also ein bisschen lügen, gilt nicht, abgemacht? Wenn ich dir nun erzähle, dass es viele Kinder gibt, die auch so ein Problem mit einer nassen Hose und einem nassen Bett haben, dann stimmt das. Ich weiß es!

Und weil ich weiß, wie traurig ein Kind und seine ganze Familie deshalb werden können, habe ich schon oft versucht, den Kindern zu helfen. Und es hat geklappt! Du schaffst es auch, da bin ich ganz sicher!

Wie lange wird es dauern?

Jetzt willst du wissen, wie schnell du es schaffst? Ja, das weiß ich auch nicht, das wirst du uns zeigen. Eigentlich ist das auch gar nicht so wichtig, denn ich habe viel Geduld, weil ich weiß, dass du es schaffen wirst, und weil ich auch nicht immer alles ganz schnell kann.

So kommt der Urin in die Blase

So, nun möchte ich dir etwas über Teile deines Körpers erzählen, damit du verstehst, wie Pipi entsteht und wie das Pipimachen funktioniert.

Wenn du Durst hast, trinkst du, isst Suppe oder Dinge, die saftig sind. Nicht nur im Obst, sondern in allen Speisen ist auch Flüssigkeit drin. Diese gelangt in unseren Bauch, in den Magen, dann in den Darm und weiter über das Blut auch in die Nieren.

Die Nieren sind unsere Pipifabrik. Deine beiden Nieren arbeiten immer, wenn du wach bist und auch wenn du schläfst.

Über je ein »Schläuchlein«, das Harnleiter heißt, läuft von jeder Niere immer wieder Pipi – oder Urin – in unsere Blase. Die Blase liegt unter dem Bauchnabel, ganz unten im Bauch. Sie tut weh, wenn sie ganz voll ist und du keine Toilette finden kannst. Und wenn dann noch mehr Pipi aus der Niere ankommt, dann passiert es schon mal: Es geht in die Hose! Na, so schlimm ist das doch nicht, kann doch jedem einmal passieren, oder?

Am Tag merkst du meist, wenn deine Blase langsam voll wird. Dann gehst du zur Toilette oder sagst: »Ich muss mal.« Du weißt aber auch: »Wenn ich will, kann ich noch ein Weilchen warten.« Warum? Weil du etwas ganz Tolles kannst! Du kannst deine Blase nämlich eine Zeit lang ziemlich fest zuhalten. Wenn du willst, kannst du aber auch das Pipi einfach rauslaufen oder sogar ganz ordentlich herausspritzen lassen.

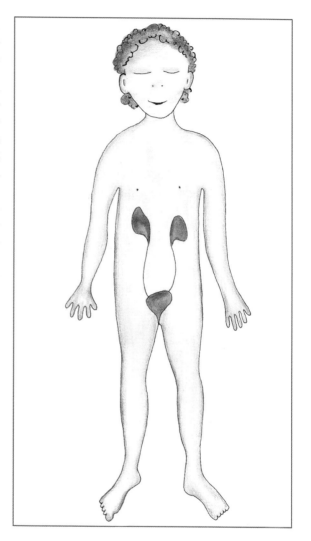

Die Blase – ein Luftballon?

Ich will dir erklären, warum du das kannst: Stell dir deine Blase wie einen Luftballon vor. In der Wand des »Luftballons« ist eine Muskelschicht, die sich dehnt, wenn sich die Blase füllt, und sich zusammenzieht, wenn sich die Blase entleert. Diesen Vorgang kannst du

In der Blase sammelt sich der ständig produzierte Urin.

53

nicht beeinflussen. Am Ausgang der Blase ist ein Muskel (Schließ-muskel) gelegen, mit dem du den »Luftballon« zuhalten kannst.

Deine Muskeln sind stark. Du kannst damit schwere Dinge hoch-heben oder festhalten. Und genauso, wie du deine Faust ganz fest zu-machen kannst, wenn du es willst, kannst du auch deine Blase ganz fest zuhalten, wenn du es willst. Oder du lässt den Schließmuskel locker werden, du entspannst ihn und drückst alles Pipi über deine Bauchmuskeln ganz fest aus der Blase heraus, wenn du es willst.

Die meisten Muskeln kannst du anspannen und wieder los-lassen, wie und wann du willst. Doch beim Schließmuskel ist das ein bisschen schwieriger; er muss auch nachts, wenn du ihn nicht absicht-lich zuhalten kannst, zuverläs-sig arbeiten.

Wie und warum »läuft« es nachts?

Das alles, was ich dir bis jetzt erzählt habe, gilt für den Tag. Wenn du wach bist und es willst, kannst du das alles tun. Was aber passiert in der Nacht? Dann läuft das Pipi, wenn die Blase voll ist, einfach ins Bett. Warum? Weil du ganz fest schläfst und nicht merkst, dass deine Blase voll ist. Deshalb stehst du nicht auf und gehst zur Toilette oder hältst das Pipi noch ein paar Minuten fest, weil es gleich Zeit zum Aufstehen sein wird. Du siehst, du bist nicht dumm oder böse. Du musst nur noch etwas lernen. Und dabei wollen dir deine neuen Freunde helfen. Machst du mit?

Auf dieser Seite siehst du noch einmal eine Zeichnung von deinen Nieren und deiner Blase. Hier wird Urin hergestellt und aufbewahrt.

Hier siehst du Niere, Harnleiter und Harnblase größer. Die Nieren produzieren Urin, den sie über die Harnleiter in die Harnblase schicken.

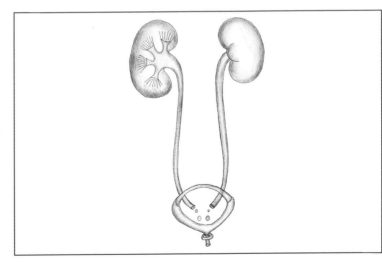

Wo Robbi, der Fisch, lebt

Weil du so prima zugehört hast, hast du eine Belohnung verdient.
In diesem Buch findest du hinten einen Anhang. Das erste Blatt dieses Anhangs ist ein Bild (siehe Seite 212). Siehst du deinen neuen Freund Robbi? Hier lebt er, wenn er nicht gerade unterwegs ist, um einem Kind wie dir zu helfen. Magst du dieses Bild anmalen?
Vielleicht macht dir aber das Malen nicht so viel Freude. Dann überlege, was du lieber tun möchtest. Du hast einen kleinen Wunsch frei! Deine Mutti wird ihn dir sicher gern erfüllen.
Einen kleinen Wunsch, habe ich gesagt. Ich meine nicht, dass du etwas Teures gekauft bekommen sollst, sondern dass jemand etwas mit dir zusammen macht, dass ihr vielleicht etwas gemeinsam spielt. Bis bald. Deine Frau Doktor.

Robbi, dein Helferfisch, freut sich schon darauf, von dir angemalt zu werden und mit der Zeit zu einem Fisch mit richtig schönen, bunten Schuppen zu werden.

Anleitung zum zweiten Schritt

Im zweiten Schritt stelle ich Ihnen und Ihrem Kind Robbi, Max I und Max II vor. Bitte nehmen Sie diese Figuren ernst. Ich habe immer wieder erfahren, wie Kinder in diesen Figuren echte Freunde, richtige Helfer sehen, mit denen sie sich gelegentlich unterhalten, um sich selbst Mut zu machen.
Der Fisch Robbi, den Sie im Anhang ab Seite 213 in unterschiedlicher Ausführung finden, ist das Protokollblatt, das in diesem Programm täglich eine Eintragung erhalten soll. Robbis Aussehen kann sich je nach den Bedürfnissen für einen ermutigenden Weg für Ihr Kind verändern. Begonnen wird mit dem Streifen-Robbi (siehe Seite 213). Dann folgt der Schuppen-Robbi (siehe Seite 215), und wenn Ihr Kind gegen Ende dieses Programmes schon ganz erfolgreich ist, wird es zum Abschluss einen Monats-Robbi (siehe Seite 216) anmalen.
Während der Arbeit mit diesem Programm soll Ihr Kind am besten von sofort an jeden Morgen ein Stückchen (Streifen oder Schuppe) von Robbi anmalen – mit einer bunten Farbe bei trockenem, mit schwarzer bei nassem Bett.
Am besten kopieren Sie jedes Robbi-Blatt aus dem Anhang dieses Buches mehrmals, damit Ihnen für die kommenden Wochen genügend Protokollblätter für Ihr Kind zur Verfügung stehen.

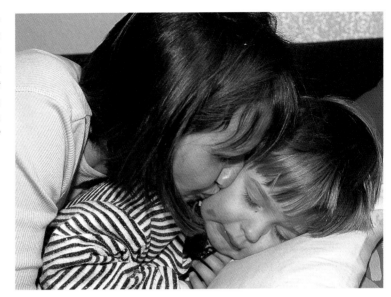

Eine letzte Kontrolle, bevor Sie selbst zu Bett gehen: Hat Ihr Kind bis zu diesem Zeitpunkt die Nacht trocken hinter sich gebracht?

Einnässhäufigkeit und -zeitpunkt feststellen

Neben der Tatsache, dass Ihr Kind nachts einnässt, ist vor allem wichtig zu wissen, wann und wie oft das geschieht.

In der zweiten gemeinsamen Arbeitsstunde sollen Sie mit Ihrem Kind besprechen, ob es nachts einmal oder mehrmals das Bett nass macht. Ich gehe davon aus, dass Ihr Kind mehrmals einnässt, weil das sehr häufig der Fall ist. Meine Anleitung stimme ich zunächst darauf ab. Sollte Ihr Kind nur einmal nachts einnässen, so wird es sich, wenn Sie dieser Anleitung folgen, bereits am Anfang als ziemlich erfolgreich erleben und sicher besonders gern mitarbeiten.

Nässt Ihr Kind bereits kurz nach dem Einschlafen ein? Dann sollten Sie an zwei bis drei Tagen herausfinden, wie schnell nach dem Einschlafen das Bett in der Regel nass wird. Gehen Sie mehrmals leise zu Ihrem Kind, und fühlen Sie, ob das Bett noch trocken ist. Ist das der Fall, so lassen Sie Ihr Kind weiterschlafen. Ist das Bett nass, so wecken Sie Ihr Kind (es muss wirklich wach sein!), schicken es zur Toilette und lassen es in ein Töpfchen oder Glas seinen Urin machen. Dadurch können Sie feststellen, ob und wie viel Urin nach dem Einnässen noch in der Blase geblieben ist. Wenn Ihr Kind eine kleine Menge Urin entleeren konnte, zeigen Sie Freude über seine Mitarbeit. Behauptet es, es könne nicht Pipi machen, fordern Sie es auf, doch einmal ganz fest im Bauch nach unten zu drücken, um zu sehen, ob es nicht doch ein paar Tröpfchen aus der Blase herausdrücken kann. Klappt das nicht, so schicken Sie Ihr Kind liebevoll in sein frisch hergerichtetes Bett. Erklären Sie ihm, dass die Blase jetzt wohl wirklich leer ist und es nun weiterschlafen kann. Sie sollten aber nach ungefähr einer Stunde noch einmal kontrollieren, ob Ihr Kind noch trocken ist. Ist das der Fall, so lassen Sie das Kind schlafen. Ist das Bett nass, so wiederholen Sie bitte die oben beschriebenen Vorgänge.

Eine letzte Kontrolle

Kontrollieren Sie das Bett Ihres Kindes auch, bevor Sie selbst sich zur Ruhe legen. Ist das Bett trocken, so wecken Sie jetzt dennoch Ihr Kind, loben es und schicken es zur Toilette, damit es seine Blase, falls möglich, ganz entleert. Sagen Sie ihm, dass es morgen einen Teil eines Streifens von Robbi bunt anmalen darf und damit schon eine kleine Belohnung, einen Token (die Erklärung des Token erfolgt im zweiten Schritt auf Seite 64), gewonnen hat. Nun soll das Kind die weiteren Nachtstunden durchschlafen dürfen.

Auch wenn Ihnen diese Anweisung zu grausam erscheint, bitte ich Sie, sie an zwei bis drei Abenden zu befolgen.

Kleine Belohnungen sind wichtig für die Motivation

Wenn Ihr Kind in den ersten Stunden des Schlafes regelmäßig einmal oder mehrmals einnässt, sollen Sie nicht entmutigt sein. Erklären Sie ihm, dass diese Tage Testtage sind, an denen wir herausfinden wollen, wie wir unser Programm verändern müssen, damit es das richtige Programm für Ihr Kind wird. Bestehen Sie aber darauf, dass Ihr Kind die Abschnitte des Streifen-Robbi wahrheitsgemäß schwarz oder bunt anmalt.

Sagen Sie Ihrem Kind, dass wir ihm nur dann richtig helfen können, wenn es uns ehrlich zeigt, wie es bei ihm aussieht. Zeigen Sie ihm, dass Sie immer noch ganz fest an Ihren gemeinsamen Erfolg glauben! Und was können Sie tun, um sicher zu sein, dass Ihr Kind wirklich wach ist, wenn Sie es geweckt haben? Mein Vorschlag lautet: Vereinbaren Sie mit Ihrem Kind am Abend ein Wort oder ein Ereignis, nach dem Sie in der Nacht fragen werden.

Das Erfüllen kleiner Wünsche ist für Kinder oftmals mehr Ansporn als ein für sie abstraktes, in der Ferne liegendes Ziel wie das endgültige Trockenwerden, so erstrebenswert es auch für das Kind selbst sein mag.

Beispiel: Einer meiner kleinen Patienten war ein begeisterter Anhänger des benachbarten Fußballvereins Borussia Mönchengladbach. Der Vater des Jungen vereinbarte mit ihm an jedem Abend den Namen eines Spielers dieser Mannschaft, den der Sohn nach dem Wecken nennen sollte. Für einen richtig genannten Namen erhielt der Junge einen Stempel. Es war vereinbart worden, dass der Vater mit ihm nach Mönchengladbach zum nächsten Spiel dieser Mannschaft fahren werde, sobald der Sohn elf Stempel gesammelt habe. Wider Erwarten kamen Vater und Sohn sehr bald als Zuschauer in den Genuss eines Fußballspieles, das sie sehr begeisterte.

Das folgende Programm absolvierst du und deine Mutti. Aber ihr seid nicht allein; verschiedene »Helfer« werden euch begleiten und mit Rat und Tat zur Seite stehen.

Zweiter Schritt

So, heute geht es richtig los! Und dazu brauchen wir zunächst einmal:
● Dich als Hauptperson
● Deine Mutti (oder deinen »Helfer«, also jemanden, der dich sehr lieb hat und mit dir dieses Buch durcharbeitet)
● Robbi, deinen Helferfisch, der schon vielen Kindern geholfen hat
● Max I und II, zwei kleine Kerlchen, die ich dir gleich näher beschreiben werde
● Und natürlich mich
Weil nicht jedes Kind, das ein »Pipi-ins-Bett-machen«-Problem hat, zu mir kommen kann, habe ich dieses Buch geschrieben und komme zu dir.
Dich und deine Mutti kenne ich nicht. Und doch weiß ich etwas von euch. Ihr habt ziemlich viel Kummer und vielleicht auch Wut in letzter Zeit gehabt, weil das Problem mit dem nassen Bett da ist, aber ihr habt nicht aufgegeben. Ihr wollt es schaffen, dass dieses Problem verschwindet. Und das finde ich richtig mutig! Mutige Leute mag ich, und wenn die einmal der Mut verlässt, dann helfen Robbi und ich weiter. Logo, dass ich das kann! Sonst hätte ich dieses Buch doch nicht geschrieben!

Robbi, dein Helferfisch

Jetzt ist es aber höchste Zeit, dass ich dir erzähle, wie ich zu Robbi gekommen bin.

Ich arbeite in einer Kinderarztpraxis als Helfer bei Problemen. Wie du ja schon weißt, gibt es viele Kinder mit diesem »Pipi-ins-Bett-machen«-Problem. Für diese Kinder brauche ich in meinem Programm einen Kalender, in den die Kinder eintragen, ob sie ein paar Stunden, die halbe oder schon die ganze Nacht irgendwann einmal trocken gewesen sind. Deshalb dachte ich mir einen Fisch aus, dessen Schuppen die Kinder anmalen sollten. Ich malte ganz unterschiedliche Fische und ließ meine kleinen Patienten entscheiden, welcher Fisch ihnen am besten gefiel. Sie suchten sich den aus, der im Anhang des Buches abgebildet ist. Und weil er einen Namen brauchte, nannte ich ihn Robbi. Schau ihn dir einmal ganz genau an, er lächelt! Weißt du, warum? Weil er schon weiß, dass du es schaffen wirst, wenn ihr, du und deine Mutti, richtig mitmacht!

Hast du gewusst, dass es in dir zwei kleine Kerlchen gibt, die mit dafür verantwortlich sein sollten, dass du nachts rechtzeitig aufwachst und nicht ins Bett machst? Hier siehst du sie.

Max I und Max II

So, jetzt sollst du noch erfahren, was Max I und Max II nachts tun sollen. Beide sind so winzig klein, dass wir sie nicht sehen können. Aber wir können sie uns vorstellen! Max II sitzt unten an deiner Blase und soll aufpassen und Zeichen geben, wenn sie voll ist. Er soll Max I in deinem Kopf anrufen, damit der dich weckt und du zur Toilette gehst. Wenn du wach bist, also am Tag, können diese kleinen Kerle ruhig schlafen. Logo, am Tag passt du ja selber auf und merkst, wenn deine Blase voll ist. Nun könnte es bei dir so sein, dass Max I dich gar nicht wach bekommt oder dass Max II schrecklich verschlafen ist und nicht aufpasst. Also musst du mal mit diesen Burschen reden und selber lernen, nicht ganz so fest zu schlafen.
So darf es am Tag sein:

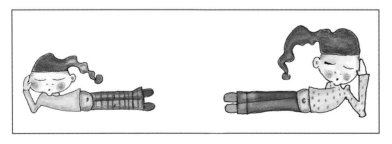

Max I   *Max II*

59

Und in der Nacht?

Zunächst einmal solltet ihr überlegen, ob du in der Nacht einmal oder mehrmals dein Bett nass machst. Mutti weiß das vielleicht. Beides kann vorkommen und ist gar nicht »sehr schlimm« oder »weniger schlimm«. Wir müssen es nur wissen, damit wir den für dich richtigen Anfang wählen. Wir wollen herausfinden, ob du es vielleicht schaffst, schon ganz bald einen Teil einer Nacht trocken zu bleiben. Und deshalb sollt ihr jetzt noch lesen, was ihr in den nächsten Tagen abends tun sollt.

Sind deine Mäxe Schlafmützen?

Auf den beiden Zeichnungen unten siehst du, wie es nicht sein soll, aber leider vorkommt. Entweder Max I schläft und hört nicht, dass Max II eine volle Blase meldet, oder Max II schläft und merkt nicht, dass deine Blase voll wird.

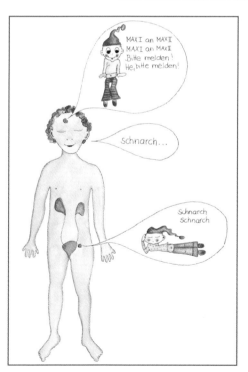 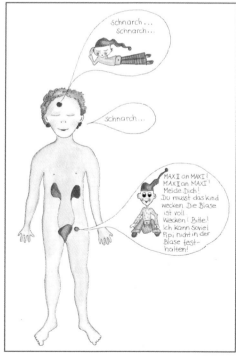

Wann wird nachts dein Bett nass?

Mutti wird heute, wenn du schläfst, einige Male zu dir kommen und fühlen, ob dein Bett noch trocken ist. Wir wollen doch wissen, wie oft und wann dein Bett nass wird. Ist es trocken, lässt Mutti dich weiterschlafen, ist es nass, weckt sie dich und richtet dein Bett frisch her. Du gehst dann noch schnell zur Toilette und probierst, ob du noch ein wenig Pipi machen kannst. Warum? Ganz einfach: Weil kluge Kinder ihre Blase ganz leer machen, wenn sie noch lange trocken weiterschlafen wollen. Und das willst du doch, oder?

Bevor Mutti ins Bett geht, wird sie noch einmal nachschauen, ob dein Bett noch trocken oder nass ist. Dann soll sie dich auf jeden Fall richtig wecken. Ist das Bett nass, so ist das nicht schlimm! Es ist eigentlich normal, denn wir fangen ja heute erst an, etwas zu üben. Üben heißt: »Immer wieder versuchen und wissen, dass es irgendwann gelingt!«

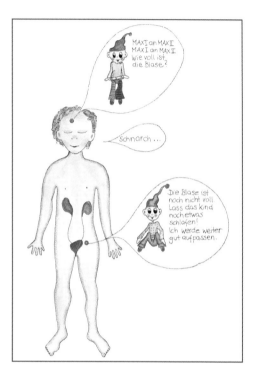

Also gehst du schnell zur Toilette und machst deine Blase richtig leer. Du weißt ja, wenn du fest in deinen Bauch hineindrückst, presst du den ganzen Urin, der in deiner Blase ist, heraus. Prima, wenn du mitmachst!

> Bevor du einschläfst, mache bitte deine Blase ganz leer und denk fest daran, dass du heute Nacht nicht ins Bett machen willst! Das hilft schon ein bisschen.

Hier siehst du, wie es richtig ist. Max II meldet an Max I, dass die Blase noch nicht voll ist. Ist sie gefüllt, wird Max II das an Max I melden, der dich dann weckt, so dass du zur Toilette gehen kannst.

Mutti soll in der Zwischenzeit dein Bett wieder ganz schön kuschelig machen, und hopp, gehst du wieder hinein. Schlaf gut weiter! Aber bevor du einschläfst, darfst du ganz stolz auf dich sein, denn du hast deine Blase ganz leer gemacht.

61

Jetzt kannst du ganz lange gut schlafen, bevor sie wieder voll sein wird. Wenn morgen früh dein Bett nass ist, macht das nichts. Fühl mal ganz schnell, ob die nasse Stelle noch warm ist. Ist sie das, so warst du wahrscheinlich diese Nacht schon beinahe trocken. Eine warme nasse Stelle zeigt mir nämlich, dass es noch gar nicht lange her sein kann, dass das Pipi noch in deiner warmen Blase war. Das heißt aber, dass du viele Stunden geschlafen hast, ohne ins Bett zu machen. Und das finde ich prima!

Ins Bett machen ist nicht gleich ins Bett machen; es gibt Unterschiede, wann und wie oft das geschieht, die wichtig sind für unseren weiteren Programmverlauf.

Aller Anfang ist schwer

Wenn der Fleck kalt ist und aussieht, als wäre er schon vor längerer Zeit entstanden, musst du nicht traurig sein. Erstens haben wir gerade erst angefangen, etwas zu üben, und zweitens kenne ich viele Kinder, die anfangs gar keinen guten Erfolg hatten und doch nach einigen Monaten ganz schnell trocken wurden. Kannst du dir vorstellen, wie traurig sie manchmal waren? Aber sie wurden schnell wieder fröhlich, als ich ihnen erklärte, dass das schon in Ordnung war und sie sicher gut mitgemacht hatten. Das, was sie brauchten, war eine kleine Veränderung im Programm.

Die haben wir ausprobiert, und dann ging es besser. Machen wir bei dir dann auch!

Aber lass uns erst einmal abwarten, wie es bei dir geht.

Den Streifen-Robbi anmalen

Ihr werdet in den kommenden Nächten das tun, was ich euch soeben beschrieben habe. Falls du dich am Morgen nicht mehr erinnern kannst, ob dein Bett nass oder trocken war, als Mutti dich in der Nacht weckte, wird sie es dir sagen. Wie es am Morgen war, hast du ja selber festgestellt.

So, nun schau in den Anhang. Dort findest du auf Seite 213 ein Bild von Robbi. Richtig, da sieht er gar nicht wie ein echter Fisch aus, oder? Auf diesem Bild hat nämlich Robbi keine Schuppen, sondern Streifen. Du musst wissen, dass Robbi sich verändern kann, je nachdem, wie man ihn braucht. Er ist eben ein ganz besonderer Fisch.

Du brauchst jetzt erst einmal einen Streifen-Robbi. Jeder Streifen vom Bauch bis zum Rücken gilt für eine Nacht. An jedem Morgen sollst du einen ganzen Streifen anmalen. Und dafür gibt es Regeln:

Die Anmalregeln

War ein Teil der Nacht trocken, dann nimmst du eine bunte Farbe; war er nass, so malst du die Teile des Streifens mit schwarzer Farbe an. Wenn Mutti dich in den ersten Tagen abends mehrmals weckt, dann teilst du einen Robbi-Streifen in mehrere kleine Stücke auf und malst z. B. für die Zeit vom Schlafengehen bis zum ersten Wecken – an Robbis Bauch angefangen – ein schwarzes Feld, wenn dein Bett nass war, als Mutti fühlen kam und dich dann geweckt hat. Für die Zeit von diesem Wecken bis zum Schlafengehen von Mutti darfst du vielleicht schon ein buntes Feldstückchen malen, wenn dein Bett dann noch trocken war. Nun warst du wieder wach und warst auf der Toilette und kannst ziemlich lange schlafen, bevor deine Blase wieder voll ist. Ob du fast bis zum Morgen trocken durchgeschlafen hast, kannst du selbst kontrollieren. Weißt du noch, wie? Denk nach, ich hatte es dir eben schon verraten!

Du malst auch das letzte große Stück vom Streifen dieser Nacht am Morgen an, ja? Ich weiß, dass es in den ersten Wochen von fast allen Kindern schwarz gemalt werden muss. Das ist nicht schlimm, sondern für mich ganz normal!

Wenn du deinen Robbi anmalst, siehst du noch nach längerer Zeit, wie damals die Nächte waren, und kannst erkennen, was sich verändert hat.

Und jetzt noch etwas ganz Wichtiges

Wir wollen uns etwas versprechen. Deine Mutti und ich versprechen dir, dass ab heute während der Zeit dieses Programmes nicht mehr wegen eines nassen Bettes geschimpft oder gestraft wird. Du versprichst uns, dass du die Streifen oder Schuppen von Robbi täglich anmalen wirst, ohne zu mogeln. Schau, das ist meine Hand. Leg deine eigene Hand darauf, und auch Mutti soll ihre Hand noch auf unsere beiden Hände legen. Du kennst doch sicher das Wort: »Gib mir deine Hand darauf.« Erst dann ist etwas ganz fest versprochen!

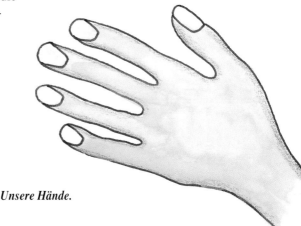

Unsere Hände.

Dein Tokenplan

Und jetzt kommt das Beste für dich: Weil ich weiß, dass du dich anstrengen wirst, damit Robbi bald das erste bunte Feld bekommen kann, sollst auch du für solche Erfolge belohnt werden. Jeder bunte Streifenteil/jede bunte Schuppe ist ein Token. Ein Token ist eine Wertmarke oder ein Chip, und er gehört zu einem Tokenplan. Ein Tokenplan ist ein Plan, in dem eingetragen ist, gegen was du einen Token oder mehrere Tokens eintauschen kannst.

Ich denke, ich nenne dir einfach ein paar Dinge als Beispiel, die meine kleinen Patienten in ihren Tokenplan geschrieben haben:

Tokens sind so etwas wie Gewinnpunkte oder kleine Gutscheine. Was es dafür gibt, machst du mit Mutti aus – auf jeden Fall eine Kleinigkeit, die dir Spaß macht.

• 1 Token: abends eine kurze Geschichte vorgelesen bekommen
oder 15 Minuten mit Vati/Mutti Lego spielen
oder abends eine Kissenschlacht machen
oder den Nachtisch für den nächsten Tag aussuchen
oder ein Gesellschaftsspiel spielen usw.
• 2 Tokens: eine lange Geschichte vorgelesen bekommen
oder irgendetwas kochen dürfen (Pudding, Waffeln)
oder abends mit der Familie zu Hause ein Eis essen
oder mit jemandem etwas basteln oder reparieren
oder einen Freund/eine Freundin einladen dürfen usw.
• 3 Tokens: kleine Fahrradtour mit der Familie oder Vati
oder ins Schwimmbad gehen
oder Schlittschuh laufen
oder am Sonntag aussuchen, was die Familie unternimmt usw.
• Viele Tokens: eine Fahrt zum Zoo, zum Aquazoo, zu einer Ausstellung, zu einem Vergnügungspark dir zu Ehren

Das sind ein paar Beispiele. Mag sein, dass du manches davon gar nicht als Belohnung ansehen kannst. Deshalb darfst du dir deinen eigenen Tokenplan aufschreiben, in dem dann nur Dinge stehen, die du so richtig gern magst!

Schau bitte in den Anhang auf Seite 214. Dort findest du einen leeren Tokenplan, in den du deine Wünsche bitte noch heute eintragen sollst. Viel schöner ist es natürlich, wenn du dir deinen eigenen, bunten Tokenplan malst. Wenn dir später noch etwas richtig Gutes einfällt, dann schreibt ihr es einfach noch dazu.

Wird dein Robbi schon bunt?

So, ich bin jetzt schon gespannt, wie dein Streifen-Robbi nach einer Woche aussehen wird. Ob er schon ein buntes Feld haben wird? Oder vielleicht sogar zwei? Das wäre toll! Wenn er aber noch ganz dunkel ist, musst du nicht traurig sein. Ich weiß sicher einen Rat. Aber den verrate ich dir erst im nächsten Schritt.

Deine Schlaftiefe

In den letzten Tagen habt ihr irgendwann festgestellt, wie tief du schläfst. Die meisten meiner kleinen Patienten schlafen sehr fest und sind erst wach geworden, wenn ihre Mutti sie gerufen und angefasst hat. Wie war es bei dir? Schläfst du auch so fest?

Du kannst daran etwas ändern, wenn du jeden Abend, bevor du einschläfst, denkst: »Ich will merken, wenn meine Blase voll ist. Ich will nicht so ganz fest schlafen.«

Außerdem habt ihr an zwei Tagen aufgeschrieben, wie viel du getrunken hast, wie oft du zur Toilette gegangen bist und wie viel Pipi du bei jedem Mal gemacht hast. Wie war's? Fand Mutti das ganz prima? Dann ist es gut. Oder meinte sie, dass du manches anders machst als andere Kinder? Dann will ich euch erzählen, wie ihr daran etwas ändern könnt. Aber auch das erst in der nächsten Woche!

Du kennst jetzt deinen Helfer-fisch Robbi, den Tokenplan und weißt über deine Schlaftiefe Bescheid – du siehst, es hat sich einiges getan, und du bist auf dem guten Weg zum Erfolg.

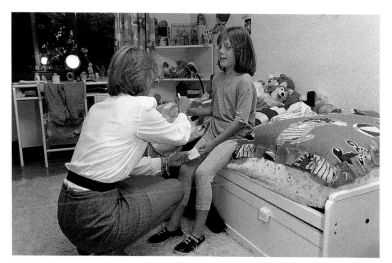

Ist alles bereit zum Schlafengehen? Dann nimm dir ganz fest vor aufzuwachen, wenn deine Blase sich meldet. Es wird von Nacht zu Nacht leichter gelingen.

65

Ich finde, du hast jetzt wirklich enorm lange zugehört und du hast dir etwas verdient. Wärst du bei mir in der Praxis, so würde jetzt deine Spielzeit anfangen. Spielzeit heißt, dass für 20 Minuten der kleine Patient bestimmen darf, was wir machen: Gesellschaftsspiele oder etwas zusammen malen oder eine Bastelei beginnen oder etwas lesen. Ich würde mich freuen, wenn deine Mutti (dein »Helfer«) mit dir jetzt eine Spielzeit machen könnte.

Ich sage dir Auf Wiedersehen bis zur nächsten Stunde in einer Woche. Ich wünsche euch Freude miteinander, Mut und ein wenig Erfolg. Deine Frau Doktor.

Anleitung zum dritten Schritt

Hat Ihr Kind in den Tagen der letzten Woche jeweils einen Streifen vom Streifen-Robbi angemalt?

Gerade am Anfang ist es notwendig, konsequent beim Plan zu bleiben, wirklich jeden Streifen des Robbi anzumalen und nicht zu verzagen.

Wenn es bisher alle Felder schwarz malen musste, war es für Sie sicher oft nicht einfach, Sohn oder Tochter zum Anmalen zu bewegen. Dennoch müssen Sie es versuchen. Versichern Sie Ihrem Kind, dass wir ja erst am Anfang eines Übungsprogrammes stehen. Wenn es jetzt schon fast alles oder ganz viel davon könnte, hätten Sie sich dieses Buch ja gar nicht besorgen brauchen.

Zuversicht ausstrahlen

Für Ihr Kind ist es ganz wichtig zu erleben, dass Sie fest an den Erfolg glauben. Indem Sie mit diesem Programm begonnen haben, hat sich für Ihr Kind bezüglich seines Einnässproblems etwas ganz Entscheidendes verändert. Es hat eine Entlastung erfahren, weil es, hoffend auf Erfolg, voll positiver Erwartung ist. Noch vor wenigen Tagen waren Sie und Ihr Kind recht misserfolgsorientiert, weil Sie an jedem Morgen mit einem nassen Bett rechneten. Nun aber hoffen Sie beide auf Erfolg.

Kinder übernehmen gern die Vorstellungen der Eltern. Wenn es also Ihnen gelingt, positiv zu denken, wird auch Ihr Kind positiv denken! Und wie sollen Sie das fertig bringen? Was biete ich Ihnen? Kein neues Medikament, keinen umwerfend andersartigen Behandlungsweg! Und das soll etwas werden?

In der Sprechstunde erlebe ich oft Zweifel auf den Gesichtern der Eltern, besonders in den Familien, die schon zahlreiche Behandlungsversuche bezüglich des Bettnässens letztlich erfolglos eingestellt haben. Tatsächlich sind dabei oft auch die Wege ausprobiert worden, die ich Ihnen in diesem Programm anbiete. Und das Kind wurde nicht trocken! Warum also sollte es jetzt funktionieren?

Ich höre diese Zweifel und kann sie verstehen. Aber ich weiß auch, dass dieses Programm Erfolg bringen wird, wenn Sie trotz aller bisher erlebten Enttäuschungen an den Erfolg glauben wollen und diesen Glauben Ihrem Kind vermitteln können.

Immer wieder Mut schöpfen

In der Praxis kann ich den kleinen Patienten und den Eltern im persönlichen Kontakt die Zuversicht geben, die sie benötigen, um wirklich mitarbeiten zu können. Bei diesem Trainingsprogramm in Buchform müssen Sie Ihre Kraft und Zuversicht aus den Zeilen der Anleitung ziehen. Deshalb werde ich oft – mag sein, hin und wieder für eine Mutter auch zu oft – »Mutmacherabschnitte« einstreuen. Außerdem will ich Ihnen immer wieder aufzeigen, wie sich schrittweise die Beziehung zu Ihrem Kind und damit der Umgang miteinander verändern. Ich erlebe immer wieder, wie es den Familien von Woche zu Woche besser geht!

Das Fassungsvermögen der Blase

Wie sieht der Robbi Ihres Kindes jetzt aus? Lesen Sie mit Ihrem Kind anschließend den dritten Schritt.

Falls nötig, machen Sie mit Ihrem Kind das Blasentraining, das im nächsten Schritt ab Seite 75 beschrieben wird. Aber bitte übertreiben Sie dabei nicht. Es wäre unsinnig und sicher nicht gesund für Ihr Kind, wenn es den Ehrgeiz entwickeln würde, sein Wasserlassen häufig lange hinauszuschieben, obwohl es eine volle Blase hat.

Die Blase bewusst wahrnehmen

Ihr Kind soll lernen wahrzunehmen, ob seine Blase wirklich voll ist oder ob es nur wegen einer Angewohnheit (vielleicht haben Sie ja in bester Absicht das Kind angehalten, recht oft zur Toilette zu gehen) oder aus Langeweile viel zu oft zur Toilette geht.

Wenn Sie zwischendurch ein bisschen am Erfolg zweifeln, dann denken Sie daran, dass ich in meiner Praxis schon die verschiedensten Fälle hatte, doch hoffnungslos war keiner, und auch bei Ihnen ist kein Grund da, keine Hoffnung mehr zu haben.

Die Blase zu beherrschen fällt in manchen Situationen jedem schwer, und Ihr Kind hat noch wenig Gelegenheit gehabt, diese Beherrschung einzuüben.

Ist das der Fall, dann besitzt die Blase Ihres Kindes in der Regel nicht die Fähigkeit, durch eine Entspannung der Muskelschicht, die in der Blasenwand gelegen ist, sich dem Füllungsgrad anzupassen.

Sie haben sicher schon erlebt, dass Sie zu unpassender Zeit den Druck einer vollen Blase verspürten und in ziemliche Bedrängnis kamen, weil keine Toilette erreichbar war. Und was geschah dann? Nach kurzer Zeit nahm der unangenehme Druck ab. Es ist sogar möglich, dass Sie bei Erreichen Ihrer Wohnung vielleicht gar nicht mehr das Gefühl hatten, eine Toilette zu benötigen. Die Muskelschicht in Ihrer Blasenwand war erschlafft, die Blase konnte ein größeres Volumen aufnehmen. Die in der Blase befindliche Urinmenge drückte nicht mehr gegen eine angespannte Blasenwand und damit auch nicht mehr gegen den Schließmuskel der Blase, den Sie nur mit Mühe in der nötigen Anspannung hatten halten können.

> Ihr Kind ist nicht ein »Einnässerproblem«, sondern ein wunderbares, einzigartiges Wesen.

Ihr Kind besitzt diese Fähigkeit, den Schließmuskel der Blase angespannt zu halten und die Blasenwand zu entspannen, vielleicht noch nicht in ausreichendem Maße, so dass im Schlaf der Druck der kleinen gefüllten und damit angespannten Blase die Haltekraft des Schließmuskels überwindet und der Urin vom Kind unbemerkt ins Bett läuft. Am Tag bewältigt ein solches Kind das Problem, indem es sehr oft zur Toilette geht und damit verhindert, dass der Druck in der Blase zu groß wird.

Die Blase und das Aufwachen trainieren

Nun braucht Ihr Kind ein wenig Übung, damit auch seine Blase eine größere Urinmenge speichern kann. Und diese Übung bekommt es in einem gemäßigten, nicht in einem übertriebenen Blasentraining! Absolut unschädlich ist es, wenn Sie mit Ihrem Kind üben, durch Pressen in den Bauch die Blase richtig zu entleeren oder durch Unterbrechen des Urinlassens ein Gefühl für die Funktion des Blasenschließmuskels zu entwickeln. Aber auch hierbei sollten Sie nicht übertreiben!

Was das Aufwachtraining angeht, das im folgenden Schritt auf Seite 75 beschrieben wird, sollten Sie Ihr Kind möglichst zusätzlich täglich abends daran erinnern, dass es sich vornehmen soll, entweder aufzuwachen, wenn die Blase voll ist, oder das Pipi festzuhalten, bis Sie es wecken.

Bitte denken Sie daran, dass während des Programms nicht geschimpft werden soll, auch nicht ohne Worte mit einem entsprechenden Gesichtsausdruck!

Was Ihnen zu schaffen macht

Aber auch Mütter sind nur Menschen, und vielleicht haben Sie in den letzten Jahren eine »Allergie« gegen nasse Wäsche entwickelt und wissen gar nicht, wie Sie Ihre »allergische Reaktion« verhindern können. Sie wollen kein Gesicht ziehen, nicht schreien, das Kind nicht strafen. Aber wie schafft man das? Mein Vorschlag lautet: Bevor Sie zum Bett Ihres Kindes gehen und nachschauen, vergegenwärtigen Sie sich ein paar Punkte.

Falls die Einnässproblematik Ihres Kindes bei Ihnen wirklich schon negative Reaktionen auslöst, versuchen Sie bitte unbedingt, während dieses Programms zuversichtlich zu sein, und machen Sie sich klar, dass dieses Problem bald gelöst sein wird.

Denken Sie daran, wenn Zweifel und Resignation in Ihnen aufkommen wollen

- Ihr Kind macht sein Bett nicht nass, weil es Sie ärgern möchte, sondern weil es etwas noch nicht kann.
- Wir haben gerade erst mit dem Programm angefangen, und ich habe Ihnen gesagt, dass wir ziemlich sicher Erfolg haben werden, obwohl ich nicht weiß, wie schnell oder langsam wir die Erfolgsstufen erklimmen werden.
- Ihr Kind hofft bestimmt an jedem Abend, dass es morgens ein trockenes Bett haben wird. Hat es dies nicht (und das ist doch jetzt noch normal!), so ist es auch enttäuscht und braucht Ihre Zuversicht als Trost.
- Sie *wollen* ganz fest an den kommenden Erfolg glauben.
- Es ist wichtig, dass Sie Ihrem Kind gegenüber ehrlich Ihre Gefühle zeigen. Nur so kann Ihr Kind Ihnen vertrauen und eines Tages, wenn es wirklich echten Erfolg hat, Ihre ehrliche Freude genießen.

Wenn also jetzt in den nächsten Tagen das Bett Ihres Kindes sehr häufig oder immer nass sein sollte, dann zeigen Sie ein neutrales Gesicht. Sie dürfen ruhig einen Satz wie »Es hat noch nicht geklappt« sagen, denn Ihr Kind hatte ja auch auf Erfolg gehofft und ist enttäuscht. Doch Sie sollten noch etwas hinzufügen: Sagen Sie Ihrem Kind, dass Sie nicht traurig sein wollen, dass sich vorgenommen haben, viel Geduld zu haben, dass Sie ganz fest an den Erfolg glauben. Sagen Sie, dass Sie neugierig darauf sind, wie es wohl weitergeht.

So stellen Sie sich als Helfer an die Seite Ihres Kindes und geben ihm Halt und Mut. Wenn Sie das schaffen, werden Sie sich richtig wohl fühlen können, obwohl Sie wieder das Bett abziehen müssen. Wenn Ihr Kind Ihnen dabei helfen will, dann stimmen Sie zu. Denkt es aber gar nicht daran, dann fordern Sie es bitte nicht zur Mithilfe auf, denn das könnte schon als Strafe empfunden werden.

Gerade in den ersten Wochen sind kleine Belohnungen, die Ihrem Kind Mut geben, das neue Training durchzuhalten, ganz wichtig.

Denken Sie bei Ihrer Arbeit daran, dass Sie in ein paar Monaten dieses nicht mehr tun müssen. Bauen Sie sich selbst auf!

Hinweise zum Tokenplan

Haben Sie einen Token-Plan mit Ihrem Kind erstellt? Es ist wichtig, dass darin die Wünsche des Kindes, nicht die der Eltern erscheinen. Und es ist ganz wichtig, dass die bunten Felder auch wirklich regelmäßig eingetauscht werden – anfangs möglichst täglich, denn damit zeigen Sie Ihrem Kind, wie sehr Sie sich über seinen kleinen Erfolg freuen und wie wichtig für Sie die gemeinsame Anstrengung und Freude sind.

Das Kind darf nicht zu oft mit »Ja, später« abgespeist werden. Wie soll es in diesem Fall glauben, dass Sie ein zuverlässiger Helfer sind? Prompter Lohn erhöht die Freude an der Arbeit, und Anerkennung tut jedem Menschen gut!

Geschwister mit einbeziehen

Falls ein Geschwisterkind in der Familie etwas neidisch reagiert auf die Zuwendung, die das einnässende Kind erfährt, so überlegen Sie mit diesem Kind, ob es nicht auch ein »Problem« hat, an dem es arbeiten möchte. Beispiele dafür: Aufräumen, pünktlich nach Hause kommen, übertragene Pflichten im Haus auch wirklich erledigen, das Daumenlutschen oder Nägelkauen einstellen usw.

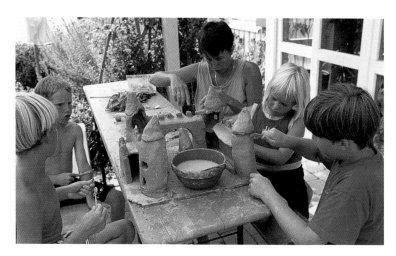

Hat einer im Familienverbund ein Problem, ist das bis zu einem gewissen Grad auch ein Problem für die anderen.

Lassen Sie dieses Kind für sein Problem sich auch ein Protokollblatt zeichnen, und erstellen Sie mit ihm ebenfalls einen Tokenplan.

Fürchten Sie nicht, dass Sie nun wegen der vielen einzulösenden Tokens weder Ihre Tagesarbeit erledigen können noch irgendwann etwas Freizeit für sich haben werden! Denn erstens treten Veränderungen in der Regel nur langsam ein, und zweitens bringen die eingetretenen Veränderungen meist einen Zeitgewinn (Sie räumen weniger hinter den Kindern her und vergeuden weniger Zeit mit Ermahnen und Schimpfen). Und eine Verbesserung des familiären Klimas tut allen gut! Außerdem hat die Erfahrung gezeigt, dass das Einlösen der Tokens im Lauf der Zeit dem Kind oft nicht mehr wichtig ist. Es freut sich, weil es etwas durch eigene Anstrengung geschafft hat, und es genießt, dass es nun nicht mehr so häufig gescholten, sondern öfter einmal gelobt wird.

Das Ergebnis ist wichtiger als die Belohnung

Oft stellen die Kinder in meiner Praxis freiwillig das Eintauschen der Tokens ganz ein, wenn sie schon mehrere Tage in jeder Woche trocken durchgeschlafen haben. Meist vereinbaren sie dann mit den Eltern eine besondere Belohnung für die erste ganz trockene Woche und fangen an, Pläne zu schmieden, welcher Wunsch wohl in Erfüllung gehen soll, wenn sie endgültig trocken sein werden.

In Familien herrscht oft ein über viele Jahre eingependeltes Gleichgewicht zwischen ihren Mitgliedern. Geben Sie also während des Übungsprogramms auch Ihren anderen Kindern zusätzlich kleine Aufmerksamkeitsschübe.

71

Dritter Schritt

Weißt du, dass ich auf die dritte Therapiestunde mit meinen kleinen Patienten immer ganz besonders neugierig bin? Denn in dieser Stunde erfahre ich zum ersten Mal, wie der Robbi bei diesem Kind aussieht. Und das ist immer besonders spannend!

Wie dein Robbi aussieht

Bei den meisten meiner Patienten ist das so: Am Anfang »sieht der Robbi schwarz«, aber das ist kein Grund zum Verzagen.

Heute kann ich feststellen, ob ich den richtigen Weg vorgeschlagen habe oder ob wir das Programm etwas verändern sollten, damit es auch dir mehr Freude macht. Also, wie sieht dein Robbi aus?

Erste Möglichkeit: Alle beiden oder alle drei Felder von jedem Tag sind schwarz

Das ist nicht schlimm. Das zeigt mir nur, dass sich für dich unser Streifen-Robbi erst einmal ein wenig verändern sollte. Mutti und du, ihr zeichnet einfach noch einen weiteren Strich längs auf Robbis Körper. Nun sind die Tagesstreifen von Robbi in wenigstens drei, vielleicht auch in vier Felder unterteilt. Unten am Bauch sind zwei oder drei kleine Felder für die ersten Abend- und Nachtstunden. Das große Feld gilt vom letzten Wecken bis zum Morgen. Wenn du dir jetzt ganz fest vornimmst, nicht ins Bett zu machen, dann wirst du bestimmt in der nächsten Woche vielleicht mehrere Teile eines Tagesstreifens bunt anmalen können. Und das wäre doch ganz toll! Versuch es! Ich glaube, dass du es schaffst!

Mutti soll also in der nächsten Woche abends, wenn du schläfst und sie noch wach ist, einmal oder mehrmals fühlen kommen, ob dein Bett noch trocken ist. Nur wenn es nass ist, soll sie dich wecken. Ist es trocken, so merkt sich Mutti das, und du darfst am nächsten Morgen ein kleines Streifenstück bunt anmalen. Wenn dein Bett noch trocken ist, schläfst du weiter, bis Mutti ins Bett geht. Dann weckt sie dich, ihr merkt euch, ob dein Bett trocken oder nass war. Du gehst zur Toilette, machst deine Blase ganz leer und gehst wieder ins Bett. Nun darfst du ungestört bis zum Morgen schlafen. Am Morgen malst du deinen Streifen-Robbi so an: War dein Bett in den ersten Abendstunden nass, so wird das erste kleine Streifenstück schwarz angemalt; war es trocken, als Mutti fühlen kam, so wird es bunt angemalt. Mutti hat es sich gemerkt und kann es dir sagen, denn du hast ja in diesem Fall weitergeschlafen. Vielleicht hat Mutti noch ein zweites Mal gefühlt, weil ihr deinen Nachtstreifen in vier Stücke unterteilt habt. Dann kann Mutti dir sagen, wie es beim zweiten Fühlen war.

Als Mutti ins Bett gehen wollte, hat sie dich geweckt. Hast du dich am Morgen noch erinnert, ob dein Bett nass oder trocken war? War es trocken, so darfst du wieder ein Stück vom Streifen bunt anmalen.

Und wie war der Rest der Nacht? Oft ist er bei meinen kleinen Patienten in den ersten Wochen immer nass gewesen, und sie mussten diesen großen Abschnitt des Streifens anfangs immer schwarz anmalen. Ich finde das gar nicht schlimm, weil ich weiß, dass es bald anders wird.

Zweite Möglichkeit: Hurra! Du hast ein buntes Feld

Finde ich super, dass du schon in der ersten Woche einen Erfolg gehabt hast. Ich glaube, wir sollten bei diesem Streifen-Robbi mit zwei oder höchstens drei Nachtstücken bleiben. Jedenfalls vorerst. Weißt du, ich bin immer wieder überrascht, wie viele Kinder schon in den ersten Wochen einen Robbi mitbringen, der manchmal sogar mehr als ein buntes Feld hat. Darüber freue ich mich natürlich, und dafür belohne ich meine kleinen Patienten. Ich hatte dir ja schon erzählt, dass die Kinder in der Praxis, wenn sie gut zugehört und mitgemacht haben, eine Spielzeit am Ende der Stunde bekommen. Ich denke, ihr solltet das auch einführen! Bei mir ist es nun so, dass die Spielzeit umso länger wird, je mehr bunte Felder da sind. Wie findest du das? Gut?

Dritte Möglichkeit: Du hast mehr als ein Feld bunt anmalen können

Das ist ja wunderbar! In der ersten Woche schon so ein Erfolg! Mal schauen, wo die bunten Felder sind. Meistens sind sie am Bauch von Robbi und erzählen etwas über die Zeit von deinem Schlafengehen bis zum Wecken durch Mutti, bevor sie selbst schlafen geht. Das ist schon ganz in Ordnung so. Schau dir einmal Fische an. Fast alle sind oben dunkel, jedenfalls dunkler als unten am Bauch. Ich denke, dein Fisch wird, wenn du ihn ganz angemalt hast, bestimmt toll aussehen. Du kannst ganz stolz auf dich sein! Bitte mal deinen Streifen-Robbi weiter an. Ich bin gespannt, wie er nach einer Woche aussehen wird.

Schnellstarter haben schon am Anfang bunte Streifen in ihrem Robbi; das ist ein guter Anfang, und genauso gut soll es auch weitergehen.

Vierte Möglichkeit: Dein Streifen-Robbi hat einen ziemlich oder ganz bunten Bauch und einen dunklen Rücken

Dann bist du schon fast »Spitze«! Du kannst nämlich schon etwas, was die meisten meiner kleinen Patienten, die nach diesem Programm arbeiten, am Anfang noch nicht können. Du kannst das Pipi schon einige Stunden in deiner Blase festhalten, auch wenn du schläfst. Oder stehst du sogar manchmal auf und gehst zur Toilette? Das wäre ja ganz besonders schön, denn dann passt dein Max II nachts manchmal gut auf und meldet an Max I: »Hallo, weck dieses Kind, denn seine Blase ist voll. Es soll zur Toilette gehen!«

Wenn das bei dir so ist, dann brauchst du die Übungen, die jetzt beschrieben werden, nicht unbedingt zu machen – nur, wenn du Lust hast. Du kannst es ja schon! Auf jeden Fall hast du viel Spielzeit und ein extragroßes Lob verdient!

Wie belohnt dich dein Tokenplan?

Wer so gut mitarbeitet, hat sich eine kleine Belohnung verdient. Egal, ob dein Robbi schon ein bisschen bunt war oder noch ganz schwarz, du hast prima mitgearbeitet und ihn immer schön angemalt.

Sag mal, habt ihr den Tokenplan im Anhang ausgefüllt? Dir sind bestimmt ein paar ganz besonders tolle Belohnungsmöglichkeiten eingefallen, stimmt's?

Und sobald du ein buntes Feld gemalt hast, kannst du dir wünschen, gegen was es eingetauscht werden soll. Ein eingetauschtes Feld sollt ihr bitte durchstreichen, denn dann kann es keinen Streit geben, ob oder ob nicht belohnt worden ist. Natürlich meine ich nicht, dass du oder Mutti mogeln möchte, sondern dass einer von euch es nicht mehr genau weiß.

Das Aufwach- und das Blasentraining

Trifft für dich die erste, zweite oder dritte der oben genannten Möglichkeiten zu, dann will ich dir heute noch schnell erzählen, was du in der nächsten Woche üben kannst, damit auch du von Woche zu Woche mehr bunte Felder malen darfst.

Du brauchst
- Ein »Ich-will-aufwachen«-Training
- Einen Max I und Max II, die besser aufpassen, und
- Ein Blasentraining

Aufwachtraining

Stell dir einmal vor, du liegst am Abend im Bett und weißt, dass du morgen einen ganz besonders schönen Tag haben wirst. Was ist für dich ein ganz besonders schöner Tag? Ich weiß es nicht, aber ich kann ja einmal raten. Also z. B.: »Morgen ist euer erster Ferientag, und ihr werdet verreisen«, oder »morgen ist Weihnachten«, oder »morgen hast du Geburtstag« oder »morgen bekommst du etwas geschenkt, was du dir schon so lange gewünscht hattest«, oder »morgen kommt jemand zu euch, auf den du dich schon so lange gefreut hast«.

Glaubst du, dass du dann verschlafen würdest? Ganz bestimmt nicht! Du bist bestimmt früher wach als sonst, weil du dich auf diesen Tag freust, weil du diesen tollen Tag nicht halb verschlafen möchtest! Dich erwartet etwas Schönes, und du wirst wahrscheinlich ganz von allein wach. Vielleicht von allein, vielleicht aber auch, weil in deinem Kopf Max I »Aufwachen, du darfst dich freuen« gerufen hat!

Du wirst sehen: Wenn du dir etwas vornimmst und immer wieder daran denkst, dann klappt das mit der Zeit immer besser. Das gilt auch fürs Aufwachen.

Nun aber zu deinem Aufwachtraining: Wenn du etwas übst, wirst du bald leichter aufwachen können. Dazu denkst du abends, bevor du einschläfst, ganz fest daran, dass du wach werden willst, wenn deine Blase voll ist. Dann kannst du nämlich morgen deinen Robbi ein wenig bunt anmalen. Jedes bunte Feld ist ein Token, wie du ja weißt! Und Tokens sind Gutscheine für kleine Wünsche. Auch wenn du es jetzt nicht glauben kannst, dass du es schaffst, es geht! Klar, es wird nicht unbedingt gleich am ersten Tag klappen. Ich hatte dir ja schon erklärt: »Üben heißt immer wieder versuchen und wissen, dass es irgendwann einmal ganz gewiss klappen wird.«

Ganz ehrlich: Alle meine kleinen Patienten haben es gelernt. Und du lernst es auch!!

Und wenn du jetzt noch mit Max I und Max II ein ernstes Wörtchen am Abend redest und ihnen sagst, dass sie ihre Pflicht tun und ganz gut aufpassen sollen, dann wirst du sicher bald einmal aufwachen, wenn deine Blase voll ist.

Blasentraining

Wie sieht es bei dir am Tag aus? Kannst du in deiner Blase eine ziemlich große Menge Pipi festhalten, oder gehst du ganz oft am Tag zur Toilette und machst jedes Mal nur ein bisschen?

Deine Blase hat ein bisschen etwas von einem Luftballon: Sie ist dehnbar, so dass viel hinein-passt, sie hat aber immer das Bedürfnis, sich zu-sammenzuziehen.

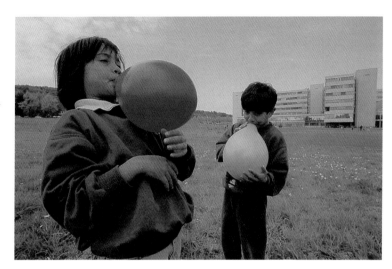

Übertreib es nicht beim Blasentraining: Ein wenig zuwar-ten und zurück-halten ist gut, doch richtig un-angenehm oder gar schmerzhaft sollte es nicht werden.

Versuch bitte einmal, wenn du das Gefühl hast, dass du zur Toilette musst, es Mutti zu sagen, aber nicht sofort zu gehen. Du versuchst, die volle Blase noch ein paar Minuten fest zuzuhalten. Wenn du dich ablenkst, indem du schnell noch etwas tust, bevor du zur Toilette gehst (ein Buch anschauen, ein Lied singen oder eine kurze Ge-schichte hören), fällt es dir bestimmt leichter! Nun aber darfst du zur Toilette gehen. Pass bitte einmal auf, wie viel Pipi in deiner Blase war.

Vorne auf der Buchklappe findet ihr das »Protokollblatt Blasentrai-ning«. Dort tragt ihr ein, um wie viel Uhr du das Gefühl hattest, zur Toilette gehen zu müssen, wie lange du wartest und deine Blase zu-halten konntest und wie viel Pipi du dann gemacht hast.

War es nur eine kleine Menge, so solltest du versuchen, nicht so oft zur Toilette zu gehen, denn deine Blase war noch ziemlich leer. Da hätte noch viel mehr hineingepasst!

Wenn du etwas warten konntest und richtig viel Pipi gemacht hast, klappt es ja bestens! Jetzt kannst du noch etwas anderes versuchen: Wenn du wieder zur Toilette musst, warte wieder ein Weilchen (aber nicht ganz, ganz lange, denn das ist nicht gut für eine richtig volle Blase), geh dann zur Toilette und versuche einmal, ob es dir gelingt, das Pipimachen zu unterbrechen. Mutti kann dir dabei helfen. Wenn sie mit dir zur Toilette geht und hört, dass du Pipi machst, soll sie »stop« sagen. Du versuchst, das Pipi festzuhalten. Dann sagt Mutti »weiter«, und du machst jetzt deine Blase richtig leer. Wenn das geklappt hat, hast du dich richtig angestrengt und gespürt, wie sehr das Pipi in der Blase drücken kann. Ich wette, Max II ist aufgewacht und hat dir geholfen, die noch volle Blase fest zuzuhalten!

Ich freue mich, dass du wieder so gut zugehört und mitgemacht hast, und wünsche dir viel Spaß in deiner jetzt folgenden Spielzeit. Deine Frau Doktor.

Anleitung zum vierten Schritt

Hat Ihr Kind alle 14 Streifen angemalt, auch wenn es diese überwiegend schwarz anmalen musste? Vielleicht haben Sie erlebt, wie schwer es ihm gefallen ist. Ich hoffe aber, dass Sie Ihrem Kind Mut gemacht und nicht Enttäuschung gezeigt haben. Bravo!

Ist es Ihnen aber sehr schwer gefallen oder nicht gelungen, Ihre Enttäuschung zu verbergen, so will ich Ihnen jetzt zeigen, wie Sie den Erfolg, den Ihr Kind bisher gehabt hat, sichtbar machen können. Denn nur wenn Sie bald ein wenig Erfolg erkennen können, wird es Ihnen möglich sein, auch auf weitere Erfolgsschritte ehrlich zu hoffen. Wenn Sie Hoffnung nur heucheln, wird Ihr Kind Sie bestimmt schnell durchschauen!

Auch bei einem Kind, dessen Robbi noch sehr schwarz aussieht, gibt es sicher ein paar positive Punkte zu vermerken, die ihm und Ihnen Mut machen.

Erfolgserlebnisse suchen

Auf der hinteren Umschlaginnenklappe dieses Buches finden Sie das »Protokollblatt morgendliches Wecken«, auf dem Sie eintragen können, ob der nasse Fleck im Bett Ihres Kindes beim Wecken oder Wachwerden kalt oder warm war. Ein warmer Fleck ist, wie bereits erwähnt, erst kurze Zeit zuvor entstanden, also ein kleiner Erfolg! Zählen Sie die nassen oder bereits getrockneten Flecken, und messen Sie als »Mutmacher« den Durchmesser des Fleckens an jedem Morgen. Nimmt die Zahl der Flecken pro Nacht ab oder wird der Durchmesser der Flecken kleiner, so ist das ein Erfolg. Ihr Kind hat seltener oder jeweils nur eine kleinere Menge Urin ins Bett gemacht. Aber bitte bleiben Sie ehrlich vor sich und Ihrem Kind!

Unwille oder Frustration sollte sich nicht planlos Bahn brechen. Stellen Sie Ihr Kind zur Rede, erinnern Sie es an Ihr gemeinsames Ziel und sein Versprechen, durchhalten zu wollen, wenn es aggressiv und unwillig auf seinen vermeintlich nicht vorhandenen Erfolg reagiert.

Manchmal kann es nützlich sein, dieses Protokoll ein paar Tage zu führen, ohne dass das Kind davon weiß. So kann es das Kind nicht noch zusätzlich belasten. Können Sie aber aus diesem Protokoll einen Erfolg ablesen, dann zeigen Sie es Ihrem Kind und freuen sich gemeinsam darüber.

Auf jeden Fall soll Ihr Kind in seiner vierten Übungsstunde – auch wenn alle Streifen ganz schwarz sind – die Flossen und den Kopf von seinem Streifen-Robbi nach seinen Wünschen bunt anmalen dürfen. Bitte achten Sie darauf, dass Ihr Kind die Bilder, die es anmalen soll, nicht mutwillig-zornig verkritzelt. Tut es dieses dennoch, so sagen Sie ihm ganz entschieden, dass Sie sein Tun nicht gutheißen. Eine Strafe soll es nicht geben. Seien Sie konsequent, und geben Sie Ihrem Kind keinen Ersatz-Robbi. Sagen Sie ihm, dass der Robbi jetzt so bleiben wird, aber dass Sie auch glauben, dass der nachfolgende Robbi schöner aussehen wird.

Ich kann Ihnen versichern, dass mir noch kein Kind zwei verkritzelte Robbi-Blätter mitgebracht hat! Aber ich merkte, dass manches Kind ausprobieren musste, ob ich stark genug sei, um es zu führen.

Der Schuppen-Robbi

Es kann durchaus sein, dass Ihr Kind schon recht gut viele Stunden nach dem Einschlafen trocken bleiben kann und meist erst gegen Morgen sein Bett nass macht. Wenn Sie in der Regel nur einen Fleck pro Nacht in der Bettwäsche finden, können Sie daraus schließen, dass Ihr Kind nur einmal pro Nacht einnässt. Dann sollten Sie schon jetzt dem Kind als nächsten Protokollbogen einen Schuppen-Robbi geben.

An jedem Morgen darf es eine Schuppe für die ganze Nacht anmalen. Selbst wenn Sie befürchten, dass Ihr Kind jetzt nur noch schwarze Schuppen malen wird, sollten Sie den Mut haben, es auszuprobieren. Vielleicht schafft Ihr Kind mehr, als Sie ihm zutrauen. Wäre es nicht schön, wenn es Ihnen zeigen könnte, dass es schon jetzt einmal eine ganze Nacht trocken ist?

Den Erfolg steigern

Ist Ihr Kind schon so weit, dass es auch vor Beginn dieses Trainingsprogrammes gelegentlich eine Nacht trocken durchgeschlafen hat, so kann es versuchen, zweimal in einer Woche oder auch zwei Tage hintereinander trocken zu bleiben. Kinder strengen sich gern an, um die Eltern zu überraschen, wenn sie erleben, dass ihre Erfolge den Eltern Freude bereiten.

Möglichkeiten, das nächtliche Zur-Toilette-Gehen zu erleichtern, sind im nun folgenden vierten Schritt beschrieben.

Vierter Schritt

Hallo, da bin ich wieder! Und ich bin neugierig darauf, wie dein Streifen-Robbi heute aussieht. Wenn du es richtig gemacht hast, sind nun alle 14 Streifen angemalt. Sind schon bunte Flecken dabei? Na, das wäre ja wirklich schön!

Du kannst stolz auf dich sein, alle 14 Streifen deines Robbis konsequent und zuverlässig ausgemalt zu haben; auch Mutti und ich sind stolz auf dich!

Wenn aber alle Streifen schwarz sind, hast du vielleicht doch schon etwas geschafft. Lass dir mal von Mutti erzählen, wie es meist war, als sie dich weckte.

Vielleicht waren früher mehrere Flecken in deinem Bett, und nun ist es meist nur einer! Oder der Fleck sieht ganz frisch aus und ist noch warm, dann hast du sogar etwas ganz Tolles geschafft! Du hast seltener Pipi ins Bett gemacht als früher, und du hast vielleicht lange geschlafen und deine Blase fest zugehalten. Erst kurz bevor Mutti dich wecken kam, ist Pipi ins Bett gelaufen. Beinahe wärst du trocken gewesen! Das Buntanmalen deines Robbis ist für dich schon ganz nahe gerückt!

Den Robbi fertig malen

Erfolge soll man sichtbar machen. Deshalb darfst du die Flossen und das Gesicht von deinem ersten Streifen-Robbi jetzt so bunt anmalen, wie du möchtest.

Vielleicht möchtest du um den Robbi herum buntes Licht und Wasser malen. Schöne bunte Farben in Robbis Nähe sagen uns, dass dein Robbi bald bunt werden wird.

Fertig? Sieht er nicht toll aus, dein Robbi? Und hast du gesehen, dass er immer ganz glücklich lächelt? Worüber? Logo, er freut sich, dass du so schön mitgemacht hast und dass ihr ganz schnell weiter trainieren wollt.

Dein neuer Robbi

Ein Streifen-Robbi

Je nachdem, wie gut auf deinem ersten Robbi deine Erfolge sichtbar waren, brauchst du als Nächstes einen Robbi, der vielleicht ein bisschen anders aussieht.

Für die nächste Woche brauchst du einen neuen Streifen-Robbi. Wenn dein erster Streifen-Robbi keinen, einen oder zwei bunte Flecken hat, solltest du ihm noch einmal einen Strich auf den Bauch zeichnen. Wenn der erste Robbi einen ziemlich bunten Bauch hat, dann brauchst du keinen Zusatzstrich mehr. Es reicht dann völlig aus, wenn du in der nächsten Woche jeden Abend vor dem Zubettgehen deine Blase ganz leer machst und ein ernstes Wort mit Max II redest. Dieser soll gut aufpassen und an Max I melden, wann deine Blase so voll ist, dass du das Pipi nicht mehr festhalten kannst. Max I soll dich dann wecken. Nimm dir ganz fest vor: »Ich will merken, wenn Max I mich wecken will.« Dann klappt es bestimmt bald.

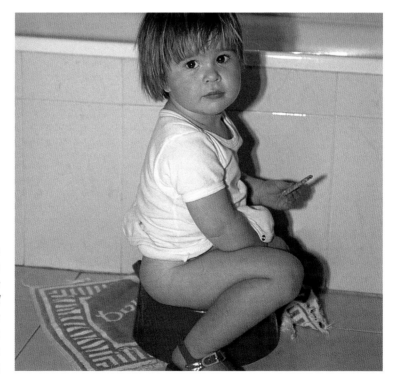

Nachts aufzustehen und zur Toilette zu gehen kann eine ganz schöne Qual sein. Vielleicht ist es mit dem Töpfchen unterm Bett ein bisschen leichter.

Ein Schuppen-Robbi

Wenn dein Streifen-Robbi einen ganz bunten Bauch hat (schon jetzt oder vielleicht später), dann soll deine Mutti »prima« oder »ganz toll« auf dieses Blatt vom Streifen-Robbi schreiben. Ab jetzt kannst du nämlich mit dem Schuppen-Robbi weiterüben.

Du hast dann schon ziemlich viel geschafft, denn du warst immer oder fast immer trocken, wenn deine Mutti ins Bett ging!

So kommst du leichter zur Toilette

Aber da gibt es noch eine andere Sache, die ich mit euch besprechen möchte: Es kann ja sein, dass du es bald schaffst, wach zu werden, wenn deine Blase voll ist. Und das ist super.

Manchmal erzählt mir ein kleiner Patient, dass er doch ins Bett gemacht hat, obwohl er ganz sicher wach geworden ist. Was ist da passiert? Um nicht ins Bett zu machen, musst du nicht nur wach sein, sondern noch etwas tun. Was? Logo, du musst aufstehen und zur Toilette gehen!

Für manche Kinder ist es sehr schwer, in der Nacht aus dem kuschelig warmen Bett aufzustehen und vielleicht sogar über einen langen, kalten Flur oder eine Treppe zur Toilette zu gehen. Bei diesem Problem kann Mutti dir so helfen:

- Ihr steckt eine kleine Lampe in die Steckdose, damit du dich nachts besser in deinem Zimmer zurechtfindest.
- Ihr stellt ein Töpfchen in dein Zimmer. Dann brauchst du nicht aus deinem Zimmer zu gehen.

Diese Hilfe brauchen meine kleinen Patienten in der Regel nur eine kurze Zeit. Meist schlafen sie, wenn sie das Programm weiter durcharbeiten, bald immer häufiger nachts trocken durch. Du schaffst das bestimmt auch!

Überleg dir, was dir helfen könnte, nachts besser zur Toilette zu kommen. Ist der Weg lang? Ist es zu dunkel? Das sind Kleinigkeiten, die sich ändern lassen.

Worauf es ankommt

Glaubst du mir, wenn ich dir sage, dass es gar nicht so wichtig für mich ist, ob du noch einen Streifen-Robbi mit oder ohne Zusatzstrich oder schon einen Schuppen-Robbi, den ich nur Robbi nennen will, brauchst? Es kann nämlich sein, dass ein Kind, das anfangs lange einen Streifen-Robbi angemalt hat, am Ende schneller ganz trocken wird, viel schneller als vielleicht das Kind, das schon in der fünften Woche den Robbi angemalt hat.

Also hab Mut! Wichtig ist doch nur, dass du in den nächsten Monaten ganz trocken wirst und ihr dein »Pipi-ins-Bett-machen«-Problem vergessen könnt. Und das schaffst du bestimmt, wenn du es wirklich willst. Und nun beginnt wieder deine Spielzeit.

Bis bald! Deine Frau Doktor.

Anleitung zum fünften Schritt

Die fünfte Stunde darf Ihnen und Ihrem Kind wie eine kleine Ruhepause erscheinen. Sie haben beide bisher viele Aufgaben angehen müssen. Sie haben bereits viel oder ein wenig, jedenfalls doch irgendwo Erfolg erlebt. Sie sind Ihrem Kind wieder näher gekommen. Es gibt etwas, worauf Sie sich gemeinsam freuen können: Auf den Tag, an dem Sie gemeinsam dieses Übungsprogramm weglegen, weil Sie es nicht mehr brauchen. Ihr Kind wird dann sauber sein!

Sie fragen, warum ich diese Sätze schreibe? Weil sie Kraft geben und Mut machen, besonders an Tagen, an denen das Bett Ihres Kindes vielleicht sogar in einer Nacht mehrmals sehr nass geworden ist.

In der folgenden Woche setzen Sie bitte das bisherige Programm fort.

Eine anforderungsfreie Entspannungsstunde auch während des wöchentlichen fixen Termins hilft, das Problem entkrampfter zu sehen, und setzt einen positiven Akzent.

Eine große gemeinsame Spielzeit

Heute sollen Sie mit Ihrem Kind eine fröhliche Zeit in Ihrer gemeinsamen Stunde erleben. Auch wenn der Erfolg noch nicht sehr groß war, soll Ihr Kind eine längere Spielzeit mit Ihnen genießen.

Keine programmierten Siege

Gelegentlich fällt mir auf, dass meine kleinen Patienten nicht fair spielen können und richtig wütend werden, wenn sie einmal verlieren. Wenn das auch bei Ihrem Kind zutrifft, geben Sie bitte diesem Wunsch, immer der Gewinner zu sein, nicht nach! Mit diesem Anspruch kann Ihr Kind nie zu einem guten Freund für andere Kinder werden. Erklären Sie Ihrem Kind, dass Ihnen das Spielen mit der Bedingung, dass es immer gewinnen muss, keine Freude macht. Sagen Sie ihm, dass es für dieses gewünschte Spiel wohl noch zu klein ist.

Versprechen Sie, dass Sie es in einiger Zeit noch einmal probieren werden, ob es sich nun schon an die Spielregeln halten kann. Lassen Sie Ihr Kind ein Spiel aussuchen, bei dem Sie nicht so deutlich gegeneinander spielen, am besten ein Spiel, das ohne eindeutigen Gewinner endet.

Fünfter Schritt

Schon ist wieder eine Woche vorbei, und du hast bereits den zweiten Streifen-Robbi oder einen Robbi anzumalen begonnen. Lass mal sehen, wie er aussieht. Gefällt er euch? Ich wette, der ist jetzt nicht mehr ganz schwarz. Sollte er es aber doch sein, dann sei nicht traurig. Versuche es noch eine Woche, gib dir ganz viel Mühe an jedem Tag. Sollte es dann noch nicht klappen, so ist das auch nicht schlimm! Dann brauchst du nämlich eine große Veränderung in diesem Programm.

Hast du immer noch einen ziemlich schwarzen Robbi? Dann brauchst du vielleicht eine größere Veränderung in unserem gemeinsamen Programm. Später sage ich dir dazu mehr.

Eine Extrabelohnung

Wenn dein Robbi schon viele bunte Stellen hat, kannst du zu Recht ganz stolz sein. Außerdem hast du ja schon viele Tokens eintauschen können.

Ihr habt während der letzten Wochen bestimmt oft Spaß miteinander gehabt. Vielleicht sind deine Geschwister, falls du welche hast, auch ganz stolz auf dich und freuen sich mit dir. Oder gibt es sonst noch jemanden, dem du von unserer Zusammenarbeit erzählt hast und der sich mit uns freut? Deine Großeltern vielleicht?

Du hast jetzt einen Monat lang ganz toll mitgearbeitet! Das ist wirklich eine lange Zeit. Ich finde, du und deine Mutti, ihr seid klasse. Mit euch macht das Programm Spaß!

Wärst du in meiner Praxis, würde ich jetzt ein Spiel herausholen, das du dir wünschst, etwa Vier gewinnt, Slotter, das Hütchen- oder Flohspiel, Mikado, Glaskugel-Abtreffspiel, Steck weg, Abalone, Mühle oder Dame oder vielleicht die Brio-Bahn, den Bauernhof und die Klötze und Fahrzeuge für eine richtig tolle Baustelle.

Der Rest der Stunde soll nun auch für dich Spielzeit sein. Du hast sie wirklich verdient! Das sagt dir deine Frau Doktor.

Anleitung zum sechsten Schritt

Der Begriff der psychosomatischen Reaktion ist längst bekannt und weit verbreitet. Ein breites Spektrum physischer Reaktionen lässt sich auf psychische Einflüsse zurückführen; Probleme mit der Blase fallen bei manchen Menschen eindeutig darunter.

Wenn Sie sich fragen, warum Ihr Kind an manchen Tagen so erfolglos zu sein scheint, dann versuchen Sie doch herauszufinden, ob der Tag vor dieser sehr nassen Nacht ein belastender »Stresstag« für Ihr Kind gewesen sein kann. Es hat sich nämlich in Untersuchungsreihen nachweisen lassen, dass auf »Stresstage« häufig eine nasse Nacht folgt.

Was sind Stresstage?

Stresstage sind Tage, an denen Ihr Kind Kummer oder Angst erlebt, den oder die es nicht ausreichend verarbeiten kann. Jeder von uns kennt die Sätze, mit denen wir ausdrücken, dass etwas Belastendes uns besonders an den Schwachstellen unseres Körpers zu schaffen macht. Manchen Menschen »schlägt schnell etwas auf den Magen«, Asthmatikern »bleibt die Luft weg«, oder es »juckt und kratzt einen«. Ihrem Kind »drückt ein Kummer vielleicht vermehrt auf die Blase«. Belastende Ereignisse müssen aber nicht nur negativ sein. Es können auch bevorstehende freudige Ereignisse Ihr Kind so bewegen, dass es am Morgen eines solchen heiß ersehnten Tages feststellt: »Ich habe eingenässt!« (siehe dazu etwa Fallbericht Robert, Seite 201ff).

Das Stresstageprotokoll

Nun, was ist zu tun? Zuerst einmal sollten Sie versuchen, wichtige Ereignisse des Tages bewusst wahrzunehmen. Im Anhang des Buchs finden Sie auf Seite 219 ein Protokollblatt, das Ihnen Beispiele für Stresstage und Normaltage gibt. Füllen Sie das nachfolgende leere Protokollblatt in der nächsten Zeit täglich mit den wichtigen Ereignissen, die Ihr Kind erlebt hat. Ihr Kind kann Ihnen dabei gut helfen, wenn Sie ihm den Sinn dieses Blattes erklären.

Die Ursachen erkennen

Die häufigsten Ursachen für Stresstage sind negativer Art. Sie liegen z. B. im Umgang der Familienmitglieder miteinander. Hierher gehören die Auseinandersetzungen ernsterer Art, die das Kind mit einem Familienmitglied hat oder die es als Zuschauer/Zuhörer bei anderen Familienmitgliedern erlebt. Auch erwartete und ausgebliebene Anerkennung und ein Gefühl von Einsamkeit gehören hierher. Stresstage können ihre Ursache außer in der Familie auch im Alltag (z. B. Ängste, etwas nicht zu können), in der Schule (z. B. Klassenarbeiten, Lernschwierigkeiten, mangelnder Kontakt zu oder Angst vor Klassenkameraden) oder auch in einer beginnenden Erkrankung (heftigen Erkältung) haben.

Wenn Sie nun am Abend den Tag noch einmal überdenken, um herauszufinden, was für ein Tag es war, werden Sie nicht selten schon wissen, welche Eintragung Sie am Morgen machen werden.

Es kann aber nicht unser Ziel sein, ein guter Prophet zu sein, sondern ein guter Helfer, der Ihrem Kind den Weg zum Ziel zeigt und ihm Stolpersteine aus dem Weg räumt.

Was Sie tun können

Was braucht Ihr Kind nun? Es sollte weniger Stress- und mehr Normaltage erleben dürfen. Dieser Satz sagt sich so leicht, doch was können Sie als Mutter tun? Ich erwarte nicht von Ihnen, dass Sie es schaffen, das Verhalten der Familienmitglieder kurzfristig zu verändern. Dennoch können Sie vieles tun.

Die eigenen Reaktionen verändern

Sie verändern Ihr eigenes Verhalten fast automatisch! Indem Sie über den Tag nachdenken, wird Ihnen bewusst, dass Sie gelegentlich in einer Art reagiert haben, die Sie nicht gutheißen können. Sie werden erleben, dass Sie in den folgenden Tagen weniger impulsiv reagieren und häufiger etwas Freundliches, Lobendes zu Ihrem Kind, vielleicht auch zu allen anderen Familienmitgliedern sagen.

Negative Erlebnisse ausgleichen

Manche Ereignisse, die zu einem Stresstag für Ihr Kind führen, können Sie nicht verhindern oder beeinflussen. Aber Sie können Ihrem Kind helfen, die erlebte Belastung zu verarbeiten.

Selbst aus einem ziemlich scheußlichen Stresstag kann für Ihr Kind noch ein Normaltag werden! Und das versuchen Sie am besten so: Entschließen Sie sich, irgendetwas mit Ihrem Kind gemeinsam zu tun, bei dem Sie beide sich wohl fühlen können. Bereiten Sie z. B. mit dem Kind ein besonders leckeres Abendessen vor, und genießen Sie

Vieles stürmt auf ein heranwachsendes, sich entwickelndes Kind ein. Manches »verdaut« es leichter, an anderem hat es länger »zu kauen«. Besonders konfliktgeladene Situationen beschäftigen es intensiver und belasten ein Kind manchmal sehr.

dieses mit der Familie, oder machen Sie einen Abendspaziergang Hand in Hand, oder kuscheln Sie mit Ihrem Kind, erzählen Sie ihm, worüber Sie sich heute gefreut haben, oder hören Sie dem Kind aufmerksam zu, wenn es etwas erzählen möchte.

Ein kleines, fröhliches Badefest und eine Gutenachtgeschichte können die Gewitterwolken des Tages vertreiben und Ihrem Kind eine wohlige Zubettgehsituation bringen, in der es sich geborgen und geliebt fühlen kann.

Auch ein freudiges Ereignis kann einen »Schatten« vorauswerfen; nicht nur negative, auch stark positive Eindrücke und Erwartungen müssen verarbeitet werden.

Vorfreudenstress vermindern

Auch eine große Vorfreude kann, wie gesagt, eine »Belastung« in diesem Sinne für Ihr Kind sein. Nun sollten Sie keineswegs Ihre Pläne, die das Kind erfreuen, bis zum Morgen der Durchführung geheim halten, denn Vorfreude ist etwas sehr Schönes. Ihr Kind soll sie genießen dürfen. Ich habe bewusst »genießen« und nicht »erleben« gesagt. Zum Genießen gehört, dass man sich ganz wohl fühlt, nicht aber vor Freude »schrecklich« aufgeregt ist. Letzteres dürfte der Fall sein, wenn das Kind auf ein bevorstehendes freudiges Erlebnis mit Bettnässen reagiert.

Und was können Sie tun, damit eine solche Vorfreude Ihrem Kind nachts nicht auf die Blase drückt? Die Mütter meiner kleinen Patienten haben mich gelehrt, dass ein Gespräch am Abend über die Pläne des folgenden Tages schon ausreichen kann, um die Spannung abzubauen.

»Nun schlief mein Sohn ›selig‹ und nicht ›schrecklich aufgeregt‹ ein«, erzählte eine Mutter. In der Tat hatte sie die Chance auf ein trockenes Durchschlafen erhöht. Sie wurde mit der Freude des Kindes über das trockene Bett am Morgen belohnt, und beide erlebten einen tollen Tag miteinander.

Der individuelle Übungsplan

Im weiteren Verlauf dieses Programms werden Sie immer häufiger allein entscheiden müssen, welche Schrittfolge des Übungsprogramms Ihr Kind benötigt. Es mag sein, dass Ihr Kind von Woche zu Woche mehr trockene Nächte erlebt, es kann aber auch sein, dass es Rückschläge gibt. Dann sind Sie besonders gefordert! Ihr Kind muss jetzt Ihren Glauben an seinen Erfolg spüren können, um nicht aufzugeben. Sie sollten dann eventuell auf dieser Übungsstufe stehen bleiben und noch ein oder zwei Wochen mit all den Ratschlägen und Anleitungen, die Sie bisher erfahren haben, weiterüben, bevor Sie zum nächsten Schritt übergehen.

Sagen Sie Ihrem Kind, dass es manche Dinge viel schneller gelernt hat als seine Geschwister oder seine Freunde (Laufen, Fahrradfahren o. Ä.) und dass es nichts ausmacht, wenn es für irgendeinen Schritt in diesem Programm etwas mehr Zeit braucht als ein anderes Kind.

Der Einsatz eines Weckgeräts

Sollte Ihr Kind ganz erhebliche Probleme haben, auch nur einmal eine Nacht trocken zu sein, dann benötigen Sie für das weitere Training die Unterstützung durch ein Weckgerät. Nähere Informationen über Weckgeräte finden Sie im Kapitel »Weiterführung mit Weckgerät« ab Seite 149.

Da die Krankenkassen die Kosten für einen Weckapparat übernehmen, wenn er von einem Arzt verordnet und ein Kostenvoranschlag mit der Verordnung eingereicht wird, ist es nun nötig, dass Sie mit dem Arzt Ihres Kindes sprechen. Berichten Sie ihm, dass Sie und Ihr Kind nun schon seit vielen Wochen fleißig mit diesem Programm arbeiten und dass Ihr Kind eine Unterstützung braucht. Fragen Sie Ihren Arzt, der sicher Weckgeräte und deren Einsatzmöglichkeiten kennt, ob auch er dem Einsatz eines solchen Geräts zustimmen kann und dieses Ihrem Kind verordnen wird. Haben Sie die Kostenübernahmezusage von Ihrer Krankenkasse erhalten, so dauert es in der Regel nicht lange, bis Sie das Weckgerät (Klingelmatratze oder STERO Enurex® Klingelhose®) von der jeweiligen Firma bekommen. Bezugsmöglichkeiten dafür sind: Sanitätshaus, Apotheke, Herstellerfirma oder auch direkt über die Krankenkasse.

Bis zu diesem Zeitpunkt arbeiten Sie bitte nach dieser Anleitung weiter.

Haben Sie Ihr Weckgerät erhalten, so lesen Sie bitte auch die Anleitungen zu den folgenden Schritten bis einschließlich zum zehnten Schritt durch. Im zehnten Schritt (ab Seite 109) gehe ich nochmals auf den Einsatz eines Weckgeräts ein. Den Anfang dieses Schritts (einschließlich der Abschnitte, die zur ersten Möglichkeit gehören) sollten Sie mit Ihrem Kind lesen. Danach überschlagen Sie bitte das

Auch wenn Ihr Kind in diesem Übungsprogramm bislang noch nicht so erfolgreich ist, wie es gern sein möchte: Machen Sie Ihrem Kind immer wieder Mut, und zeigen Sie, dass Sie an seinen Erfolg glauben.

folgende Kapitel »Weiterführung ohne Weckgerät« und arbeiten mit Ihrem Kind auf Seite 149 im Kapitel »Weiterführung mit Weckgerät« weiter.

Allgemeine Information zu Weckgeräten

Die beiden vorgestellten Ausführungen sind die gängigsten Marken bei den Weckgeräten. Bestimmt gibt es baugleiche oder ähnliche Geräte anderen Namens, die ihre Aufgabe ebenso gut erfüllen.

Das zugrunde liegende Prinzip der im Handel erhältlichen Weckgeräte ist stets das gleiche: Fließt Urin auf eine besondere Betteinlage (Klingelmatte der Firma Schienagel) oder in ein Läppchen, das in der Unterhose getragen wird (Klingelhose® STERO-Enurex® micro der Firma Stegat und Roth), so wird zwischen den in diesen Materialien enthaltenen Drähten ein Kontakt hergestellt und über eine Schaltung ein Wecksignal ausgelöst. Der Weckton dauert so lange, bis das Gerät abgestellt wird.

Man kann darüber streiten, ob das ein oder andere Gerät angenehmer, praktischer oder erfolgreicher sein wird. Es lassen sich für beide Apparatetypen Vor- und Nachteile aufzeigen. Beide sind jedoch in technischer Hinsicht völlig ungefährlich für Ihr Kind.

Während die Klingelhose® direkt am Körper getragen wird, liegt die Klingelmatte unter dem Kind auf der Matraze – meist reagiert sie deshalb etwas später mit dem Klingelton auf das Einnässen. Ich arbeite vorzugsweise mit der Klingelhose® und werde im Kapitel »Weiterführung mit Weckgerät« auf die Gründe dafür eingehen.

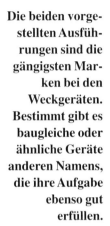

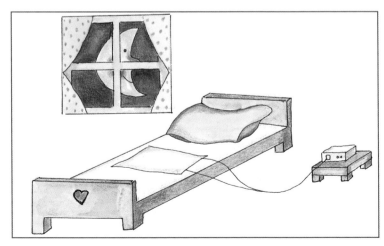

Sechster Schritt

Heute wollen wir uns deinen Robbi einmal ganz genau ansehen und überlegen, was er uns erzählen kann.

Wie sieht er aus? Da ich ihn ja nicht sehen kann, muss ich raten. Ich werde euch jetzt die Möglichkeiten, die mir einfallen, nacheinander aufzählen. Zu jeder Möglichkeit sage ich dir dann, was ich mit einem Kind in meiner Praxis bespreche, wenn es in seiner sechsten Trainingsstunde mit einem solchen Robbi zu mir kommt.

Dieser Schritt sieht umfangreich aus, weil es ja viele Möglichkeiten gibt, die besprochen werden sollen. Aber für jedes Kind kann nur eine Möglichkeit zutreffen.

Wie dein Robbi aussieht

Also, dein Robbi ist entweder so oder so. Ihr lest also jeweils die Überschrift und überlegt, ob der Satz für deinen Robbi zutrifft. Wenn das bei der ersten Möglichkeit so ist, dann lest ihr weiter. Dann gilt für dich diese Anleitung. Sieht dein Robbi aber anders aus, dann braucht ihr unter der ersten Möglichkeit gar nicht weiterzulesen, sondern ihr sucht, bis ihr die Beschreibung von deinem Robbi entdeckt habt. Die Sätze von diesem Punkt sind dann für dich bestimmt. Also, das sind die Möglichkeiten.

Erste Möglichkeit: Dein Streifen-Robbi ist ganz schwarz

Sicher war die Woche für dich sehr hart. Du warst jeden Morgen arg enttäuscht, hast vielleicht sogar auf dieses Trainingsprogramm geschimpft und deiner Mutti gesagt, dass du dieses Buch ganz doof findest und nicht mehr mitmachen willst. Weißt du, dass ich dich verstehen kann? Ich hätte bestimmt genauso viel Enttäuschung und Wut im Bauch und keine Lust mehr. Du hast dich bestimmt angestrengt, und nichts hat geklappt. Da wird doch jeder sauer!

Weißt du, was dir fehlt? Eine richtig wichtige Veränderung des Programmes und noch ein paar gute Tips! Und dann wird auch dein Robbi langsam bunt werden, da bin ich ganz sicher. Warum? Weil ich noch nie einen kleinen Patienten gesehen habe, der etwas schaffen wollte, sich den Weg zeigen und helfen ließ und es dann doch nicht schaffte. Du schaffst es auch!

Auch in dieser Woche interessiert mich wieder sehr, wie du deinen Robbi anmalen konntest. Hat er schon ein bisschen mehr bunte Farbe abgekriegt?

89

Vielleicht benötigst du als weiteres Hilfsmittel eine Klingelhose®. Wie sie funktioniert und dich bei diesem Programm unterstützt, erfährst du später.

Deine Mutti weiß sogar schon, wenn sie die Anleitung zu dieser Stunde gelesen hat, was wir als Hilfe brauchen. Dein Doktor wird euch helfen, es zu bekommen. Klar sollst du wissen, was es ist: ein Klingelapparat.

Und was ist das nun wieder für ein Ding? Das ist ein Gerät, das deinen Max I oder Max II und dann auch dich wecken wird, wenn du eine volle Blase hast und Pipi machst.

Max I oder Max II oder sogar beide sind bei dir ziemlich verschlafen und tun nicht ihre Pflicht. Na, die werden sich wundern! So geht es doch nicht: Sie schlafen einfach, anstatt aufzupassen und dich zu wecken! Und du hast dann ein nasses Bett. Erziehen müssen wir diese Burschen, das verstehst du doch, oder? Und du machst auch mit, ja? Warte ab, es macht dir bestimmt Spaß. Kannst du dir vorstellen, wie diese beiden Kerle sich erschrecken, wenn du sie beim Schlafen erwischt?

Zweite Möglichkeit: Dein Streifen-Robbi hat einige bunte Felder am Bauch

Das ist ein Erfolg. Du hättest natürlich mehr Freude am Training, wenn du öfter etwas bunt anmalen könntest. Hab ein bisschen Geduld. Du wirst es bestimmt bald können.

Du brauchst jetzt keine große Veränderung in diesem Trainingsprogramm, sondern nur zwei gute Tips:

Tip 1

Schau am Morgen nach, ob der Fleck in deinem Bett noch warm ist oder nicht.

Wir hatten doch schon besprochen, dass ihr am Morgen fühlen sollt, ob der nasse Fleck in deinem Bett noch warm ist. War das manchmal so? Dann ist das auch schon ein richtiger Erfolg, denn du hast dein Bett ja erst kurz vor dem Aufwachen nass gemacht. Du hast also viele Stunden geschlafen, ohne ins Bett zu machen. Prima!

Wie wäre es, wenn du dir dein Training als Wettkampf oder eine Art Olympiade vorstellst, bei der es verschiedene Medaillen zu gewinnen gibt? Eine trockene Nacht ist dann eine Goldmedaille, eine fast trockene Nacht (mit einem noch warmen Fleck im Bett oder nur in einer nassen Schlafanzughose) ist eine Silbermedaille.

Meine Patienten malen nun »Goldmedaillen« als ganz leuchtend bunte Streifenstücke oder Schuppen. Haben sie eine »Silbermedaille« am Morgen verdient, dann malen sie eine schwarze Schuppe oder ein schwarzes Streifenstück mit einem bunten Punkt in der Mitte. So weiß ich, dass eine solche Nacht schon fast eine trockene Nacht war. Und über eine solche Nacht freuen wir uns alle natürlich auch ein bisschen. Ganz schwarze Schuppen oder Streifen bedeuten, dass das Kind bei dieser »Olympiade« mitgemacht hat. Gut, es hat nicht gewonnen. Aber ist das schlimm? Glaubst du, dass die Sportler, die zur Olympiade fahren dürfen, traurig sind? Bestimmt nicht! Sie freuen sich, weil sie dabei waren, und nehmen sich vor, in den nächsten Wochen ganz viel zu trainieren, damit sie vielleicht bald einmal bei einem Wettkampf gewinnen werden. Und wenn sie sich anstrengen, werden sie es bestimmt schaffen. Und genauso wirst du es schaffen, wenn du eifrig weitertrainierst.

Den zweiten Tip, der dir vielleicht helfen kann, noch mehr Erfolg zu haben, erkläre ich im nächsten Abschnitt. Lest also auf der nächsten Seite bei Tip 2 weiter.

Dritte Möglichkeit: Dein Streifen-Robbi hat schon sehr viele bunte Felder

Vielleicht hat er einen ganz bunten Bauch oder auch schon ein buntes Feld am Rücken.

Das hast du gut gemacht! Du darfst richtig stolz auf dich sein! Ich denke, du solltest in der nächsten Woche mit dem Schuppen-Robbi weitertrainieren. Jetzt gilt eine Schuppe für die ganze Nacht. Ich glaube, dass du in der kommenden Woche, wenn du es immer wieder versuchst, bestimmt eine ganz trockene Nacht schaffen wirst.

Da man gute Tips immer brauchen kann, könnt ihr den Tip 1, den ich bei der vorigen Möglichkeit gegeben habe, ruhig einmal lesen. Vielleicht macht auch dir dieses Training mehr Spaß, wenn du dir Gold- und Silbermedaillen verdienen kannst und jeder an den Schuppen erkennt, dass es bei dir auch schon »beinahe trockene« Nächte gibt. Und dann hätte ich für dich noch einen Tip:

Auch die Medaillenränge zwei und drei, also Silber und Bronze, sind ehrenwerte Plätze, die von deiner Leistung zeugen. Du darfst Stolz sein, auch wenn du den goldenen Rang noch nicht erreicht hast.

Tip 2

Versuche mit Mutti herauszufinden, wie die Tage sind, die du erlebst. Sind es Stresstage oder Normaltage?

Jetzt verstehst du bestimmt erst einmal gar nichts. Logo, wer kennt schon diese Worte? Ich werde sie dir erklären.

Wenn der Tag dich belastet

Du hast sicher schon erlebt, dass dir an manchen Tagen gar nichts so recht gelingen will. Alles geht schief! Verflixte Tage sind das! Du bist froh, wenn ein neuer Tag anfängt. Was sind das für Tage? Wenn du nachdenkst, wirst du herausfinden, dass das Tage sind, an denen du dich gar nicht wohl fühlen kannst, weil du z.B. einen richtigen Streit mit jemandem aus der Familie gehabt hast oder weil du erleben musstest, dass sich Leute, die du lieb hast, sehr gezankt haben. Es kann aber auch sein, dass es ein Tag ist, an dem du vor irgendetwas ziemlich viel Angst gehabt hast, oder du das Gefühl gehabt hast, dass dich keiner richtig lieb hat.

An solchen Tagen geht alles viel schlechter als an Tagen, an denen du ganz fröhlich bist. Ich nenne solche unschönen Tage Stresstage oder Belastungstage, weil sie eine Last bringen, die für dich schwer zu tragen ist. Die anderen, fröhlichen Tage nenne ich Normaltage. Verstanden?

Wenn du dich zu sehr freust

Aber es gibt auch Stresstage, an denen genau das Gegenteil von dem passiert ist, was ich dir gerade beschrieben habe. Stell dir vor, du sollst für etwas, das du ganz prima gemacht hast, belohnt werden, oder in eurer Familie gibt es etwas zu feiern, und ihr habt beschlossen, zur Feier des Tages etwas ganz Tolles zu machen. Du freust dich also riesig auf den kommenden Tag. Du bist »schrecklich« aufgeregt, würdest du wahrscheinlich am Abend sagen. Siehst du, genau das meine ich: »Schrecklich« aufgeregt bedeutet, dass du dich zwar freust, aber irgendwie trotz aller Freude nicht so richtig »schön« wohl fühlst. In diesem Fall ist der Tag, der dir die Ankündigung von etwas

Ganz bestimmt hast du die Auswirkungen eines Belastungstags selbst schon gespürt, auch wenn du nicht gewusst hast, woran es liegt, dass du so »schlecht drauf« bist. Forsch am Abend mal gemeinsam mit Mutti nach. Es findet sich meist schnell der Grund.

eigentlich sehr Schönem gebracht hat, doch ein Stresstag für dich geworden. Ich weiß nun, dass es viel schwerer ist, nach einem Stresstag in der folgenden Nacht trocken zu sein als nach einem Normaltag. Und weil das so ist, du aber doch eine trockene Nacht erleben möchtest, sollt ihr, Mutti und du, in der nächsten Zeit versuchen, über jeden Tag gegen Abend kurz nachzudenken. Ihr werdet sicher herausfinden, ob dieser Tag ein verflixter Stresstag oder ein schöner Normaltag gewesen ist.

Und jetzt kommt mein Trick: Ich habe deiner Mutti in der Anleitung erzählt, wie ihr aus einem Stresstag noch einen guten Normaltag machen könnt. Und nach einem Normaltag ist es leichter, trocken durchzuschlafen, wie du ja schon weißt. Also versucht es einmal!

Die Smiley-Gesichter

Einer meiner kleinen Patienten hatte sich zwei Smileys gemalt, einen, der lachte, und einen, der ziemlich sauer aussah.

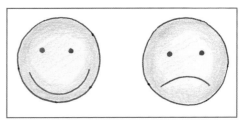

Er klebte jeden auf eine Seite eines Pappestückes. Wenn er abends im Bett auf das Gutenachtsagen wartete, legte er den Smiley auf seine Bettdecke. Er drehte das Gesicht nach oben, das seinem Gefühl entsprach.

»Fein, dass es dir so gut geht!« oder: »He, was ist los? Warum bist du so traurig?«, sagte seine Mutti, wenn sie sich an das Bett setzte. »Was können wir tun, damit du wieder lachen kannst, kleiner Smiley?« Die beiden überlegten dann gemeinsam, besprachen, was denn wohl den Smiley so traurig gemacht hat, und fanden meist eine Lösung. Plötzlich lag dann das lachende Smiley-Gesicht auf der Bettdecke, und der kleine Patient schlief glücklich ein.

Und in dieser Nacht blieb er meistens, na? Richtig: trocken!

Vierte Möglichkeit: Du hast schon den Robbi angemalt, aber er hat lauter schwarze Schuppen

Du hattest bisher so viel Erfolg – bunte Stücke auf deinem Streifen-Robbi –, dass du in der vergangenen Woche schon den Robbi (den mit den Schuppen) angemalt hast. Nun aber bist du sauer, weil du jeden Morgen eine schwarze Schuppe malen musstest.

Vielleicht fällt es dir nicht immer leicht zu sagen, wie du dich fühlst. Das Kärtchen mit den Smiley-Gesichtern hilft dir dann zu zeigen, wie dir zumute ist.

Der Schuppen-Robbi unterscheidet nicht mehr, ob du einmal oder mehrmals nachts ins Bett machst. Auch wenn es nur einmal jede Nacht »passiert«, wird die Schuppe schwarz.

Du brauchst nicht traurig zu sein, denn du bist weiter als viele Kinder, die bei mir üben. Wir müssen oft noch ein paar Wochen länger einen Streifen-Robbi anmalen als du! Manchmal haben wir irgendwann mit dem Robbi schon üben wollen und gemerkt, dass es nicht so gut klappt. Dann nehmen wir eben noch einmal einen Streifen-Robbi und üben zwei Wochen mit diesem, bevor wir den Robbi weiter anmalen. Das ist doch nicht schlimm! Ich hatte dir doch erzählt, dass ich immer so lange suche, bis ich für das Kind, dem ich gerade helfen will, den richtigen Weg gefunden habe. Und das wollen wir bei dir auch machen!

Nun meine ich aber, dass du den Robbi weiter anmalen sollst. Es wäre gut, wenn du und Mutti jetzt meinen Tip 1 und 2 durchlesen würdet, die auf den vorhergehenden Seiten stehen. Ich denke, sie können dir helfen, damit dein Robbi in der nächsten Woche eine oder vielleicht schon zwei bunte oder ein bisschen bunte Schuppen (schwarze Schuppe mit einem bunten Punkt in der Mitte) haben wird.

Fünfte Möglichkeit: Du hast schon den Robbi angemalt, und er hat eine oder mehrere bunte Schuppen

Weißt du, was? Du bist »Spitze«! Du wirst vielleicht ganz schnell trocken werden und dieses Programm bald nicht mehr brauchen. Mach weiter so!

Wenn ihr aber Lust habt, könnt ihr natürlich auch meinen Tip 1 und 2 weiter oben lesen und überlegen, ob sie euch helfen.

Auf jeden Fall hast du eine richtig schöne Spielzeit verdient!

Das sagt dir deine Frau Doktor.

Anleitung zum siebten Schritt

Ist es Ihnen gelungen, durch die Ratschläge im sechsten Schritt Ihr vielleicht etwas mutlos gewordenes Kind aufzumuntern und es zu weiterer Mitarbeit zu motivieren? Haben Sie Ihren Glauben an einen dauerhaften Erfolg beim Trockenwerden Ihres Kindes behalten können? Oder sind Sie ziemlich entnervt, weil Sie es als unzumutbare Belastung empfinden, täglich zu entscheiden, ob dieser Tag für Ihr Kind ein Stresstag oder ein Normaltag gewesen sein könnte?

Ihr Einsatz ist äußerst wichtig

Diese Gefühle erlebe ich manchmal bei den Eltern meiner Patienten. Mein Rat lautet dann: »Hören Sie auf, das Protokoll zu führen.« Erstaunt Sie das? Dann möchte ich noch einmal betonen, dass für mich Ihr Wohlbefinden ein ganz wesentlicher Faktor für eine erfolgreiche Durchführung dieses Programmes ist. Ihr Kind braucht einen fröhlichen, zuversichtlichen Helfer, nicht einen gequälten!

Sie vergessen doch nicht, die Tokens Ihres Kindes einzutauschen, oder? Ihr Kind will und muss sich auf Sie verlassen können. Enttäuschen Sie es bitte nicht.

Ich möchte, dass Sie die in den Anleitungen und einzelnen Schritten gegebenen Anregungen durchlesen und für sich entscheiden – möglichst erst, nachdem Sie sie kurz ausprobiert haben –, ob dieser Vorschlag für Sie und Ihr Kind eine Hilfe ist oder nicht. Das heißt nun aber nicht, dass Sie das ganze Programm nach eigenem Gutdünken verändern dürfen!

Kleine Zwischenschritte einlegen

Ich will nun aber annehmen, dass Sie weiter mutig sind und Ihr Versprechen Ihrem Kind gegenüber halten. Dann werden Sie in den nächsten Wochen ein kleines Auf und Ab bezüglich des Erfolges bei Ihrem Kind erleben. Sie werden mich fragen, was Sie tun können, um den Erfolg besser zu festigen.

Setzen Sie Ihrem Kind kleine Ziele, die es versuchen soll zu erreichen – z. B. zwei trockene Nächte in dieser Woche oder ein Superwochenende trocken.

Lesen Sie bitte im siebten Schritt mit Ihrem Kind meine Vorschläge nach, oder, was noch besser wäre, denken Sie sich eigene aus, und überlegen Sie gemeinsam mit Ihrem Kind: »Wenn du … schaffst, dann machen wir …«

Haben Sie bitte keine Angst, dass Ihr Kind in diesen Wochen die Angewohnheit annehmen könnte, in Zukunft für jedes Bemühen im Gegenzug eine Belohnung zu fordern. Meine Erfahrung zeigt mir eher das Gegenteil. Ich erlebe oft, dass gegen Ende des Trainings das Kind seine Tokens gar nicht mehr eintauschen will, weil es seinen Lohn aus dem eigenen Erfolg zieht. Es ist dann so stolz auf sich und so glücklich, dass es diese Belohnung nicht mehr braucht.

Sie zeigen doch nicht Unlust und vertrösten Ihr Kind immer wieder auf »später«, wenn es das Einlösen der Tokens fordert? Seltene Ausnahmen kann es natürlich geben, doch Ausnahmen sind nicht die Regel!

Siebter Schritt

Wenn du auf ein Weckgerät wartest, musst du nicht traurig sein, denn es ist ein ganz toller »Helfer«. In der Zwischenzeit übst du einfach ganz ruhig weiter. Vielleicht erreichst du doch auch ein buntes Feld. Das solltet ihr dann ganz besonders feiern! Mit dem Weckgerät hast dann auch du bald mehr Erfolg. Ich weiß das, ich habe es schon oft erlebt!

Solltest du vom Erfolg noch nicht gerade verwöhnt worden sein, lass den Kopf nicht hängen! Bestimmt wirst du in den nächsten Tagen das ein oder andere bunte Robbi-Feld anmalen können.

Wie sieht dein Robbi jetzt aus?

Wenn du aber auf diesem Weg ohne große Veränderung weiterüben willst und sollst, dann erzähl mir doch bitte, wie dein Robbi jetzt aussieht. Hat er ein tolles Muster aus schwarzen und bunten Flecken? Sieh ihn dir einmal genau an oder lass dir von Mutti zeigen, welche Schuppen zu einer Woche gehören. Hast du schon in jeder Woche eine Schuppe bunt anmalen können? In den nächsten Wochen soll dein Robbi immer bunter werden.

Du weißt ja: Wenn man etwas schaffen möchte, soll man es sich ganz fest vornehmen. Also sage dir: »Ich werde es schaffen, ich will meine Blase entweder fest zuhalten bis zum Morgen, oder ich will aufwachen, wenn meine Blase sehr voll ist. Und ihr, meine beiden Freunde Max I und Max II, ihr werdet mir dabei helfen, versprochen?«

Du weißt: Wenn du fleißig übst und erfolgreich bist, dann bekommst du, wenn du genügend Tokens gesammelt hast, einen kleinen Wunsch erfüllt.

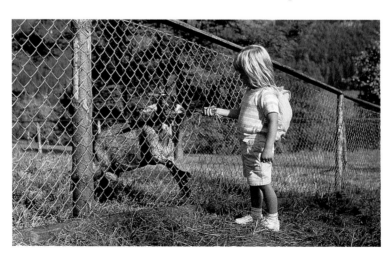

Deine Ziele für die nächsten Wochen

Wenn du nun in der letzten Woche eine trockene Nacht gehabt hast, dann nimm dir vor, in der kommenden Woche zweimal trocken zu bleiben. Ob du das schaffst?

Wenn du aber sogar schon zwei trockene Nächte in einer Woche hattest, dann versuche doch einmal, an zwei aufeinander folgenden Tagen das Bett nicht nass zu machen. Vielleicht versuchst du das an einem Wochenende und machst damit aus dem Wochenende ein »Superwochenende«. Es könnte dann vielleicht dir zu Ehren ein ganz besonders schöner Ausflug gemacht werden. Oder wie wäre es mit einem Kinobesuch? Überlegt doch einmal, wie für euch ein schöner Tag aussehen könnte.

Bedenke aber, dass du ja bald noch mehr schaffen wirst! Deshalb solltest du dir noch ein paar richtig gute Belohnungen für später aufheben. Du brauchst z. B. etwas Tolles für die Woche, in der du an drei Tagen oder sogar im Dreierpack trocken durchgeschlafen hast. Bist du jetzt neugierig, was ein Dreierpack ist? Abwarten, ich erkläre es dir im nächsten Schritt.

Das verspricht dir deine Frau Doktor.

Anleitung zum achten Schritt

Beim achten Schritt wird Ihr Kind lernen, dass ein Ziel immer erst nach längerem Üben erreicht wird. Überlegen Sie sich Beispiele, die Ihr Kind gut verstehen kann.

• Ist es ein Fußballfan, so besprechen Sie mit ihm, dass jeder Trainer mit der Mannschaft zwischen den Wettkämpfen täglich oft viele Stunden irgend eine Sache, z. B. Elfmeterschießen, Ecke, Mauer usw., übt, bis die Spieler diese Sache ganz sicher beherrschen.

• Spielt es gern ein Musikinstrument, dann erinnern Sie es daran, dass es vor einem Auftritt immer wieder geübt hat, damit es das Stück so gut beherrscht, dass auch die Aufregung dieses Tages nicht sehr stört.

• Oder beobachten Sie mit Ihrem Kind ein kleines, etwa einjähriges Kind, das laufen können möchte und jedes Mal, wenn es hinfällt, wieder mühevoll aufsteht und es erneut versucht!

Überleg dir selbst einmal Beispiele dafür, wie man Schritt für Schritt vorgehen muss, um ein bestimmtes Ziel zu erreichen. Welchen Weg musst du etwa zum Bäcker zurücklegen, was für Wegmarken, also Zwischenziele, musst du passieren, bevor du bei ihm ankommst?

Geleistetes betrachten

Erinnern Sie Ihr Kind daran, dass es auch einmal mit dem Laufen Probleme hatte. Vielleicht besitzen Sie gar einen Film aus dieser Zeit. Schauen Sie ihn gemeinsam an, und fragen Sie Ihr Kind, ob es heute noch meint, das Laufen sei eine schwierige Sache.

Es macht nicht nur Ihrem Kind, sondern auch Ihnen Mut, wenn Sie sich in Erinnerung rufen, was Sie bereits alles bewältigt haben!

Kurzfristig erreichbare Ziele ansteuern

In dieser achten Stunde möchte ich Ihrem Kind Anreize geben, sich selbst ein Ziel zu setzen. Jedes Kind braucht ein Ziel, das in einer kürzeren Zeit erreichbar ist. Es ist also wichtig, dass Sie Ihr Kind ein bisschen anleiten, damit es sich ein Ziel setzt, das auch in ein, zwei, spätestens aber drei Wochen erreicht werden kann. Sich drei Wochen ernsthaft zu bemühen, um ein Ziel zu erreichen, ist für ein Kind eine schwere Aufgabe. Umso wichtiger ist es, dass Sie versuchen, kleine Teilerfolge beim Bemühen Ihres Kindes zu sehen, und diese ihm zeigen.

Schon die Formulierung macht einiges aus. Denken Sie daran, dass man ein halb gefülltes Glas positiv als halb voll, negativ als bereits halb leer betrachten kann.

Ein Beispiel

Hat Ihr Kind sich vorgenommen, zwei Tage hintereinander in einer Woche trocken zu sein, und hat es eine trockene Nacht gehabt, so ist es ganz wichtig, dass Sie darauf achten, wie der nasse Fleck im Bett am Morgen des folgenden Tages aussieht. Ist er noch warm oder deutlich kleiner, als er es früher immer war, so hatte Ihr Kind einen »Beinaheerfolg«, nicht aber keinen Erfolg.

Beinaheerfolge können Sie mit lieben Worten belohnen und damit dem Kind den Ansporn geben, es in den nächsten Tagen noch einmal zu versuchen. Glauben Sie an den Erfolg Ihres Kindes! Es wird ihm Kraft geben, es zu schaffen.

Wenn Ihr Kind aber beim Beinaheerfolg hängen bleibt, so werden Sie im nächsten Schritt erfahren, auf welchem Weg wir aus einem Beinaheerfolg einen echten Erfolg machen können.

Geduld, für die Sie belohnt werden

Bitte seien Sie nicht ungeduldig. Versuchen Sie nicht, den Inhalt von zwei Schritten in eine Wochenstunde zu packen (Ausnahme: Ihr Kind hat überdurchschnittlich viel Erfolg während des Trainings). Sie werden nicht schneller mit diesem Programm fertig sein, sondern Sie gefährden den Erfolg Ihres Kindes!

Ein Kind braucht in der Regel die Zeit, die dieses Programm vorgibt. Braucht es etwas länger, so ist das gar nicht schlimm. Träumen Sie von dem kommenden Jahr, in dem Sie dann auf ein »lange zurückliegendes Problem und seine erfolgreiche Bewältigung« zurückblicken werden.

Schon in den ersten wenigen Wochen einige trockene Nächte sind ein guter Erfolg! Riesenerfolge und unerwartet gute Fortschritte sind selten, eher schon wird die Geduld manchmal strapaziert, bis das gewünschte Ziel erreicht ist.

Achter Schritt

Findest du nicht auch, dass die Zeit von einem Schritt bis zum nächsten ganz schnell vergeht? Bei der Arbeit mit meinen kleinen Patienten in der Praxis denke ich immer: »Das liegt bestimmt daran, dass ich sooo neugierig bin zu erfahren, wie der Robbi, den das Kind mitbringt, wohl aussehen wird.«

Die Erfolgswoche

Lass mal sehen, ob er in der vergangenen Woche noch ein oder zwei bunte Schuppen bekommen hat. Oder hat er sogar zwei oder drei bunte hintereinander? Könnte ja mal so eine tolle Super-Erfolgswoche gewesen sein. Manchmal haben meine kleinen Patienten so eine schöne Überraschung für mich. Meist brauche ich dann gar nicht zu warten, bis sie mir ihren Robbi zeigen. Wenn ich ihre strahlenden Augen sehe, dann weiß ich, dass sie eine besondere Woche gehabt haben. Und über diese besondere Woche freue ich mich natürlich auch riesig. Hast du gehört, dass ich eine »besondere Woche« gesagt habe? Ich weiß nämlich, dass nicht jede Woche so sein wird. Es wird auch wieder normale Wochen mit nur ein wenig Erfolg geben. Aber die »besonderen Wochen« kommen dann bald immer öfter und werden dann zu »besonders schönen besonderen Wochen« und dann …

Aber darüber reden wir später!

Jetzt wollen wir Schritt für Schritt im Programm weitermachen.

Der Zweier- und der Dreierpack

Manche glauben, dass Üben doof und langweilig ist, aber das muss nicht sein. Wenn du dir das Ziel vorstellst, das du erreichen willst, wenn du weißt, dass du es nur mit Übung schaffst und es immer besser kannst, dann macht Üben sogar Spaß.

Du denkst vielleicht: Sie hat am Ende des vorigen Schritts versprochen, mir etwas zu erklären. Und nun hat sie es vergessen. Stimmt nicht!

Weißt du noch, was ich dir erklären wollte? Richtig! Was ist ein Dreierpack? Ein Dreierpack ist eine supertolle Leistung. Die hat ein Kind geschafft, wenn es drei Tage hintereinander trocken durchgeschlafen hat. Natürlich gibt es auch einen Zweierpack. Weißt du schon, nicht wahr, ein Zweierpack am Wochenende ist doch das Superwochenende, logo!

Was meinst du, ob du bis zum nächsten Mal einen Zweierpack schaffst? Versuch es! Wir freuen uns dann alle mit dir. Vielleicht gibt es dann zur Belohnung ein kleines Eis in der Stunde. Oder magst du etwas anderes lieber?

Wenn du nicht sofort so einen schönen Erfolg hast, brauchst du nicht traurig zu sein. Überlege einmal: Die tollen Sportler haben auch nicht immer Erfolg. Was machen sie, wenn sie nicht gewonnen haben? Klar, sie sind erst einmal auch ein bisschen traurig, aber ziemlich schnell fangen sie an nachzudenken, was sie üben sollten, damit es dann besser klappt. Ein Tennisspieler übt seine Aufschläge oder seine Rückhand, ein Läufer den Start, ein Schwimmer die Wende usw.

Sicher findet ihr, Mutti und du, noch ein paar gute Beispiele, die dir zeigen, dass wir Menschen alle zuerst fleißig üben müssen, bevor wir etwas können. Ich bin ganz sicher, du übst auch fleißig weiter, nicht wahr? So schnell gibst du doch nicht auf!

Was machen deine Mäxe?

Und wie steht es mit Max I und Max II? Machen diese beiden Burschen auch mit? Oder brauchen sie mal wieder eine kräftige Ermahnung von dir, weil sie ziemlich verschlafen sind und ihre Pflicht nicht tun?

Blätter noch mal zurück auf Seite 60 und schau nach, wo die beiden leben und welche Aufgaben sie haben. Erinnerst du dich noch?

Dann schau dir noch einmal die nächsten Zeichnungen an. Hier siehst du sie, deine beiden Mäxe. So, wie es in den oberen drei Zeichnungen ist, soll es doch nicht sein, sondern so wie auf der ganz unten: Beide Mäxe sind hellwach und passen auf!

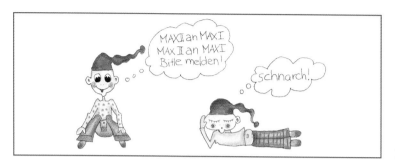

Nicht so …

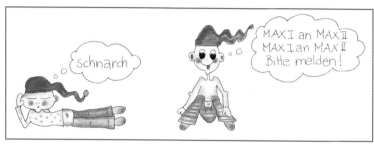

Nicht so …

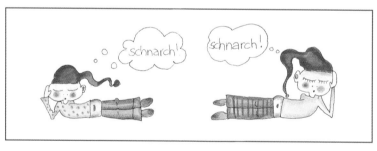

Und schon gar nicht so!

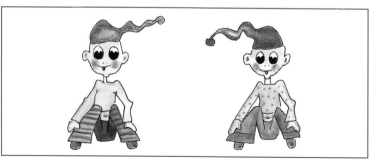

Sondern nachts so!

Du kannst dir natürlich auch andere »Helfer« statt der Mäxe vorstellen, vielleicht eine kleine Schlange, wie die eines der Kinder, das früher mit dem gleichen Problem, wie du es hast, zu mir in die Praxis gekommen ist.

Nimm doch mal ein Blatt und zeichne auf, wie du dir deinen Max I und Max II wünschst. Vielleicht sehen deine Mäxe ja ganz anders aus. Wenn du magst, kannst du mir auch ein Bild von deinem Max I und Max II schicken. Ich freue mich bestimmt darüber.

Die kleine Schlange

Ein Kind hat mir einmal gesagt, es stelle sich vor, dass sein Max II ganz bestimmt eine kleine Schlange ist, die sich fest um seine Harnröhre wickeln und diese zuhalten kann. Es wäre nur echt hart gewesen, die kleine Schlange zu dressieren. Sie wollte lange Zeit lieber irgendwo herumturnen, anstatt die Blase zuzuhalten. Er habe jeden Abend mit ihr geredet und geübt. Nun sei sie ein guter Freund, und er könne sich auf sie verlassen, denn sie halte meist seine Blase fein zu. Wenn aber der Druck in der Blase sehr groß werde, sage sie Max I, dass dieser ihn ganz schnell wecken soll, denn die Blase ist dann ziemlich voll. So gehe er manchmal nachts zur Toilette und habe morgens jetzt schon fast immer ein trockenes Bett.
Er malte mir ein Bild von seiner kleinen lieben Schlange. Hier ist es!
Bis bald. Deine Frau Doktor.

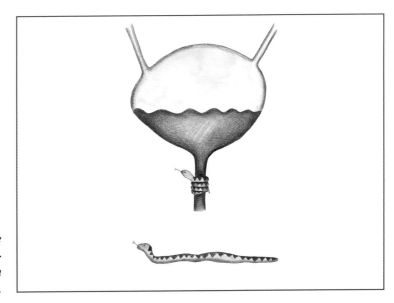

Die kleine Schlange eines meiner Patienten, von ihm selbst gezeichnet.

Anleitung zum neunten Schritt

Etwa an dieser Stelle des Programms erlebe ich bei vielen meiner kleinen Patienten, die nicht zu den wenigen glücklichen Kindern gehören, die regelmäßig von Woche zu Woche sichtbare Erfolge erleben, Wut, Verzweiflung und/oder Unlust. Für mich ist das ganz normal.

> Egal, was geschehen mag, und egal, wie wenig sichtbaren Erfolg es hat: Bitte seien Sie von Ihrem Kind nicht enttäuscht!

Die Kinder, die dieses Programm in sechs bis acht Wochen erfolgreich durchlaufen, gehören für mich zu den Patienten, die auch ohne ein Programm mit großer Wahrscheinlichkeit bald trocken durchgeschlafen hätten.

Damit will ich nicht sagen, dass die Eltern dieser Kinder sich die Arbeit mit diesem Programm hätten ersparen sollen. Denn das Kind hat eine sehr wichtige Erfahrung gemacht: Wenn es etwas wirklich schaffen möchte und sich täglich bemüht, kann es sehr erfolgreich sein! Nutzen Sie diese Erfahrung als Mutmacher für andere Schwierigkeiten, die Ihrem Kind im täglichen Leben begegnen, wie etwa Rechtschreibprobleme, Konzentrationsprobleme, soziale Einordnungsprobleme usw.

Außerdem bedeutet jede nasse Nacht in der Regel Spannung im Familienleben. Und wer verzichtet darauf nicht gern einige Wochen früher?

Aber hat sich nicht auch in Ihrer Beziehung zu Ihrem Kind etwas verändert? Sind Sie sich nicht liebevoll näher gekommen und werden es wohl auch in Zukunft bleiben?

Wenn der Erfolg auf sich warten lässt

Nun aber zurück zu den Familien, für die dieses Programm geschrieben wurde, zu jenen Kindern und Eltern, die mit viel Hoffnung und Mut begonnen haben und die jetzt immer häufiger daran zweifeln, dass der echte Erfolg kommen wird.

Ich sage Ihnen aus Erfahrung. Er kommt!

Wie in jedem Programm gibt es auch in diesem ein »Loch«, eine Phase, die sich manchmal als Durststrecke erweist, in der in vielen Familien Zweifel aufkommen, wenn der Erfolg auf sich warten lässt. Gerade jetzt ist es wichtig, dranzubleiben und mit doppelter Entschlossenheit fortzufahren.

Also nehmen wir einmal an, Ihr Kind hat bisher zwar hin und wieder eine trockene Nacht erlebt (früher war jede oder fast jede Nacht nass!), schafft es aber nicht, zwei Nächte hintereinander trocken zu bleiben.

Wenn Ihr Kind schon Beinaheerfolge erreicht hat, sollten Sie ihm Mut machen, indem Sie ihm sagen, dass es diesen Erfolg ja schon »fast-beinahe« in der Tasche hat.

Es ist wie bei dem bekannten Suchspiel: Dort, wo Ihr Kind jetzt steht, ist es nicht kalt, nicht lauwarm, sondern ziemlich warm oder sogar schon heiß! Noch einen Schritt in die richtige Richtung, und Ihr Kind hat ein weiteres Etappenziel erreicht: einen Doppelpack oder das Superwochenende.

Die vorverlegte Weckphase zum »Abfangen« des Einnässens mag hart sein, doch sie dauert nur wenige Tage, und der Erfolg, den Sie damit haben werden, rechtfertigt ein paar Tage verkürzten Schlaf.

So unterstützen Sie Ihr Kind

Wie können Sie Ihrem Kind helfen, diesen richtigen Schritt zu tun? Indem Sie die Mühe auf sich nehmen, das Kind in den nächsten Tagen morgens früher zu wecken als gewöhnlich. Ist der nasse Fleck im Bett Ihres Kindes am Morgen noch warm, können Sie davon ausgehen, dass Ihr Kind erst kurz zuvor sein Bett nass gemacht hat. Wenn Sie es also eine Stunde früher als gewöhnlich wecken, wird es wahrscheinlich noch ein trockenes Bett haben. Schicken Sie das Kind, das richtig wach gemacht werden soll, zur Toilette, loben Sie es für seine gute Mitarbeit, wenn es ausreichend Wasser lässt, und entscheiden Sie dann, ob und wo gemeinsam in einem Bett weitergeschlafen oder gekuschelt wird.

Die Mühe lohnt sich

Ich weiß, dass ich damit Ihren Schlaf verkürze und vielleicht anfangs Unmutsgefühle wachrufe. Dennoch muss ich Sie bitten, es zu versuchen. In der Regel stellt sich sehr schnell ein Erfolg ein. Die Freude darüber wiegt bei Mutter und Kind die Mühe auf!

Außerdem bedeutet der Erfolg ja, dass Sie Ihr Kind nun von Tag zu Tag eine Viertelstunde später wecken sollen, so dass Sie die gemeinsame Zeit bis zum endgültigen Aufstehen ruhig beide genießen dürfen.

Das frühe Wecken kann ja gar nicht zur Dauereinrichtung werden, denn Ihr Kind wird bald bis zum Morgen trocken durchschlafen.

Wenn vorzeitiges Wecken nicht hilft

Vielleicht hat aber Ihr Kind nach anfänglichen Erfolgen nun schon eine längere Zeit trotz konsequenter Arbeit nach diesem Programm keine wesentlichen Fortschritte gemacht. Nun probieren Sie, durch frühes Wecken das Einnässen zu verhindern, und stellen in den nächsten Tagen fest, dass der Erfolg ausbleibt. Dann erscheint mir auch zu diesem Zeitpunkt der Einsatz eines Weckgeräts noch sinnvoll und erforderlich.

Arbeiten Sie mit dem Kind in dieser Woche weiter wie bisher, aber besprechen Sie bitte die Anschaffung eines Weckgerätes mit dem Arzt Ihres Kindes. In der Regel übernehmen die Krankenkassen die Kosten für ein verordnetes Gerät. Mit der Verordnung sollte ein Kostenvoranschlag eingereicht werden.

Auch in dieser Phase gilt: Stellt sich der Erfolg nicht wie gewünscht ein, liegt das nicht am Unwillen Ihres Kindes. Es braucht nur ein zusätzliches Hilfsmittel, und das Weckgerät steht als Ausweg noch zu Gebote.

Es gibt eine Alternative

Ich möchte noch einmal betonen, dass Ihr Kind nicht »schlechter« mitgearbeitet hat oder »weniger intelligent« ist, wenn es ein solches Gerät braucht.

Es geht nur um einen anderen Weg, das gewünschte Ziel zu erreichen, und auf seinem Weg benötigt es diese Hilfe. Auch auf diesem Weg kann Ihr Kind in einigen Wochen (sechs, acht oder zehn Wochen) an sein Ziel kommen.

Neunter Schritt

Wie sieht dein Robbi aus? Ist da irgendwo ein Zweierpack zu finden? Manche meiner kleinen Patienten malen die Zweierpacks mit ihrer Lieblingsfarbe an oder auch mit Gold. So wird jeder Robbi anders als der eines anderen Kindes.

Da in meinem Zimmer in der Praxis viele Robbis hängen – schwarze, ziemlich schwarze, ein wenig bunte, ziemlich bunte und echte Helferfische –, versuchen manche Kinder herauszufinden, welche verschiedenen Robbis wohl von ein und demselben Kind stammen. Die mit den goldenen Zweier- und Dreierpacks finden alle schnell, bei den anderen Fischen muss man schon ziemlich genau hinsehen und gut überlegen.

Was ist wohl ein echter Helferfisch?

Du hast bei deinen Bemühungen auch die Unterstützung meiner ehemaligen kleinen Patienten. Viele von ihnen haben mir ihre Robbis geschickt und drücken die Daumen, dass es auch bei dir wie bei ihnen schnell zum endgültigen Erfolg klappt.

Logo, das muss ich dir doch erklären: Echte Helferfische sind Robbis, die mir Kinder geschickt haben, nachdem wir schon eine längere Zeit unser Programm beendet hatten. Diese Kinder hatten schon viele Wochen kein einziges Mal mehr ins Bett gemacht und wollten mir zeigen, dass es auch weiter gut klappt und den Kindern, die nach ihnen bei mir üben, sagen: »Schau mal, so schön bunt ist mein Robbi geworden und geblieben, obwohl er anfangs ziemlich lange fast ganz schwarz war. Gib nicht auf, ich habe es geschafft, und du schaffst es auch!«

Helferfische sind Mutmacher

Helferfische sind Mutmacher, die du besonders brauchst, wenn dein Robbi nicht so recht bunt werden will. Du hattest dir das alles viel, viel leichter vorgestellt, nicht wahr? Am liebsten würdest du vielleicht sogar aufhören zu trainieren, stimmt's? Ist ja auch ganz schön hart! Du hast dich wahrscheinlich echt angestrengt, hast immer gehofft auf ein trockenes Bett am Morgen. Und dann hat es doch nicht so ganz geklappt.

Wenn es mit den Erfolgen nicht so schnell klappt, wie du gedacht hast, lass den Mut nicht sinken. Stell dir vor, dass du bei allen Schulreisen und Ferienausflügen mit Schulkameraden mitmachen kannst, wenn du erst dein Problem mit dem nassen Bett bewältigt hast, und dazu bist du auf dem besten Weg.

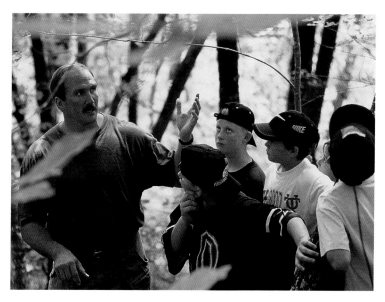

Ich glaube, an deiner Stelle wäre ich auch ziemlich sauer! Und ich weiß, dass manche meiner kleinen Patienten es auch sind. Bei den einen erfahre ich es direkt. Diese Kinder kommen in meine Sprechstunde und schimpfen kräftig! Sie erzählen mir, dass jeder Tag schon richtig blöd anfängt und oft gar nicht mehr so fröhlich wird, wie es früher mit den Pampers war: »Die Windelhose kam in den Mülleimer, und dann war es ein schöner Tag. Jetzt bin ich am Morgen enttäuscht, und Mutti hat viel mehr Wäsche. Und das ist richtig doof. Ich will nicht mehr, so!«

Andere Kinder haben ihrer Mutti gesagt: »Ruf doch an und sag, dass ich nicht mehr kommen will. Das klappt doch nie! Ein Robbi mit so vielen schwarzen Flecken, der macht mich ganz traurig, den möchte ich zerreißen oder wegwerfen. Jedenfalls will ich ihn nicht jeden Tag sehen und schon gar nicht immer weiter so oft schwarz anmalen müssen. Das ist nämlich richtig gemein, wenn ich das immer muss!«

Wieder andere Kinder sagen nichts. Ihre Mütter verraten mir auch nicht, wie sauer ihr Kind zu Hause ist. Aber mir fällt dann auf, dass das Kind gar nicht mehr fröhlich erzählt und manchmal noch nicht einmal seine Spielzeit haben möchte. Es will lieber nach Hause gehen.

Da stimmt doch etwas nicht! Ich wette, ihr wisst schon, was solche Kinder unbedingt ganz, ganz schnell brauchen. Klar doch, sie brauchen eine Programmänderung, denn sie stecken in einer Sackgasse!

Wenn du noch Unterstützung brauchst

Nun kann es ja sein, dass du ein solches, ganz normales Kind bist, das noch eine kleine Unterstützung braucht, um das Ziel, das es sich gesetzt hat, zu erreichen.

Vielleicht hat deine Mutti dir schon zeigen können, dass du ganz dicht am Erfolg bist, dass du einen Beinaheerfolg schon geschafft hast.

Beinaheerfolge

Hier hast du ein Beispiel für einen Beinaheerfolg im Sport: »Du willst es schaffen, 70 Zentimeter hoch zu springen, und du springst über 65 Zentimeter glatt rüber und bleibst bei 70 Zentimeter noch hängen. Ist doch nicht schlimm, oder? Das heißt doch nicht, dass du nicht

Wenn du wirklich mal richtige Zweifel haben solltest, dass du es schaffst, so glaub mir, das ist ganz normal. Wer nicht hofft und sich anstrengt, sich Ziele setzt und kämpft, nicht etwas wirklich will, nur der hat nie Zweifel und macht sich keine Gedanken. Da du dich aber wirklich bemühst, wirst du es auch schaffen.

springen kannst! Beim nächsten oder übernächsten Versuch springst du nur noch ein wenig fester ab oder ziehst deine Beine noch etwas höher, und schon hast du es geschafft!

So, und jetzt braucht Ihr nur noch eine kleine Programmänderung, damit aus deinem Beinaheerfolg dieses Programmes ein richtiger Erfolg werden kann.

Eine kleine Programmänderung

Also: Du gehst wie bisher abends in dein kuscheliges Bett, redest noch ein ernstes Wörtchen mit den Mäxen und nimmst dir ganz fest vor, das Pipi bis zum Morgen festzuhalten. Vielleicht überlegst du schon einmal, mit welcher Farbe du morgen die Schuppe anmalen willst.

Nun sollst du wissen, dass Mutti dich morgen etwas früher als sonst wecken wird. Du gehst dann schnell zur Toilette. Bestimmt ist deine Blase ziemlich voll. Schön, wenn du sie auf der Toilette ganz leer machst.

Eigentlich bist du schon ziemlich erfolgreich, und mit einem kleinen Trick, dem frühen Wecken, lassen sich vielleicht schnell ein paar bunte Schuppen mehr auf deinen Robbi zaubern.

Nun ist es aber noch zu früh, um aufzustehen; deshalb dürft ihr euch aussuchen, was ihr machen wollt. Entweder du gehst mit in Muttis Bett, oder; falls du ein großes Bett hast – Mutti kommt zu dir, oder ihr schlaft beide noch ein Stündchen jeder im eigenen Bett. Auf jeden Fall habt ihr, wenn es so geklappt hat, einen tollen Erfolg gehabt.

Früh genug geweckt?

Wenn es nicht geklappt hat, dein Bett also schon nass war, als Mutti dich weckte, ist das gar nicht schlimm. Du ziehst ganz einfach einen trockenen Schlafanzug an und gehst vielleicht mit in Muttis Bett. Morgen versucht ihr es noch einmal, aber Mutti weckt dich eine halbe Stunde früher als heute.

Wenn es geklappt hat, wenn du also zur Toilette gegangen bist und nicht ins Bett gemacht hast, dann versucht ihr es mit der gleichen Weckzeit noch ein oder zwei Tage. Sind diese Versuche auch gelungen, dann weckt Mutti dich jeden Tag eine Viertelstunde später. So wirst du deine Blase immer noch ein bisschen länger zuhalten können, bis ihr bei eurer normalen Aufstehzeit angekommen seid. Verstanden? Habt ihr das geschafft, dann sieht dein Robbi schon richtig bunt aus. Prima!

Vielleicht klappt es nicht auf Anhieb

Jetzt sollte ich euch aber noch ganz schnell sagen, dass ihr zum Durchführen dieser Veränderung des Programms mehr als eine Woche Zeit braucht.

Es ist auch nicht schlimm, wenn es jetzt noch nicht klappt. Dann übst du eben noch ein oder zwei Wochen wie bisher weiter, und dann probiert ihr die vorgeschlagene Veränderung noch einmal aus. Es wird bestimmt bald gelingen, da bin ich ganz sicher, weil es bei meinen Patienten auch immer bald oder ziemlich bald gelungen ist. Warum solltest du das erste Kind sein, bei dem es nicht klappt? Ich weiß keinen Grund dafür, also wirst auch du es schaffen!

Jetzt bist du aber wirklich mit deiner Spielzeit dran, denn du hast ja ganz lange gut zugehört und mitgedacht!

Viel Spaß beim Spielen wünscht dir deine Frau Doktor.

Falls auch das frühere Wecken nicht klappt, dann, denke ich, sollte bei dir vielleicht doch noch die Klingelhose® zum Einsatz kommen. Das ist ein weiterer »Helfer«, der das Kind unterstützt und auf den es sich verlassen kann.

Anleitung zum zehnten Schritt

In dieser Stunde wollen wir mit Ihrem Kind überlegen, wie weit wir sind und auf welchem Weg wir nun weitergehen sollen. Hat Ihr Kind bisher nicht den gewünschten Erfolg gehabt, so soll der Text des zehnten Schritts ihm Mut machen.

Am Ende der Anleitung zum neunten Schritt haben wir schon darüber nachgedacht, ob es nicht sinnvoll wäre, bei der Therapie Ihres Kindes auch jetzt noch auf ein Weckgerät zurückzugreifen. Vielleicht hat Ihr Arzt ihm bereits eines verordnet.

Ist ein Weckgerät nötig?

Wenn Sie bereits früher ein Weckgerät verordnet bekommen haben, so probieren Sie mit ein paar Wassertropfen aus, ob es noch funktionstüchtig ist. Anderenfalls können Sie das Weckgerät zum Hersteller zurücksenden mit der Bitte um Reparatur. Vielleicht benötigen Sie aber auch nur eine neue Batterie für das Gerät oder neue Kontaktläppchen.

Beginnen Sie, sobald Ihnen ein funktionstüchtiges Gerät zur Verfügung steht, sofort mit den entsprechenden Schritten des Kapitels »Weiterführung mit Weckgerät« Seite 149ff.

Wenn erste Erfolge sichtbar sind

Entspricht der Robbi Ihres Kindes der Beschreibung der zweiten Möglichkeit des zehnten Schritts, dann gehen Sie bitte froh und zuversichtlich zum elften Schritt des folgenden Kapitels »Weiterführung ohne Weckgerät« Seite 119ff. über. Das daran anschließende Kapitel »Weiterführung mit Weckgerät« Seite 149ff. benötigen Sie nicht.

Wunderbar, dass Sie Ihr Kind bisher so gut unterstützt haben! Bestimmt ist Ihnen das nicht leicht gefallen, vor allem wenn der Erfolg bislang noch nicht so sichtbar war. Doch Sie haben bestimmt erlebt, wie schon kleine Erfolgsschritte den Willen zum Erfolg stärken.

> Lassen Sie sich von dem Gedanken trösten, dass Ihr Kind bald endgültig trocken sein wird, wenn Sie beide weiter durchhalten.

Ihr Kind wird in den nächsten Wochen immer erfolgreicher werden, wenn es weiter so eifrig mitarbeitet. Und wie steht es mit Ihnen? Haben Sie es geschafft, Ihr Versprechen mitzuarbeiten zu halten, auch wenn es schwer fällt? Ich weiß, dass es sehr schwer sein kann, morgens noch früher aufzustehen, wenn man abends spät ins Bett kommt. Dennoch bitte ich Sie, sich an das Programm zu halten.

Wenn Ihr Kind deutlich erfolgreich ist

Entspricht der Robbi Ihres Kindes der Beschreibung der dritten Möglichkeit des zehnten Schritts, dann ist es wirklich sehr erfolgreich, und Sie beide dürfen ganz stolz auf sich sein. Machen Sie Ihrem Kind Mut, indem Sie es anspornen, in der kommenden Woche eine Schuppe mehr als in dieser Woche bunt anmalen zu können. Vielleicht wird Ihr Kind nun von Woche zu Woche immer erfolgreicher sein.

Zehnter Schritt

Hallo, da bin ich wieder! Heute ist wieder ein ganz wichtiger Tag. Denn heute müssen wir ganz ehrlich feststellen, wie es weitergeht.

Wie sieht dein Robbi aus?

Du hast nun schon viele Wochen fleißig mitgearbeitet und schon vier Streifen-Robbis oder Robbi-Bilder angemalt. Jetzt würde ich gern deine Robbis sehen! Da das nicht möglich ist, werde ich so, wie wir es schon einmal gemacht haben, raten. Ihr lest also wieder den ersten Satz von den folgenden Möglichkeiten und überlegt, ob der für dich zutrifft. Wenn das so ist, dann lest ihr hier weiter. Stimmt dieser Satz nicht, so lest ihr beim nächsten Punkt weiter.

Erste Möglichkeit: Deine Fische sind noch ziemlich dunkel

Vielleicht war doch schon einer etwas bunter, aber der letzte Robbi hat sehr viele schwarze Schuppen.

Bist du sehr traurig? Brauchst du nicht zu sein! Schau, der etwas buntere Robbi stammt ja auch von dir. Du schaffst unser Ziel bestimmt! Wir stehen nur jetzt an einer Straßenkreuzung und suchen den richtigen Weg für dich. Du weißt ja, dass es zu deinem Kindergarten/deiner Schule auch verschiedene Wege gibt. Gehst du nicht auch manchmal den Weg, der länger ist, weil du an diesem Tag gerade Lust hast, hier entlangzugehen? So ist es jetzt mit uns. Ich kenne verschiedene Wege zum Ziel. Und ich möchte dir jetzt einen vorschlagen, den wir mit viel Zuversicht gehen wollen.

Wenn du jetzt hörst, was du auf diesem Weg benutzen sollst, wirst du vielleicht ebenso enttäuscht sein, wie viele meiner kleinen Patienten es waren. Ich möchte nämlich, dass wir jetzt doch noch mit der Klingelhose und den Kapiteln, die ich für diesen Weg geschrieben habe, weiterarbeiten.

Kennst du das Weckgerät schon?

Enttäuscht sein wirst du, wenn du ein Weckgerät schon einmal von deinem Arzt/deiner Ärztin verordnet bekommen hattest und ihr mehr oder weniger lange allein versucht habt, dein »Pipi-ins-Bett-machen«-Problem zu beseitigen.

Vielleicht sagt ihr: »Nein, nicht noch einmal diese schreckliche Zeit!« Auch meine Patienten sind manchmal überzeugt, dass ein solches Gerät ihnen nicht helfen kann.

Ich weiß es aber besser! Ich weiß auch, warum diese Familien keinen Erfolg hatten. Sie haben nämlich die Gebrauchsanweisung zu dem Gerät entweder gar nicht richtig gelesen oder sie nicht richtig befolgt. Natürlich gibt es viele Familien, die es richtig gemacht haben. Aber diese Kinder kommen doch nicht zu mir, denn sie haben gar kein »Pipi-ins-Bett-machen«-Problem mehr! Logo, oder?

Deine Robbis haben noch nicht viele bunte Farbstreifen? Nun gut, das ist kein Grund, den Kopf hängen zu lassen, sondern ein Anlass, die Klingelhose® zu Hilfe zu holen. Das kommt gar nicht selten vor, und so gibt es in diesem Buch einen eigenen Programmteil dafür.

Oder noch nicht?

Du darfst gespannt sein auf deinen neuen »Helfer«. Es ist ein richtig kluges Gerät, und es wird sicher dafür sorgen, dass du schnellere Erfolge hast als bisher.

Nun kann es auch sein, dass ihr ein solches Gerät noch gar nicht kennst. Ihr fragt deinen Arzt, ob er euch hilft, ein solches Gerät zu bekommen, ja? Bis es da ist, übst du einfach wie bisher weiter, nimmst dir ganz fest vor, entweder aufzuwachen, wenn deine Blase voll ist, oder das Pipi festzuhalten, bis die Blase richtig voll ist. Du weißt ja, Übung macht den Meister!

Ich vermute, dass dir das Arbeiten mit den Texten, die du jetzt brauchst, wahrscheinlich endlich richtig Spaß machen wird, denn du wirst erleben, dass dein Robbi jetzt wirklich von Woche zu Woche bunter wird.

Was meintest du da eben? »Wird auch langsam Zeit!« Ja, da hast du Recht. Ich kann verstehen, dass es für dich ganz schwer gewesen ist, dich so viele Wochen nun schon anzustrengen und immer wieder so viele Schuppen schwarz anmalen zu müssen. Das verdirbt jedem die Laune!

Du hast schon einiges geleistet

Aber überleg einmal: Haben wir nicht doch schon eine ganze Menge geschafft? Wahrscheinlich machst du jetzt in der Nacht weniger häufig ins Bett. Vielleicht passiert es sogar nur noch einmal pro Nacht und an einigen Tagen sogar gar nicht mehr.

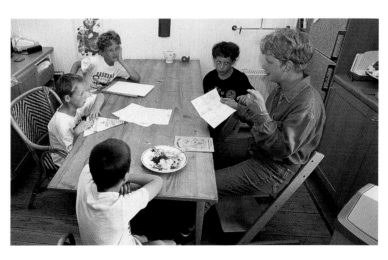

Deine Mutti und du, ihr zwei habt mit diesem Programm schon einiges erreicht, auch wenn der Erfolg vielleicht noch nicht so groß ist wie erhofft. Überlegt mal gemeinsam, was deine Fortschritte sind.

Vielleicht braucht Mutti das Bett nicht mehr jeden Morgen abzuziehen, weil nur noch dein Schlafanzug nass geworden ist, du dann aufgewacht und zur Toilette gegangen bist. Wenn das so ist, hast du ein ganz großes Lob verdient, denn du hast nicht nur gemerkt, dass du gerade ins Bett machst, und das Pipimachen ganz prima gestoppt. Sondern du hast noch etwas anderes gut gemacht. Du bist aus deinem mollig warmen Bett aufgestanden und zur Toilette oder zum Töpfchen gegangen, um dort deine Blase richtig leer zu machen. Und das ist doch wirklich ein toller Fortschritt!

Lassen dich deine Mäxe im Stich?

Wenn du aber in den letzten Wochen noch fast nie oder nie wach geworden bist oder trocken durchgeschlafen hast, dann sind deine Mäxe echt Schlafmützen! Weißt du, worauf ich mich schon freue? Darauf, dass du ihnen mit dem Gerät, das du bekommst, Beine machen wirst! Weißt du, wie laut das Gerät klingelt? Ziemlich laut und auf jeden Fall so lange, bis du wach geworden bist. Du weißt ja, bevor du aufwachst, müssen diese Kerle aufhören zu schlafen, weil sie dich ja wecken müssen. Also für diese Burschen hört die schöne faule Zeit jetzt aber endgültig auf. Dafür werdet ihr, Mutti und du, wohl sorgen!

Zweite Möglichkeit: Dein Robbi hat schon einige bunte Schuppen

Vielleicht hat er sogar schon Zweierpack-Schuppen, auf jeden Fall aber in jeder Woche wenigstens eine bunte Schuppe.

Du kannst nach diesem Programm mit den Schritten des folgenden Kapitels »Weiterführung ohne Weckgerät« Seite 119ff. weiterhin üben. Habt ihr die Programmänderung von der letzten Stunde ausprobiert? Ehrlich? Hat sie euch geholfen? Oder seid ihr zu müde gewesen, um so früh aufzustehen?

Meine Familien erzählen mir manchmal, dass sie es sich ganz fest vorgenommen, aber dann doch immer verschlafen haben. Das kann passieren, aber es soll nicht immer so geschehen. Deshalb schaut euch einmal das »Protokollblatt Einnässen« in der hinteren Umschlagklappe an. Auf diesem Blatt tragt ihr in der nächsten Woche ein, wann Mutti dich geweckt hat und wie dein Schlafanzug und das Bett ausgesehen haben. Wisst ihr, dass dieses Blatt bei meinen Familien meistens hilft? Welche Mutti möchte mir schon ein leeres Blatt

Du hast gut mitgearbeitet, aber deine Mäxe vielleicht nicht. Für diese verschlafenen Burschen bricht mit der Klingelhose® eine neue Zeit an, denn durch das Klingeln werden sie schnell richtig munter.

mitbringen! Sie weiß doch, dass sie versprochen hatte mitzuarbeiten, auch wenn es anstrengend wird.

Und wenn die Muttis ihre Kinder richtig wecken, haben wir bald ein paar bunte Schuppen mehr auf dem Robbi-Bild.

Die Umkehrstunde zur Belohnung

Manchmal bespreche ich mit meinen kleinen Patienten, dass wir in der nächsten Stunde eine Umkehrstunde machen werden, wenn das Kind in der Woche zwei Tage hintereinander oder von allen Tagen der Woche drei Tage trocken durchgeschlafen hat oder mit Wachwerden und Zur-Toilette-Gehen trocken geblieben ist. Willst du wissen, was eine Umkehrstunde ist? Weiter unten steht's.

Deine Robbis tragen schon ganz stolz mehrere farbige Streifen? Das ist sehr gut, und du kannst an deinen Helferfischen deutlich sehen, dass du auf dem richtigen Weg bist.

Dritte Möglichkeit: Dein Robbi ist schon richtig schön bunt

In jeder Woche hast du wenigstens zwei bunte Schuppen gemalt. Du bist super, du arbeitest sehr gut mit! Aber du hast auch ein wenig Glück, denn deine Mäxe haben begriffen, dass sie am Tag, wenn du selber aufpassen kannst, schlafen können und in der Nacht tun sie oft ihre Pflicht. Wenn sie jetzt noch lernen, dass »oft aufpassen« zwar schon ganz gut, aber »immer aufpassen« noch besser ist, dann hast du dein Ziel erreicht. Toll, nicht wahr? Du bist sicher bald mit diesem Programm fertig!

Ein Kind, das schon so einen großen Erfolg hat, wird auch bei mir extra belohnt. Mit dem mache ich eine Umkehrstunde. Willst du wissen, was das ist? Jetzt erkläre ich es dir.

Die Umkehrstunde

Ich hatte euch doch erzählt, dass die Kinder, die zu mir kommen, etwa eine Stunde in der Woche bei mir sind. Und ich hatte auch erzählt, dass etwa ein Drittel dieser Stunde unsere gemeinsame Spielzeit ist, wenn das Kind vorher gut zugehört und mitgemacht hat.

In einer Umkehrstunde, die ja eine Belohnung ist, tauschen wir unsere Teile der Stunde. In dem ersten Drittel schaue ich mir den tollen Robbi an, freue mich und lobe meinen kleinen Patienten. Dann besprechen wir schnell die Dinge, die für die nächste Woche wichtig sind, oder wir überlegen, was das Kind in dieser Woche schaffen will (manchmal wetten wir auch!). Und dann beginnt für die ganze weite-

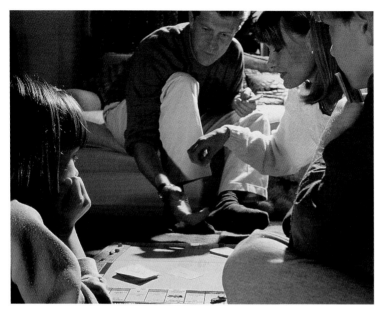

Vielleicht kann man dein Lieblingsspiel nicht zu zweit spielen. Dann müsst ihr, Mutti und du, mit der ganzen Familie oder mit Freunden einen Termin finden, damit ihr alle gemeinsam spielen könnt.

re Zeit dieser Stunde die Spielzeit. Meine kleinen Patienten bringen oft zu solchen Umkehrstunden ein Spiel von zu Hause mit.

Weißt du, dass ich dann meistens verliere? Wie kommt das? Es war doch abgemacht, dass nicht gemogelt wird. Logo, meine Patienten mogeln bei mir doch nicht!

Was Übung ausmacht

Ich verliere entweder, weil ich die Spiele, die meine Patienten mitbringen, noch nie oder ganz selten gespielt habe (du weißt ja: Üben, üben, üben, nur so wird man gut!), oder weil ich noch gar keine guten Gewinnertricks bei dem Spiel kenne.

Oder das Kind hat ein Computerspiel mitgebracht. Bei den Computerspielen bin ich richtig lahm. »Pass auf!«, rufen die Kinder dann meistens, wenn ich dran bin, oder »Drück!«. Aber das hilft nicht, denn bevor ich drücke, ist mein Computermännchen schon abgestürzt. Und ich muss mich anstrengen, nicht sauer zu werden. Du siehst, auch ich habe Probleme!

Das sagt dir deine Frau Doktor.

Zum Abschluss dieses Kapitels gibt's noch mal eine richtig schöne, lange Spielzeit für dich. Du darfst dir natürlich die Spiele wünschen, damit du das spielen kannst, was dir wirklich am meisten Spaß macht.

115

Mehrere Wege führen zum selben Ziel

In den vergangenen Wochen haben Sie sicher nach einem ersten mutigen Anlauf ein Wechselbad der Gefühle bei sich und Ihrem Kind erlebt.

Sie haben an manchen Tagen sehr wahrscheinlich richtig kämpfen müssen, um nicht Enttäuschung, Selbstmitleid und Aggressionen gegen Ihr Kind aufkommen zu lassen, wenn es vielleicht bisher nicht so erfolgreich gewesen ist, wie Sie zu Beginn dieses Trainings erwartet haben.

Indem Sie diese Zeilen noch lesen, zeigen Sie, dass Sie dabei sind, den Kampf gegen die Resignation zu gewinnen. Und das, obwohl die Belastungsfaktoren – so häufig nasse Wäsche am Morgen, Geruch, vielleicht ein Urlaub mit einem Koffer voll Ersatzbettwäsche, die Unmöglichkeit, das Kind einmal für ein Wochenende bei Freunden unterzubringen, um mit dem Partner einen Elternkurzurlaub zu erleben – noch da sind!

Zum Ende dieses Kapitels gebührt Ihnen als treuer und unverzichtbarer Helfer Ihres Kindes eine große Portion Anerkennung. Glauben Sie mir, ich weiß, wie schwer es an manchen Tagen für Sie war, und ich schätze Ihre Leistung sehr hoch ein.

Sie werden sich vielleicht fragen: »Wie ist das möglich?« Und Sie werden vielleicht sogar, weil Sie wissen, wie viel Kraft Sie an manchen Tagen benötigt haben, um nicht aufzugeben, befürchten, dass Sie in den folgenden Wochen diese Kraft nicht mehr finden werden.

Was Sie geleistet haben

Ich möchte Ihnen zeigen, was sich verändert hat und aus welchen Gründen die Mütter meiner Patienten es schafften, zuversichtlich zu bleiben.

Sie haben Ihre Einstellung zu Ihrem Kind verändert, obwohl es immer noch einnässt. Sie sehen sich nicht mehr als Opfer, dem das Kind etwas antut. Sie haben erkannt, dass Ihr Kind der Betroffene ist, der Hilfe braucht, und Sie helfen gern, da Sie Ihr Kind lieben. Sie werden an manchen Tagen erstaunt feststellen, dass es Ihnen gar nicht schwer fällt, nach einer nassen Nacht mit Ihrem Kind ganz anders umzugehen, als Sie es vor Beginn dieses Trainings taten. Und obwohl Sie das Bett abziehen und Wäsche waschen müssen, sind Sie guter Stimmung. Warum?

Weil Sie wissen, dass Sie Ihrem Kind über eine Enttäuschung hinweggeholfen haben.

Jeder, der einem anderen wirklich helfen konnte, ist stolz auf sich und glücklich.

Diese Freude werden Sie gelegentlich gespürt haben, unabhängig davon, wie erfolgreich oder weniger erfolgreich Ihr Kind bisher war. Und das ist ganz in Ordnung so.

Die beiden Möglichkeiten der Fortführung des Programms

Nun heißt es, in den kommenden Wochen jedem sich mühenden Kind zum Erfolg zu verhelfen. Ich biete Ihnen dazu zwei Wege an: einen im folgenden Kapitel »Weiterführung ohne Weckgerät« (siehe Seite 119ff.) und den zweiten im Kapitel »Weiterführung mit Weckgerät« (siehe Seite 149 ff.). Die beiden Wege unterscheiden sich im Wesentlichen nur dadurch voneinander, dass beim zweiten für den Rest des Trainings ein Weckgerät benutzt werden soll.

Da eine Familie, deren Kind ohne Weckgerät weiterübt, die Erläuterungen zur Benutzung eines Weckgerätes nicht benötigt, erscheint es mir sinnvoll, getrennte Texte für beide Trainingsmöglichkeiten zu bieten, wohl wissend, dass es manchmal sehr ähnliche Texte sind, da der Programmverlauf sich inhaltlich nicht wesentlich unterscheidet.

Wenn Sie und Ihr Kind mit einem Weckgerät weiterarbeiten

Wollen Sie das Übungsprogramm auf Seite 149 mit dem Kapitel »Weiterführung mit Weckgerät« fortsetzen, dann haben Sie sich bestimmt schon ein entsprechendes Weckgerät besorgt. Sie erhalten es in der Regel auf Verschreibung, die Krankenkasse übernimmt also die Kosten.

Machen Sie sich anhand der dem Gerät beiliegenden Gebrauchsanweisung und Tips mit dem Gerät vertraut. Aufgrund meiner sehr guten Erfahrungen empfehle ich meinen Patienten die STERO-Enurex® Klingelhose®. Sie hat manche – wie ich meine entscheidende – Vorteile bei der Anwendung im Vergleich zu einer Klingelmatte. Nachfolgend werde ich kurz auf die technischen Eigenschaften der Klingelhose® eingehen und mich dann auf deren Anwendung in unserem Programm konzentrieren.

Auch für die Kinder, bei denen ein schnellerer und deutlicherer Erfolg bislang nicht sichtbar war und die im weiteren Verlauf des Programms mit dem Weckgerät arbeiten, stehen die Chancen nicht schlechter, endgültig trocken zu werden! Sie gehen nur einen anderen Weg, der aber genauso ans Ziel führt.

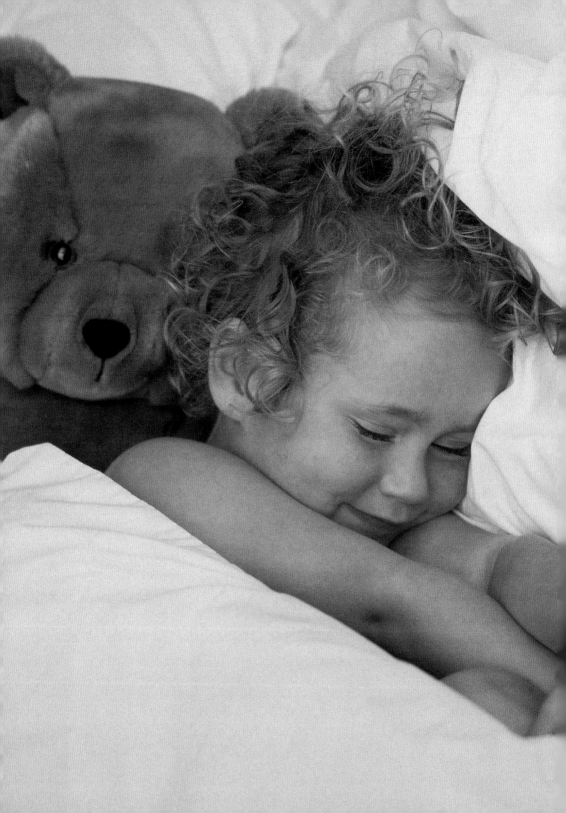

WEITERFÜHRUNG OHNE WECKGERÄT

Bei Ihrem Kind haben sich erste, deutliche Erfolge eingestellt. Es nässt nicht mehr jede Nacht ein, manchmal schläft es sogar einige Nächte hintereinander trocken durch. Es ist nun wichtig, mit der gleichen Konsequenz die zweite Stufe des Übungsprogramms anzugehen und durchzuhalten. Lassen Sie sich bitte von Rückschlägen nicht in Versuchung führen, die Flinte ins Korn zu werfen. Sie sind ein weites Stück gegangen, und der Weg wird sich lohnen, denn als Ziel werden Sie das Trockenwerden Ihres Kindes erleben.

Sie haben die zweite Stufe des Übungsprogramms erreicht, und Sie werden ohne Weckgerät mit Ihrem Kind weiterarbeiten. Halten Sie kurz inne, und machen Sie sich klar, dass Sie und Ihr Kind schon einiges geschafft haben.

Die zweite Stufe

Anleitung zum elften Schritt

In diesem Schritt möchte ich Ihnen und Ihrem Kind sagen, dass Sie bereits mehr als die Hälfte von dem, was es zu bewältigen heißt, geschafft haben. Da ist es doch wirklich an der Zeit, Sie nachdrücklich zu loben!

> Denken Sie immer öfter an die kommenden Monate, in denen Sie nicht mehr üben und nicht mehr ein nasses Bett abziehen müssen? Diese Zeit rückt in greifbare Nähe. Haben Sie Mut!

Ihr Kind malt sicher inzwischen in jeder Woche ein paar Schuppen bunt an. Aber vielleicht wünschen Sie sich sehr, dass es schneller mehr bunte Schuppen werden! Da habe ich einen Vorschlag, mit dem man sich und dem Kind diesen Wunsch vielleicht erfüllen kann. Er kostet keine große Mühe und macht sogar Spaß.

Wetteifer kann beflügeln

Wetten Sie und Ihr Kind vielleicht mit dem Vater oder einer anderen Person, dass Sie beide ein gesetztes Ziel erreichen werden. Das Ziel sollte sein: Eine bunte Schuppe mehr anmalen zu dürfen als in der vorigen Woche. Wer verliert, muss ein Pfandstück abgeben. Solche Wetten können Sie häufiger in den nächsten Wochen durchführen. Die Pfänder werden gesammelt. Sie sollten aber noch festlegen, zu welchem »Preis« die Pfänder zurückgekauft werden können.

Beispiel: Haben Sie und Ihr Kind vier oder fünf Pfandstücke erbeuten können, so könnte der Vater Sie (die Familie) zum Essen oder in einen Zirkus einladen oder mit dem Sohn oder der Tochter zu einem Fußballspiel, einem Kindertheater, ins Kino oder, wenn das Kind schon älter ist, auch in ein Konzert gehen.

Auch wenn sonst in Ihrer Familie nicht gewettet wird, machen Sie ruhig in diesem Fall eine Ausnahme. Es muss ja nicht um alles und jedes gewettet werden, und so wird Ihrem Kind klar, dass es ein spezielles Spiel für dieses Programm ist.

Hat der Vater von Ihrem Kind und Ihnen einige Pfandstücke bekommen, so könnten Sie eine festliche Mahlzeit bereiten, und Ihr Kind könnte ein paar Pflichten im Haus erledigen, die es sonst nicht tun mag. Sicher wird es sich anstrengen, um bei den Wetten zu gewinnen.

> Ganz nebenbei erleben Sie, wie viel Freude es machen kann, wenn die einzelnen Familienmitglieder einander wieder mehr Beachtung schenken, anstatt vielleicht wortlos nebeneinander vor dem Fernseher zu sitzen.

Hoffentlich denken Sie nicht: Immer nur Belohnung, Belohnung, wo soll das hinführen? Ich kann Sie trösten: Ihr Kind wird bald trocken sein, spätestens dann hört das Belohnen auf.

Oft ist der Erfolg Lohn genug

Ich erlebe wirklich häufig bei meinen Patienten, dass sie zu diesem Zeitpunkt schon gar keinen großen Wert mehr auf das Eintauschen der bunten Schuppen nach dem Tokenplan legen. Ihnen genügt die Freude über eine weitere trockene Nacht als Lohn.

Das soeben beschriebene Wettspiel nehmen die Kinder meist mit Begeisterung auf, bringt es doch ein wenig Spannung in diese Wochen des Übens, die notwendig sind, damit Ihr Kind auch endgültig trocken bleibt.

Elfter Schritt

Weißt du, dass die meisten Kinder, die nach diesem Programm arbeiten, an dieser Stelle schon mehr als die Hälfte der Therapiezeit hinter sich haben? Toll, nicht wahr? Jetzt ist auch für dich wohl der Berg, der hinter dir liegt, schon größer als der, der noch vor uns liegt. Und mit jeder Woche wird der Berg vor dir kleiner, denn dein Robbi wird von Woche zu Woche bunter. Sollte mal eine Woche nicht so gut sein, dann macht das nicht viel aus. Es gibt nun mal Regenwochen und Sonnenwochen!

Wie viele bunte Schuppen hast du in der vergangenen Woche gemalt? Waren es zwei oder schon drei? Das wäre ja prima!

Tauschst du deine Tokens noch regelmäßig ein? Oder sammelst du für einen ganz großen Wunsch?

Zur Abwechslung ein Spiel

Manchmal erlebe ich, dass einer meiner kleinen Patienten irgendwie auf seiner Erfolgsleiter kleben bleibt. Ich meine damit, dass dieses Kind eine, zwei oder drei Wochen hintereinander immer die gleiche Anzahl von bunten Schuppen gemalt hat. Meist wird das Kind dann langsam sauer, und ich muss mir ganz schnell eine kleine Programmänderung einfallen lassen.

Jetzt denke ich aber, du bist so erfolgreich bisher gewesen, dass du nicht eine Programmänderung, sondern vielleicht nur eine kleine Spieleinlage brauchst. Wie wäre es, wenn ihr zu Hause eine Wette abschließen würdet, bei der es Pfänder zu gewinnen gibt? Diese Pfänder können gesammelt und später eingetauscht werden.

Und so geht das Wettspiel

Ich will dir an einem Beispiel erklären, was ich meine. Du willst ja von Woche zu Woche mehr Erfolg haben. Also wettet ihr, Mutti und du, vielleicht mit Vati, dass du es in der kommenden Woche schaffen wirst, eine Nacht mehr trocken zu bleiben als in der letzten Woche. Schaffst du das, so bekommt ihr beide von Vati ein Pfandstück. Schaffst du es nicht, so erhält Vati etwas von euch.

Solche Wetten könnt ihr häufiger abschließen. Du kannst z. B. auch wetten, dass du in der kommenden Nacht trocken bleibst. Bevor die

Hast du schon einmal um etwas gewettet? Das kann eine spannende Sache sein, und bei dieser Wette, die ich dir hier vorschlage, gibt es tolle »Gewinne« – du kannst sie nämlich selber vorher ausmachen.

Wette gilt, solltet ihr festlegen, was jeder von euch tun muss, um seine Pfänder wieder zurückzubekommen. Du kannst beispielsweise für einige Pfänder irgendeine Pflicht zu Hause übernehmen, etwa aufräumen, die Garage kehren, Hausaufgaben ordentlich und ohne zu bummeln machen, Vatis Schuhe putzen, wenn du schon größer bist, oder zusammen mit Mutti für Vati ein ganz tolles Essen bereiten. Und Vati wird sicher wissen, was Mutti und dir Freude macht und was er tun kann, um seine Pfandstücke einzulösen.

Ob dir dieses Wettspiel auch Spaß macht und du mit noch mehr bunten Schuppen in der nächsten Woche dabei sein wirst, das fragt sich deine Frau Doktor.

Anleitung zum zwölften Schritt

Geben Sie sich und Ihrem Kind genügend Zeit. Legen Sie ruhig eine weitere Übungswoche ein; dadurch werden bei Ihrem Kind die Fortschritte gefestigt, und auf die paar Tage kommt es nicht an.

Ist Ihnen aufgefallen, wie kurz der Text zu den einzelnen Schritten geworden ist? Richtig, Ihr Kind hat eigentlich schon alles erfahren, was es zum Trockenwerden braucht. Jetzt soll es nur noch etwas Zeit bekommen, um das Gelernte zu üben, damit es dieses nicht wieder vergisst.

Fortschritte kommen nicht »nach Plan«

Erinnern Sie sich noch daran, wie lange es gedauert hat, bis Ihr Kind, das schon ein paar Schritte frei gehen konnte, plötzlich angelaufen kam?

Es kann sehr schnell stattgefunden oder auch noch einige Zeit gedauert haben. Wenn Sie mehrere Kinder haben, wissen Sie, dass jedes eine andere Zeit gebraucht hat. Und doch konnten sie dann plötzlich alle prima laufen und haben es nie mehr verlernt!

Diese Überlegung sollte Mut für das letzte Stück machen – auch wenn Ihr Kind vielleicht ein oder zwei Wochen Einschub als Verlängerung braucht.

Wenn die Entwicklung stockt

In einem solchen Fall schauen Sie nach einer Woche den Robbi mit Ihrem Kind an. Wenn er mehr schwarze Schuppen hat als in der vorigen Woche, war vielleicht nur eine »Regenfront« durchgezogen, und

Sie ahnen schon das »schöne Wetter«, das in der folgenden Woche kommen wird. Sie werden Ihr Kind aufmuntern, weil Sie Mut haben wollen. Und Mut, gute Stimmung und Zuversicht sind ansteckend!

Den Erfolg belohnen

Klettert Ihr Kind aber munter auf seiner Erfolgsleiter weiter, dann hat es doch wohl nach einem kurzen Gespräch in der nächsten Stunde eine besonders schöne Zeit verdient. Wie wäre es mit einem gemütlichen Kaffee-Kakao-Trinken, oder was sonst könnte Ihnen und Ihrem Kind Freude machen?

Ein permanentes Hoch, das kann ja nicht sein. Zwischendurch trüben Tiefs die Stimmung, denn es kann ja nicht immer eitel Sonnenschein herrschen. Aber der Sommer der Trockenheit naht!

Zwölfter Schritt

Wie viele Schuppen hast du in der letzten Woche bunt angemalt? Habt ihr gewettet? Wer hat gewonnen? Sagst du jetzt »Na wer denn wohl, ich doch«, dann kann ich dir nur gratulieren. Du machst das ganz prächtig! Ich wünsche dir für die nächste Woche auch so viel Erfolg. Wenn es so weitergehen würde, hättest du in zwei oder drei Wochen eine ganze Woche trocken durchgeschlafen! Weißt du, dass hin und wieder ein Kind das schafft?

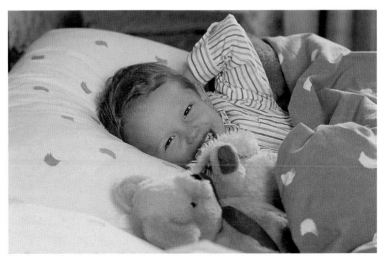

Immer öfter wachst du jetzt morgens auf, und nichts ist nachts »passiert«. Ist das nicht eine tolle Belohnung für deine Anstrengungen?

Es ist noch kein Meister vom Himmel gefallen

Wenn ihr aber in dieser Woche die Wette verloren habt, dann sei nicht traurig. Versuch es in der nächsten Woche noch einmal.

Du weißt doch noch, was üben heißt? Immer wieder versuchen und wissen, dass es irgendwann gelingt. Ein wenig Geduld braucht man dazu. Aber ihr beide habt ja schon bewiesen, dass ihr sehr viel Geduld habt! Wer keine Geduld hat und sich nicht anstrengen will, der kommt gar nicht bis zu dieser Seite! Ihr aber seid noch dabei. Deshalb möchte ich euch loben und euch für die Wette in dieser kommenden Woche die Daumen drücken.

Hattest du ein »Zwischentief«?

Überleg doch schon einmal, in welchen Farben du deinen Robbi in der heute beginnenden »Sonnenscheinwoche« anmalen möchtest.

Lass dir sagen, dass es auch im schönsten Sommer einmal ein paar Regentage geben muss! Du weißt doch, wie sehr du dich nach einer verregneten Woche über den Sonnenschein freust, nicht wahr? Wenn also in der letzten Woche dein Bett ziemlich oft nass war, dann könnte bei dir ja gerade so eine »Regenfront« vorbeigezogen sein. Vielleicht spürst du schon die Sonne, die gleich durch die Wolken kommen wird.

Du vergisst doch nicht, vor dem Einschlafen mit Max I und Max II zu reden und dir ganz fest vorzunehmen, dass du es schaffen willst, wie schon oft auch in dieser Nacht trocken durchzuschlafen oder zur Toilette zu gehen? Fängst du vielleicht heute einen neuen Robbi an?

Dass er ganz schön bunt werden soll, wünscht dir deine Frau Doktor.

Anleitung zum dreizehnten Schritt

Ist diese Stunde für Ihr Kind eine Einschubstunde? Manche meiner kleinen Patienten benötigen diese (oder auch zwei oder drei davon), weil bei ihnen die Fortschritte in kleineren Schritten kommen.

Oft verläuft die Entwicklung unregelmäßig

Sie erinnern sich doch noch daran, dass ich Ihnen gesagt habe: »In der Regel brauchen wir vier bis sechs Monate, um ein Bettnässerproblem zu bewältigen«? Da hat Ihr Kind doch wirklich noch Zeit, oder? Also gibt es keinen Grund, mutlos zu werden.

Vielleicht macht Ihr Kind aber auch zurzeit richtig große Fortschritte. Dann zeigen Sie ihm Ihre Freude. Ihr Kind möchte, dass Sie stolz auf es sein können, und es wird sich sicher weiter sehr anstrengen.

Sollte es dann plötzlich an einigen Tagen nicht so gut klappen, so werden Sie, da Sie ja jetzt schon ein ganz geübter Mutmacher sind, sicher eine Idee haben, die Ihrem Kind wieder Vertrauen gibt in die Kraft, die es braucht, um sein Ziel zu schaffen.

Oder ist Ihr Kind mit Siebenmeilenstiefeln davongeeilt und hat schon sechs oder sieben bunte Schuppen in der Woche angemalt? Dann freuen Sie sich mit ihm auf die nächste Woche. In der wird es erfahren, was es geschafft haben sollte, um am Ziel zu sein.

Neues wagen

Wenn Ihr Kind es bisher vermieden haben sollte, bei Verwandten oder Freunden zu übernachten, weil es befürchtet hat, dass es dort einnässen könnte und dann jeder von seinem Problem Kenntnis erlangen würde, so machen Sie ihm Mut, es nun einmal zu versuchen. Ich denke, dass Ihr Kind es schaffen wird! Zögert es noch, so sagen Sie ihm, dass Sie es ihm zutrauen. Ihre Zuversicht wird Ihr Kind stärken. Aber bitte zwingen Sie es nicht zu diesem Versuch. Es muss selbst an sich glauben können, wenn es Erfolg haben soll.

In der Praxis erlebe ich allerdings meist, dass das Kind zu einem Zeitpunkt auswärts schlafen möchte, zu dem die Mutter noch starke Bedenken hat und sich fragt, ob das gut gehen wird. Sehe ich, dass das Kind voll Selbstvertrauen ist, so stelle ich mich auf seine Seite und bitte mit ihm zusammen die Mutter, dass es sein Können beweisen darf. Und, was glauben Sie? Es war noch nie ein Fehlschlag! Kinder werden durch solche gelungenen Versuche mächtig stark!

Es kann ein deutlicher Ansporn für Ihr Kind sein, endlich einmal auswärts, bei Verwandten oder Freunden, übernachten zu dürfen. Sie werden sehen, bestimmt traut es sich das schon zu, und es würde mich wundern, wenn es nicht gut geht.

Dreizehnter Schritt

In dieser Stunde muss ich wieder einmal raten, weil ich deinen Robbi ja nicht sehen kann. Wie sieht er bei dir aus? Bestimmt hast du schon den ein oder anderen Erfolg zu vermelden. Und ob es nun ein oder zwei bunte Schuppen oder sogar noch mehr sind – du siehst, du kletterst langsam, aber sicher die Erfolgsleiter immer höher.

Erste Möglichkeit: Du gehörst zu meinen Erfolgskindern, die jede Woche ein paar Schuppen bunt anmalen

Ich bin ziemlich sicher, dass für dich diese Woche eine Erfolgswoche ist. Eine besonders erfolgreiche Woche ist es, wenn du mehr als die Hälfte der Nächte trocken durchgeschlafen hast.

Mal sind es drei, mal zwei, mal vier, die du bunt anmalen kannst. Das finde ich gut! Besonders gefällt mir die Woche mit den vier bunten Schuppen, denn das ist mehr als eine halbe Woche.

Vielleicht gibt es bei euch in der Familie bald einen besonderen Tag mit einem Fest. Wie wäre es, wenn du dir vornimmst: Bis dahin schaffe ich eine Woche mit fünf bunten Schuppen? Versuch es doch einfach einmal!

Zweite Möglichkeit: Du hattest wirklich schon eine Woche mit fünf bunten Schuppen

Ich bin begeistert und Mutti bestimmt auch. Jetzt glaubt ihr, dass es gar nicht mehr lange dauern kann, bis du mit diesem Programm fertig bist, nicht wahr?

Dabei üben wir erst seit etwa drei Monaten! Vier bis sechs Monate werden wir ungefähr brauchen, hatte ich euch zu Beginn gesagt. Du hast dich also sehr beeilt.

Ich würde an deiner Stelle jetzt den Versuch wagen, den ich am Ende der vierten Möglichkeit nennen werde.

Dritte Möglichkeit: Sechs bunte Schuppen in einer Woche

Was soll ich dazu sagen? Super, wie du das machst! Du bist bestimmt bald fertig mit diesem Programm. Du gehörst zu den ganz Schnellen! Und ich freue mich mit dir und kann mir vorstellen, wie stolz du bist. Deshalb würde ich jetzt ganz mutig den am Ende der nächsten Möglichkeit beschriebenen Versuch wagen, und bestimmt traust du dich das auch.

Vierte Möglichkeit: Sieben bunte Schuppen!

Du bist »Spitze«, du hast es fast geschafft. Nun ist es nicht viel mehr als ein Klacks, was du noch leisten musst. In der nächsten Stunde erzähle ich dir, was ein Kind erreicht haben muss, damit ich zu ihm sagen kann: »Geschafft!«

Bislang hast du eine ganze Woche trocken durchgehalten, von der letzten Stunde bis zu dieser! Aber jetzt kannst du ganz sicher den folgenden Versuch wagen. Ich denke, er wird bestimmt gelingen.

126

Ein Test

Hast du immer schon so gern bei irgendeinem Verwandten oder bei Freunden übernachten wollen und hast dich nie getraut, es zu tun, weil du Angst hattest, dass du dort das Bett nass machen würdest?

Ich meine, jetzt kannst du es versuchen. Du sollst allein entscheiden, wann du bei wem übernachten willst. Warum? Weil ich erlebt habe, dass die Kinder es immer geschafft haben, wenn sie es sich zugetraut haben. Manche haben es zuerst bei der Oma versucht, denn sie wusste ja oft von dem Problem und dem tollen Erfolg beim Training. Wenn das geklappt hat, haben die Kinder es auch bei Freunden versucht. Und? Das Bett war am Morgen trocken, logo!

Kannst du dir vorstellen, wie stolz das Kind und seine Mutti mir dann davon berichtet haben?

Versuchst du es auch in der kommenden oder den darauf folgenden Wochen?

Ganz neugierig wartet auf die nächste Stunde deine Frau Doktor.

Jetzt kann ein vielleicht geheimer, aber bestimmt großer Wunsch von dir in Erfüllung gehen, dass du nämlich einmal bei den Großeltern, bei Verwandten oder Freunden übernachten darfst. Freust du dich? Es wird bestimmt schön!

Anleitung zum vierzehnten Schritt

Wenn Sie sich den vierzehnten Schritt anschauen, werden Sie feststellen, dass er ziemlich umfangreich ist. Er enthält Informationen für die Kinder, die schon sehr erfolgreich waren, deren Robbi vielleicht viel bunter ist als der Ihres Kindes. Bitte lesen Sie mit Ihrem Kind den ganzen Text. Es wird sich von der Tatsache, dass vielleicht ein anderes Kind schon weiter sein könnte als es selbst, nicht entmutigen lassen, wenn Sie nicht entmutigt wirken. Im Gegenteil, es wird ihm ein Ansporn sein, auch bald so weit zu sein.

Einen Versuch wagen

Ihr Kind braucht Zeit. Das ist ganz normal. Und so wollen wir in dieser Stunde einige Möglichkeiten besprechen, mit denen Sie Ihrem Kind helfen können, die Übungszeit als nicht zu lang zu erleben.

> Ihr Kind wird mehr Freude haben, wenn es eine neue Sache zu üben gilt.

127

Vorsichtiges Vermeiden mag ein richtiger und sicherer Weg sein, doch manchmal gibt eine Herausforderung, die man meistert, viel mehr Auftrieb und Motivation. Wagen Sie mit Ihrem Kind den Schritt.

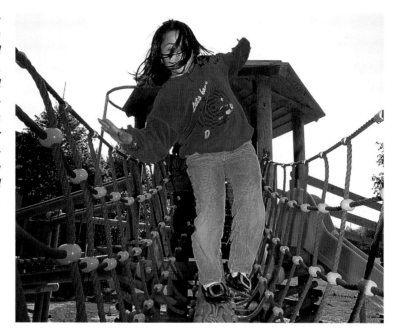

Ich hoffe, es entsetzt Sie nicht zu sehr, dass ich Ihrem Kind rate, doch einmal vor dem Schlafengehen noch richtig viel zu trinken. Vielleicht denken Sie jetzt: »Das muss doch schief gehen!« Das stimmt nicht. Richtig ist: Es kann schief gehen, muss aber nicht! Außerdem wissen Sie nicht, ob das Bett Ihres Kindes in dieser Nacht nicht auch ohne zusätzliches Trinken nass geworden wäre.

Ein Training der Beckenboden-muskeln kann nicht schaden und bringt Abwechslung ins Übungsprogramm. Bleibt es aber trocken, so fühlt sich Ihr Kind bestimmt großartig, denn es hat wieder etwas geschafft. Der Erfolg macht stark und lässt den Mut wachsen.

Training der Beckenbodenmuskeln

Erinnern Sie sich noch, dass Sie im Rahmen der Schwangerschaftsgymnastik Übungen gemacht haben, um Ihre Beckenbodenmuskulatur zu stärken? Und eben diese Übungen wie etwa den Bauch einziehen und das Gesäß anspannen und diese Spannung eine kurze Zeit beibehalten oder Druck nach unten wie beim Toilettengang im Wechsel mit Anspannen des Gesäßes sind gemeint.

Was Sie Ihrem Kind zumuten können

Ich denke, Sie werden spüren, was Ihr Kind schon verstehen und nachmachen kann, was ihm hilft, auch im letzten Abschnitt unseres Programms zuversichtlich zu sein. Und so werden Sie die richtige Auswahl treffen oder zum Wohle Ihres Kindes eigene Helferideen erfinden. Da Sie sich bis hierher durchgekämpft haben, werden Sie das letzte Stückchen auch noch schaffen!

Wenn die eigene Motivation leidet

Ich weiß, wie schwer es ist, wenn Sie Ihrem Kind immer Mut machen sollen, selbst aber niemanden haben, der Ihnen Mut macht. Sie müssen sich Ihre Kraft aus den nun sichtbaren Erfolgsschritten Ihres Kindes holen. Haben Sie die Robbi-Blätter der ersten Übungswochen aufgehoben? In Stunden der Mutlosigkeit kann das Betrachten dieser Fische, die doch wohl deutlich dunkler sind als der jetzige Robbi, Ihnen wieder Kraft und Mut geben.

Da Sie es geschafft haben, bis jetzt Ihrem Kind ein liebevoller Helfer zu sein, gebührt Ihnen ein ganz großes Lob! Machen Sie sich bewusst, wie viel Kraft Sie Ihrem Kind mit Ihrer Zuversicht geben. Ich musste in meiner Sprechstunde erfahren, dass der Glaube der Mutter an den Erfolg beim Kind weitaus mehr zählt als alle Zuversicht, die ich meinen kleinen Patienten geben konnte (siehe Fallberichte ab Seite 197).

Es mag Ihnen manchmal gar nicht mehr richtig bewusst sein, was Sie und Ihr Kind in den letzten Wochen geleistet haben. Sie haben durchgehalten und sich mit Ernst und Hingabe diesem Problem gewidmet, auf dass es bald endgültig überwunden ist.

Vierzehnter Schritt

Für die ganz seltenen Kinder, die mit Siebenmeilenstiefeln durch dieses Programm gestürmt sind und jetzt schon einmal eine ganze Woche trocken durchgeschlafen haben, will ich nun erzählen, wann ich zu meinen kleinen Patienten »Du hast es geschafft!« sage.

Wann hast du es geschafft?

Also: Wer zwei Wochen hintereinander trocken durchschläft, hört von mir diesen Satz! Dann vereinbare ich mit dem Kind, dass es erst in 14 Tagen wieder zu mir kommen soll. Bis dahin malt das Kind weiter einen Robbi an. Aber weil mein Robbi sich ja verändern kann, wenn ein Kind es braucht, sieht der Robbi, den meine kleinen Patienten nun mit nach Hause nehmen und anmalen, etwas anders aus. Schau in den Anhang, dort findest du auf Seite 216 den Monats-Robbi, der ein Abschluss-Robbi ist und der für neue Patienten dann zum »Super-Mutmacher-Helfer-Fisch« werden kann. Waren aber in dieser letzten Zeit des Monats-Robbis einige Nächte doch etwas nass bei diesen fast am Ziel stehenden Kindern, dann besprechen wir, so wie wir es bei dir später auch machen werden, was wir unternehmen wollen.

Nicht alle können so schnell sein

Hättest du am Anfang des Programms schon gedacht, dass du so viel kannst, wie du jetzt bewiesen hast? Zwei Wochen trocken durchschlafen, das ist nicht mehr in unerreichbarer Ferne für dich.

Aber so ein Sauseblitz ist in meiner Sprechstunde eine große Ausnahme!

Meine kleinen Patienten sind in der Regel Normalkinder. Und die brauchen noch ein paar Wochen, logo!

Du weißt doch noch, warum ich so viel Zeit und Geduld haben kann? Ja, weil ich weiß, dass die Kinder es noch immer geschafft haben. Und du wirst es auch schaffen!

Weiter geht's mit einer Abwechslung

So, nun wollen wir aber wieder eifrig weiterarbeiten. Ich stelle mir jetzt vor, dass dein Robbi in den letzten Wochen schwarz-bunt gefleckt, vielleicht schon etwas mehr bunt als schwarz von dir angemalt worden ist.

Vielleicht wünschst du dir sehr, dass du doch häufiger vier oder fünf bunte Schuppen in einer Woche anmalen könntest. Erfolg macht Mut und Freude, mehr Erfolg macht natürlich mehr Mut und mehr Freude, logo, oder?

Eigentlich muss ich dir jetzt sagen, dass du nur noch etwas Zeit und fleißiges Weiterüben brauchst, damit du mehr Erfolg erleben kannst. Aber ich weiß auch, dass meine kleinen Patienten nach dieser Auskunft oft recht enttäuscht sind. Sie wollen doch sooo gern mehr tun als nur Geduld haben und weiterüben. Sie wollen eine neue Chance bekommen, um mir zu zeigen, was sie alles fertig bringen und wie gut sie mitarbeiten.

Sicher ahnst du jetzt schon, dass ich wieder eine kleine Programmerweiterung vorschlagen werde.

Ein Gutenachttrunk

Da du ja viele gute Freunde hast, die dir gern bei deinem Training zum Erfolg verhelfen wollen, will ich dir erzählen, wer von uns welche Aufgabe übernehmen soll.

Ich helfe dir mit meinem Vorschlag und erzähle euch zuerst einmal, was wir tun und was wir damit erreichen wollen.

Ich möchte, dass du am Abend vor dem Schlafengehen ein richtig großes Glas Milch, Saft oder was du gern magst (bitte keine Cola) trinkst (200 bis 300 Milliliter).

Ich weiß, das ist genau das Gegenteil von dem, was du früher erlebt hast. Damals durftest du vielleicht schon beim Abendessen nichts mehr trinken, weil ihr gefürchtet habt, dass du dann noch häufiger ins Bett machst. Und jetzt rate ich dir: Trink ruhig vor dem Einschlafen noch ein Glas Saft. Wie sollt ihr das verstehen?

Was du schon alles kannst

Seit dem Beginn unseres Trainings hast du eine Menge gelernt. Du beherrschst den Schließmuskel am Ausgang deiner Blase in manchen Nächten sehr gut. Du kannst viel größere Mengen Pipi in deiner Blase festhalten, weil die Blasenwand ganz locker werden und sich dann ausdehnen kann, wenn viel Pipi aus deinen Nieren ankommt. Und du wachst schon manchmal auf, wenn deine Blase voll ist und drückt. Toll, nicht wahr?

Nun möchtest du aber, dass alle diese Vorgänge zuverlässiger, eben nicht nur manchmal so funktionieren. Und wie macht man das?

Indem du genau das trainierst, was du zwar manchmal, aber eben noch nicht immer ganz sicher kannst. Da du am Tag rechtzeitig zur Toilette gehst und nicht in die Hose machst, solltest du nicht mehr am Tag, an dem ja alles bestens klappt, sondern in der Nacht trainieren. Denn in der Nacht sollst du auch zuverlässig trocken werden.

Die Blase beschäftigen

Deine Aufgabe ist die folgende: Du trinkst abends vor dem Einschlafen irgendetwas Leckeres und nimmst dir ganz fest vor, die Flüssigkeit, die als Pipi in deiner Blase ankommt, entweder bis zum Morgen festzuhalten oder aufzustehen und zur Toilette zu gehen, wenn dein Max I dich wecken wird.

Wir wollen mal sehen, ob auch deine Blase und deine Mäxe so gut wie du mitgearbeitet haben. Um sie ein bisschen zu beschäftigen und ihre Zuverlässigkeit zu testen, gibt es einen schönen Schlaftrunk.

131

Du kannst, bevor du einschläfst, auch noch ein Beckenbodentraining machen. Logo, dass du nicht wissen kannst, was das ist! Deine Mutti könnte es vielleicht wissen. Sie kann es dann mit dir noch einmal genau besprechen und schauen, ob du es richtig machst.

Die Beckenbodenmuskeln fit machen

Ich will Dir kurz erklären, was ich mit Beckenbodengymnastik meine.

Dein Bauchraum ist nach unten durch Muskelschichten, die an den Beckenknochen befestigt sind, abgeschlossen. Du kannst diese Muskeln bewegen. Wenn du fest in deinen Bauch hineinpresst, dehnst du sie. Wenn du ganz fest deinen Po zusammenkneifst und den Bauch nach innen ziehst, spannst du auch deine Beckenmuskeln an. Das machst du z. B., wenn du spürst, dass du »groß« zur Toilette gehen musst, aber keine Toilette erreichbar ist. Indem du den Beckenboden anspannst, hilfst du deinen Schließmuskeln an Darm und Blase, gut zu funktionieren. Klar doch, du machst nicht so einfach in die Hose, wenn du gerade einen Drang verspürst. Mutti hat sicher schon manchmal zu dir gesagt: »Halte noch ein bisschen, wir sind gleich zu Hause.« Und du hast das getan.

Ein bisschen Fitness für die Beckenbodenmuskeln kann nicht schaden; mach unter Muttis Anleitung ein paar Übungen, solange sie dir Spaß machen, aber übertreib nicht damit.

Muskeln, die man dehnt oder anspannt, die trainiert man. Du weißt vom Sport, dass ein solches Training Muskeln stark macht. Und starke Muskeln brauchst du, wenn du etwas festhalten willst. So einfach ist das!

Aber übertreib es nicht mit diesem Training! Es soll nur eine kleine Übung sein, die du beispielsweise abends im Bett vor dem Einschlafen noch schnell machen kannst. Mutti kann fühlen, ob du es richtig machst, denn wenn du den Beckenboden anspannst, ziehst du deinen Bauch ein; dehnst du den Beckenboden, so drückst du den Bauch heraus.

Was machen Max I und Max II?

Sie sollen noch besser aufpassen! Du hast ihnen das Schlafen in ihrer Arbeitszeit ja bereits ziemlich abgewöhnt. Und ich glaube, es wird ihnen Spaß machen, gut aufzupassen, wenn sie wissen, dass in dieser Nacht mehr Pipi von den Nieren ankommen kann, weil du ja vor dem Schlafengehen noch extraviel getrunken hast!

132

Wie hilft dir Mutti?

Sie drückt dir die Daumen, dass es klappt. Sie macht dir Mut, wenn es nicht gleich beim ersten Versuch gelingt. Sie traut dir zu, dass du es schaffst! (Und wäscht bei einem misslungenen Versuch deine Bettwäsche, ohne traurig zu sein.)

Und was ist mit Robbi?

Schau ihn dir an, er lächelt wieder, und vielleicht zwinkert er dir ein ganz klein wenig zu, weil er schon weiß, dass du es schaffen wirst! Du hast heute aber lange gut zugehört und mitgedacht! Dafür hast du eine extralange Spielzeit verdient. Vielleicht sagst du jetzt: »Geht doch gar nicht. So viel Zeit ist nicht mehr übrig!« Das ist richtig. Nun ist es aber ganz wichtig, dass sich jeder an sein Versprechen hält.

Wenn mir bei einem kleinen Patienten so ein Zeitnotproblem passiert, brauche ich natürlich eine Lösung dafür. Ich gebe meinem Patienten einen Gutschein für eine Spielzeit mit. Diesen Schein kann er in der nächsten Stunde einlösen. Wie wäre es, wenn ihr es auch so macht?

Das rät euch deine Frau Doktor.

Manchmal kommt es schon vor, dass für die wöchentliche Spielzeit keine Zeit mehr ist. Aber aufgeschoben ist nicht aufgehoben; die Spielzeit wird natürlich nachgeholt.

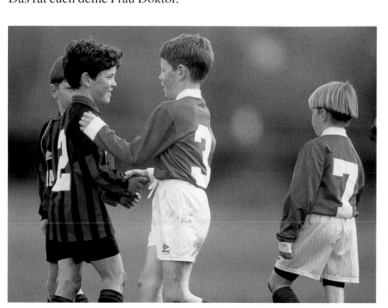

Man kann keine Leistung erbringen, die man nicht versucht hat zu erreichen. Das gilt beim Sport ebenso wie beim Training für eine trockene Nacht.

133

Anleitung zum fünfzehnten Schritt

Die fünfzehnte Stunde sollte für Sie und Ihr Kind wieder einmal eine besonders schöne, gemütliche Zeit sein.

Vielleicht sind Sie meinem Vorschlag gefolgt und haben Ihrem Kind einen Gutschein für eine Spielzeit gegeben, den Sie möglichst bald eintauschen sollten. Vielleicht fanden Sie aber diesen Vorschlag nicht notwendig, da Sie doch die »Therapiestunde« Ihres Kindes zu Hause beliebig ausdehnen können.

Der Spielzeitgutschein

Folgende Überlegungen haben mich veranlasst, Ihnen den Gutschein zu empfehlen. Die Arbeit mit diesem Programm sollte ja regelmäßig einmal wöchentlich zu einer festen Zeit durchgeführt werden. Sie wird also vom Kind wie ein Termin erlebt. Wahrscheinlich hat Ihr Kind aber noch weitere Termine (Sport, Musik, Kirche usw.). Da Ihr Kind neben der Schule, den Hausaufgaben und seinen Terminen noch freie Spielzeit zu Verabredungen mit Gleichaltrigen braucht, sollten Sie diesen Therapietermin nicht unnötig verlängern.

Besprechen Sie in dieser Stunde mit Ihrem Kind das Aussehen seines Fisches, loben Sie es, und machen Sie ihm Mut für die kommende Woche.

Und dann soll die Spielzeit beginnen!

Fünfzehnter Schritt

Heute ist wieder eine längere Spielstunde. Du erinnerst dich bestimmt noch an den ersten Teil des Übungsprogramms. Auch dort gab es eine solche »Verschnaufpause« in der wöchentlichen Stunde, und dort wie hier ist es eine Belohnung für deine Leistungen.

Hast du an deinen Gutschein gedacht? Ja, heute gibt es eine richtig lange, schöne Spielzeit.

Und wenn dein Robbi sogar mehr bunte Schuppen in dieser Woche bekommen hat, als er in der vorigen Woche hatte, dann hast du ganz großartig trainiert!

Dann schaffst du bestimmt in der nächsten Woche sechs oder sieben bunte Schuppen, oder hast du es sogar schon geschafft?

Übe noch ein bisschen weiter, denn du brauchst ja, wie du schon weißt, zwei ganz trockene Wochen, bevor Mutti unter deinen Robbi »geschafft« schreiben darf.

Was anderen Kindern eingefallen ist

Von Kindern, die so wie du nach diesem Buch geübt haben, habe ich manchmal später gehört, was sie in einer solchen Superspieltrainingsstunde mit ihrer Mutti gemacht haben. Ich will dir einige Sachen verraten. Vielleicht hast du an der ein oder anderen Idee auch Freude.

Diese Kinder haben:
- Mit ihrer Mutti Waffeln oder einen Kuchen gebacken
- Eis selbst gemacht
- Etwas ganz Tolles gebastelt, z. B. einen Drachen, der dann tatsächlich gestiegen ist und viel schöner war als jeder gekaufte Drachen

Diese Kinder sind:
- Schwimmen gegangen
- Schlittschuh gelaufen, wenn es Winter war
- Zu Hause geblieben und haben sich dort eine gemütliche Zeit gemacht

Du siehst, ihr könnt ganz tolle Dinge tun! Schau, so kurz ist unsere Übungszeit heute, weil du so super bist und jetzt deine lange Spielzeit auf dich wartet.

Ganz viel Spaß dabei wünscht euch deine Frau Doktor.

Wenn du vielleicht noch den ein oder anderen Spielzeitgutschein hast, weil eine der vorherigen Übungsstunden ohne Spiel auskommen musste, dann kannst du diesmal oder ein nächstes Mal umso größere Spiele oder Bastelarbeiten zusammen mit Mutti in Angriff nehmen.

Anleitung zum sechzehnten Schritt

Wie weit ist Ihr Kind? Konnten Sie bereits eine ganze trockene Woche erleben? Wenn ja, dann wissen Sie es jetzt ganz sicher, dass Ihr Kind in kurzer Zeit kein Einnässproblem mehr haben wird. Auch wenn in dieser Woche noch eine schwarze Schuppe gemalt werden musste, dürfen Sie mir glauben, dass Sie bald am Ziel sind.

Überraschungen gibt es immer

Es gibt keine Gesetzmäßigkeit für die letzten Wochen. Ich erlebe immer wieder Überraschungen. Manchmal setzt ein Kind richtig zum Endspurt an und wird ganz schnell endgültig trocken. Dann wieder scheint ein Kind fast den Rückwärtsgang eingelegt zu haben, und die Familie ist der Verzweiflung nahe. Doch glauben Sie mir, ich bleibe zuversichtlich, und auch dieses Kind wird trocken! Und das bleibt es, wenn ein Rückfall, den es in den letzten Wochen unseres Trainings oder erst einige Wochen nach dem Therapieende häufiger gibt, sofort angegangen wird. Darüber werde ich später noch berichten.

Pläne schmieden für das Endziel

Jetzt haben Sie erst einmal genügend Grund, sich mit Ihrem Kind zu freuen. Versuchen Sie es zu motivieren, bald die als Ziel gesetzten zwei trockenen Wochen zu erreichen. Überlegen Sie sich und besprechen Sie mit Ihrem Kind, wie Sie die in Folge vierzehnte bunte Schuppe feiern wollen.

Fassen Sie das autogene Training ins Auge

Beim autogenen Training kommt ein Umstand zum Tragen, der auch für unser Übungsprogramm sehr wichtig ist, nämlich dass uns durch die Kraft der Gedanken eine Hilfe zur Seite steht, von der wir meist viel zu wenig Gebrauch machen, weil wir zu wenig darüber wissen.

Wenn Ihr Kind schon etwas älter ist (etwa acht Jahre oder älter), dann kann es sinnvoll sein, dass es etwas über das autogene Training erfährt. Manche Kinder haben an diesen Übungen sehr viel Freude und setzen sie gern auch bei anderen kleinen Problemen ein, die ihnen schwer zu bewältigen erscheinen. So lernen sie, sich selbst wahrzunehmen, sich auf ihre innere gesunde Kraft zu verlassen und aufkommende Angst durch bewusst positive Gedanken abzubauen. Sie spüren, dass sie etwas bewirken und verändern können und nicht hilflos einem Schicksal oder einer eigenen unschönen Wesensart ausgeliefert sind.

Positiv denken

Nicht nur beim Problem des Bettnässens erlebe ich bei meinen kleinen Patienten anfangs in den Therapiestunden häufig starke Resignation. »Ich bin halt ein Bettnässer!«, »Mich mag doch keiner!«, »Ich kann eben nicht besser schreiben!«, »Ich mache doch immer alles falsch oder kaputt!«, lauten die Aussagen der kleinen Bettnässer, der Störenfriede einer Klasse, der Rechtschreibschwachen oder Selbstunsicheren.

Vielleicht fragen Sie sich jetzt, warum ich Ihnen davon berichte. Weil ich Ihnen zeigen möchte, dass Sie in diesem Training Ihrem Kind mit Ihren eigenen positiven Gedanken – Sie wollten an unseren gemeinsamen Erfolg glauben und haben es bisher fertig gebracht – ein Vorbild waren. Vielleicht können Sie jetzt schon mit dem Kind besprechen, dass Sie so weit gekommen sind, weil Sie beide es wirklich

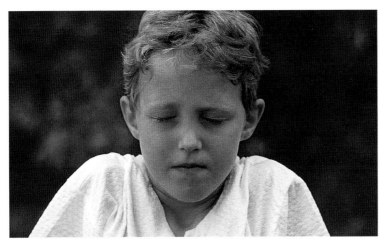

Durch die Kraft der Vorstellung verhilft das autosuggestive Verfahren des autogenen Trainings zum Erreichen von Entspannungszuständen, stärkt die Motivation und die Willenskraft.

gewollt, sich angestrengt, Gedanken des Zweifels und der Resignation vertrieben haben und nun das Ziel in greifbarer Nähe sehen. Das wird Ihrem Kind helfen, sich auch im letzten Stück des Trainingsweges von einem Rückfall nicht schrecken zu lassen.

Das autogene Training ist kein eintöniges oder anstrengendes Einüben, sondern ein Konzentrieren auf bestimmte Zustände und Gefühle.

Was Sie Ihrem Kind zutrauen dürfen

Soll dieser Ratschlag Früchte für Ihr Kind bringen, so ist es notwendig, dass Sie mehrmals pro Woche, in Idealfall an jedem Abend der nächsten Wochen, ein paar Minuten Ruheübungen mit Ihrem Kind machen und Ihre Gedanken auf einen fröhlichen Satz lenken, der das Trainingsziel Ihres Kindes beinhaltet.

Lesen Sie bitte, bevor Sie den sechzehnten Schritt mit Ihrem Kind besprechen, den Inhalt dieser Stunde, und entscheiden Sie, ob die Hinweise zum autogenen Training für Ihr Kind nützlich sein können oder es überfordern. Im letzteren Fall überspringen Sie bitte diese Abschnitte. Sie werden sicher die richtige Entscheidung treffen, denn Mütter haben meist ein hervorragendes Gespür dafür, was ihrem Kind gut tut. Leider fehlt aber manchmal der Mut, diesem Gespür auch gegen den Rat der Besserwissenden im Verwandten- und Bekanntenkreis zu folgen.

Doch Sie haben sich mutig für dieses Trainingsprogramm entschieden und haben durchgehalten. Und dafür möchte ich Sie sehr loben!

Sechzehnter Schritt

Nun, wie sieht dein Robbi heute aus? Hast du es schon einmal geschafft, eine ganze Woche hintereinander ein trockenes Bett am Morgen zu haben? Dann bist du wirklich toll bei der Sache, und ihr könnt sehr stolz auf euch beide sein! Übe fleißig weiter, du hast sicher bald zwei ganz trockene Wochen geschafft. Dann bist du am ersten großen Ziel und sollst nur noch beweisen, dass du diese Leistung halten kannst.

Manchmal gibt's einen Rückfall

Kleine Rückschläge gibt es immer wieder, aber die ändern nichts daran, dass du schon mehr beherrscht als du manchmal beweisen kannst. Nicht immer kann ein 100-m-Läufer Bestzeit laufen, aber er strengt sich immer an.

Ich will euch schon jetzt erzählen, was bei meinen kleinen Patienten häufig passiert, wenn sie bereits einmal zwei Wochen oder sogar noch ein paar Tage länger ganz trocken gewesen sind: Plötzlich sind da wieder mehrere nasse Nächte, manchmal sogar hintereinander. Dann kommt das Kind ganz traurig zu unserer Stunde, und auch die Mutter wirkt sehr enttäuscht. War all diese Mühe umsonst? Natürlich nicht! Das ist nur eine kleine Störung, so wie du nach einem Gewitter doch auch manchmal noch ein bisschen Donner hören kannst und nicht Angst hast, dass jetzt gleich wieder ein riesiges Gewitter folgen wird, oder?

Das kann dich nicht schrecken

Und so kann das auch mit dir und dem nassen Bett sein. Sollte es dir vielleicht bald so gehen, dann brauche ich dich nur daran zu erinnern, dass ich dir davon schon erzählt habe. Dann wirst du sicher nicht so schrecklich enttäuscht sein und denken: »Sie will mich ja nur trösten.«

Deshalb sage ich dir schon heute, dass ich diese beiden Dinge ziemlich sicher weiß:

- Wenn ein Kind wirklich will, wird es trocken werden.
- Wenn ein Kind schon ziemlich trocken war, und es kommt ein Rückfall, so wird es doch in kurzer Zeit endgültig trocken sein, wenn es noch ein wenig Geduld hat und so weiterübt, wie ich es ihm rate.

Warum ich das weiß? Weil ich es schon ganz oft erlebt habe! Warum also sollte es bei dir anders sein?

Nun denke ich aber, dass du noch fleißig übst, um auch die zweite Woche ganz trocken zu bleiben. Vielleicht überlegt ihr einmal, ob ihr nicht den ein oder anderen Rat, den ich euch bisher gegeben habe, noch einmal ganz bewusst anwendet.

Kennst du das autogene Training?

Wenn du schon etwas größer bist, dann habe ich noch einen anderen Vorschlag für dich, der dir helfen kann, erfolgreicher zu sein.

Weißt du vielleicht schon, was das autogene Training ist? Oder hast du es schon erlernt, weil es dir bei einem anderen Problem wie Asthma oder Konzentrationsschwierigkeiten helfen sollte und konnte? Du kannst es bei unserem Problem hier natürlich auch einsetzen.

Jetzt will ich aber erst einmal annehmen, dass du von diesem Training noch nie etwas gehört hast. Lass es dir erklären. »Autogen« ist ein Fremdwort und bedeutet »selbst«. Das autogene Training ist also ein Training, das ein Mensch mit sich selbst macht. Denkst du jetzt, dass unser Training eigentlich dann doch auch ein autogenes Training ist? Ja, du hast ziemlich Recht! Denn wenn du nicht mit dir trainierst, d. h. dich nicht anstrengst und nicht selbst übst, können Mutti und ich gar nichts schaffen. Wir können dir nur Tips geben und Mut machen. Du bist derjenige, der etwas schafft, wenn er will!

Beim autogenen Training stehst du selbst im Mittelpunkt. Entspannt und ruhig betrachtest du dich, deinen Atem, wie du dich fühlst, wie du ruhig und entspannt bist.

So funktioniert das autogene Training

Beim autogenen Training lernt ein Mensch, wie er sich selbst ganz deutlich spüren kann. Er lernt, zu entspannen und das Gewicht seines Körpers, der Arme und Beine wahrzunehmen. Er lernt, ganz ruhig werden zu können, wann immer er es will, lernt, seine Atmung und seinen Herzschlag zu spüren. Er empfindet es als Freude, wenn er fühlt, dass er nur locker und ruhig zu werden braucht, um zu erleben, dass in seinem Körper alles sehr zuverlässig funktioniert.

Autogenes Training kann z. B. Atemnot, Kopfschmerz und Bauchweh lindern. Es kann Angst ganz klein werden lassen und störende Gedanken aus deinem Kopf verbannen. Gute Gedanken, die uns Menschen helfen, eine Leistung zu vollbringen, können wir in unseren Kopf hereinholen.

»Und wie macht man das?«, wirst du vielleicht fragen. Hör zu: Man setzt oder legt sich ganz bequem hin, schließt für eine kurze Zeit die Augen und versucht, die Welt um sich herum nicht oder möglichst wenig wahrzunehmen.

Ruhe und Schwere

Es ist ein bisschen wie Magie beim autogenen Training. Du denkst intensiv an etwas, z. B. wie du ruhig atmest oder ganz schwer bist, und du fühlst dich dann tatsächlich so.

Versuch es einmal, sag dir in deinen Gedanken: »Ich bin ganz ruhig und entspannt, meine Arme und Beine sind ganz schwer.« Wenn du das ein paar Mal geübt hast, wirst du das Gewicht deiner Arme und Beine spüren können! Vielleicht stellst du dir anfangs als Hilfe vor, du bist ein ganz schweres Tier, ein Elefant oder ein riesiges Nashorn, das sich fallen gelassen hat und nun im warmen Sand liegt und döst.

Gute Gedanken können helfen

Wenn du dir jetzt noch gute Gedanken in deinen Kopf holst, Gedanken, die dir sagen, dass du vieles kannst, dann wirst du erleben, dass du dich ganz wohl fühlst und, wenn du nach ein paar Minuten deine Augen wieder aufmachst, wirklich weißt, dass du Erfolg haben wirst. Unsere Gedanken können uns helfen, etwas wirklich zu schaffen, was wir uns vornehmen. Du hast das sicher schon einmal erlebt. Wahrscheinlich bist du schon einmal über einen Baumstamm balanciert, warst dir ganz sicher, dass du das kannst, hast gar nicht gewackelt und erlebt, dass es klappte. Dann rief plötzlich jemand: »Pass auf, du rutschst gleich ab! Das ist doch gefährlich, das kannst du noch nicht!« Und schon fingst du an zu wackeln und musstest runterspringen oder bist sogar gefallen. Was war da passiert? Solange du an dein Können geglaubt hast, konntest du es auch! Aber als dir jemand Angst machte, da konntest du plötzlich das nicht mehr, was noch kurz zuvor leicht für dich gewesen war, stimmt's?
Was heißt das nun für unser Training hier?

Du brauchst mutige Gedanken, brauchst Zuversicht!

Und das schaffst du so: Du kannst z. B. am Abend in deinem Bett eine solche Ruheübung machen und holst dir Mutmachergedanken in deinen Kopf. Am besten gelingt das mit einem Reim.

Mit dem richtigen Spruch »zaubern«

Ein kleiner Zappelphilipp, der in der Schule ständig irgendetwas anderes tun möchte als aufpassen, übt z. B. für eine Minute in der Schule mit dem Spruch: »Finger still, weil ich es will!« Oder einer, der ängstlich ist und sich nichts zutraut, sagt sich: »Hab ich Mut, klappt es gut!«

Und wie könnte dein Reim lauten? Vielleicht: »He, ihr Mäxe, gebt fein Acht, dann habe ich 'ne trockne Nacht!« Oder: »Ich lege mich jetzt fein zur Ruh, und meine Blase, die bleibt zu!«

Fällt dir vielleicht etwas richtig Lustiges ein?

Reime, die man selbst gefunden hat, wirken meist am besten als gute Helfergedanken!

Solche Mutmachergedanken kannst du sicher auch sonst irgendwo gut gebrauchen, und es wird dir nützen, wenn du jetzt weißt, wie du sie bekommen kannst.

Das versichert dir deine Frau Doktor.

Anleitung zum siebzehnten Schritt

Dieser Teil des Programms erscheint manchen Kindern recht langweilig, weil es keine neuen Übungen mehr zu erlernen gilt, sondern nur Bekanntes geübt und die Erfolgsquote verbessert wird. Sie haben keine Lust dazu, schon wieder einen Robbi anzumalen.

Abwechslung vom Robbi

Damit es nicht langsam zu »doof« und »immer das Gleiche« wird, könnte Ihr Kind zur Abwechslung eine Blume anmalen (siehe Vorlage im Anhang auf Seite 217). Sie können sich aber auch irgendetwas anderes einfallen lassen, was Ihrem Kind Freude bereitet.

Manche meiner Patienten wünschen sich ein Puzzle oder eine kleine Legopackung, wovon sie dann für jede trockene Nacht eine Anzahl Teile bekommen, so dass sie in etwa zwei Wochen ihr Puzzle oder ihr Legofahrzeug o. Ä. fertig stellen können.

Wichtig ist, dass Ihr Kind weiter mit Spaß bei der Sache ist.

Vergessen Sie nicht, Ihrem Kind hin und wieder zu sagen, wie froh Sie sind, dass Sie beide nun schon so kurz vor dem Ziel stehen.

Überleg dir eine kleine Geschichte, die du deinen Mäxen erzählen möchtest. Sag ihnen, wie wichtig es für dich ist, dass sie gut auf deine Blase aufpassen und dass du dich auf sie verlässt. Sie lassen dich dann bestimmt nicht im Stich.

Rückfall durch Stress?

Sollten Sie bei Ihrem Kind nach schon vielen trockenen Nächten nun plötzlich wieder mehrere nasse Nächte erleben, dann lesen Sie bitte nochmals nach, was ich Ihnen zum Thema »Stresstage« gesagt habe (siehe Seite 84ff.). Überlegen Sie gemeinsam, ob es etwas gibt, was Ihr Kind bedrückt, und versuchen Sie, am Abend herauszufinden, was für ein Tag es war. War es ein Stresstag, dann haben Sie vielleicht doch die Möglichkeit, diesen noch zu verändern, so dass die folgende Nacht trocken bleiben kann.

Einzelne Rückfalltage haben oft einen bestimmten Grund, der sich vielleicht in einer Belastung Ihres Kindes am Vortag finden lässt. Forschen Sie ein bisschen nach, vielleicht gemeinsam mit Ihrem Kind.

Siebzehnter Schritt

Wenn du zu den Kindern gehörst, die schon fast am Ziel sind, weil sie richtig lange keine nasse Nacht mehr erlebt haben, aber dann doch irgendwann, bevor sie zwei Wochen nur bunte Schuppen malen konnten, ein oder zwei Schuppen schwarz malen mussten, brauchst du eine kleine Veränderung.

Eine Pause für Robbi

Vielleicht möchtest du den Robbi sich etwas ausruhen lassen und lieber etwas anderes anmalen. Schau in den Anhang. Dort findest du auf Seite 217 ein Blatt mit einer Blüte. Gefällt sie dir? Stell dir einmal vor, wie schön sie aussehen wird, wenn du sie ganz bunt ausgemalt hast. Manche meiner kleinen Patienten wollen sie nur mit einer Farbe anmalen, z. B. mit Gelb, dann ist es eine wunderschöne Sonnenblume. Eine solche gelungene Blume lassen die Kinder manchmal als Helferblume lieber in ihrem Kinderzimmer hängen als einen Helferfisch. Weißt du, warum? Weil viele Kinder Blumen aufhängen und niemand ahnt, dass eine solche Blume eine Erfolgsblume bei einen »Pipi-ins-Bett-machen«-Problem ist.

Meist malen die Kinder dann aber zum Schluss doch noch einen Monats-Robbi schön bunt an und hängen ihn auf. Wenn der fertig ist, haben sie es nämlich ganz richtig geschafft. Nun sind sie so stolz auf sich, dass sie ihren Freunden gern erzählen, was der Robbi bedeutet und wie er ihnen geholfen hat, ein Problem, das sie einmal hatten, nicht mehr zu haben.

So kannst du anderen helfen

Da die meisten Menschen irgendwann irgendwo ein Problem haben, werden meine kleinen Patienten oft recht erfinderisch, um ihren Freunden bei deren Problemen als Helfer zur Seite zu stehen. Sie machen ihnen Mut, indem sie ihnen sagen: »Ich habe es geschafft, und du wirst es auch schaffen!« Und wenn der Freund sie dann sehr skeptisch fragt: »Woher weißt du das?«, was werden sie dann antworten? Richtig: »Weil ich es bei mir selbst erlebt habe, logo!«

Das erste große Ziel: Der Monats-Robbi

Wenn du zu den Kindern gehörst, die nun bereits zwei Wochen hintereinander trocken sein können, bist du am ersten, ganz wichtigen Ziel. Für dich geht es jetzt mit dem Monats-Robbi weiter. Du brauchst uns jetzt nur noch zu zeigen, dass du auch diesen Robbi ganz bunt anmalen kannst. Dann bist du rundherum fertig. Du hast es ganz prima in einer Superzeit geschafft!
Es freut sich mit dir deine Frau Doktor.

Anleitung zum achtzehnten Schritt

Ihnen und Ihrem Kind gebührt ein ganz großes Lob, weil Sie so tapfer durchgehalten haben! Sicher war es nicht immer leicht.
Nun aber wissen Sie, dass es sich gelohnt hat. Dieses Problem wird, auch wenn es in den nächsten Wochen noch kleine Rückschläge geben kann, beseitigt sein. Außerdem hat Ihr Kind die wichtige Erfahrung gemacht, dass es mit Wollen und Sichbemühen eine Menge erreichen kann.

Was tun bei einem Rückschritt?

Sollte Ihr Kind den Monats-Robbi ganz bunt angemalt haben, d. h., es war insgesamt sechs Wochen hintereinander trocken (!), und das Bett ist dann plötzlich einmal nass, dann bewahren Sie bitte Ruhe. Gelassenheit ist angesagt, damit Ihr Kind nicht in Panik gerät.
Vielleicht mag Ihr Kind nochmals einen Robbi oder eine Blume oder eine selbst entworfene Figur (je nach Jahreszeit einen Clown, ein Osternest oder einen Tannenbaum mit bunten Kugeln) anmalen.

Nässt Ihr Kind innerhalb einer Woche zweimal oder häufiger ein, dann sollten Sie nochmals eine Stunde einschieben, in der Sie mit Ihrem Kind den neunzehnten Schritt lesen.

Wichtig ist, dass Sie Ihrem Kind Mut machen

Und wo sollen Sie den Mut hernehmen? Aus der Mitteilung, dass von meinen Patienten zwar etwa 50 Prozent einen Rückfall erleben, diese aber in über 90 Prozent der Fälle nach einmaliger kurzer Nachbehandlung (in der Regel ein bis drei Stunden) endgültig trocken bleiben.

Achtzehnter Schritt

Wenn wir an dieser Stelle angekommen sind, kommen meine kleinen Patienten fast nur noch zu mir, um sich ein ganz großes Lob für ihren tollen Erfolg abzuholen und mir zu erzählen, wie sehr sie sich auf den nächsten Ausflug mit Übernachtung in einer Jugendherberge freuen.

Wir sind schon weit gegangen

Du hast das meiste schon geschafft, und wenn du mir deinen Monats-Robbi zeigst, sind sicher nur noch ganz wenige Schuppen schwarz. Bald wirst du es geschafft haben, und dann gehört dein Problem der Vergangenheit an.

Du musst wissen, dass in der Zeit, die wir brauchen, um bis zum achtzehnten Schritt dieses Programms zu gelangen, mehr als 18 Wochen vergangen sind. Du hast vielleicht auch irgendwann eine Woche oder ein paar Wiederholungswochen eingeschoben, bevor ihr weitergelesen habt. Und jetzt bist auch du so weit, dass du dir schon den Monats-Robbi angesehen hast. Oder hast du gar schon mit ihm begonnen? Das wäre ja großartig!

Trau dir ruhig etwas zu

Wer so lange trocken durchschlafen kann, der kann sicher schon längst bei Freunden übernachten, wenn er will! Und im nächsten Urlaub braucht Mutti für dich nicht mehr Wäsche mitzunehmen als für deine Geschwister, denn dein Problem wird nicht mehr existieren, auch wenn du jetzt plötzlich erleben solltest, dass dein Bett irgendwann einmal oder mehrmals nass sein sollte. Erinnerst du dich noch, dass ich diese Möglichkeit schon als »gar nicht schrecklich schlimm« angekündigt hatte?

Sollte das also geschehen, dann lest bitte den nächsten Schritt, den ich für solche Fälle als neunzehnten Schritt anfüge.

Du warst großartig

Jetzt soll aber auch für dich die Spielzeit beginnen, denn du hast all die Wochen mutig mitgearbeitet. Du bist prächtig!

Falls dein Monats-Robbi gleich beim ersten Versuch ganz bunt wird und du auch danach nur ganz selten einmal ein nasses Bett hast, brauchst du mich nicht mehr. Dieses ganz, ganz seltene Einnässen wird in den nächsten Monaten verschwinden. Deshalb sage ich dir schon heute tschüs und vergiss nicht:

> Wann immer du ein Problem hast, versuch es zu lösen. Meistens wirst du es schaffen, wenn du es nur ganz ernst willst und du an dich glaubst!

Einmal hast du uns ja schon bewiesen, wie viel du schaffen kannst! Ihr habt euch wirklich angestrengt, habt durchgehalten und habt gewonnen! Jetzt hast du die Erfüllung deines großen Abschlusswunsches aber richtig verdient.

Viel Freude dabei wünscht dir deine Frau Doktor.

Du hast es nun endgültig geschafft, du schläfst trocken durch. Deine Mäxe haben gelernt, zuverlässig ihren Dienst zu tun, und du kannst dich in Zukunft auf sie verlassen. Du siehst also, dass sich jedes Problem lösen lässt.

Neunzehnter Schritt

Du hattest so lange morgens immer ein trockenes Bett, und nun ist es in einer Woche vielleicht schon zum zweiten oder dritten Mal nass!

Alles halb so schlimm

Das, was dir passiert ist, ist keine Katastrophe, sondern etwas ganz Normales, das vielen Kindern passiert. Denk einmal nach: Ich hatte angekündigt, dass so etwas passieren kann und gar nicht furchtbar schlimm ist. Warum habe ich das wohl getan? Weil ich bei meinen kleinen Patienten oft erlebe, dass sie ganz traurig sind, wenn es ihnen passiert. Habe ich ihnen aber rechtzeitig gesagt, dass für mich so ein Rückfall ein harmloses Donnergrollen nach einem großen Gewitter ist und nicht das Aufziehen eines neuen Gewitters bedeutet, dann kommen sie zu mir mit einem verschmitzten Grinsen und sagen: »Ich glaube, bei mir hat es doch noch einmal etwas gedonnert.«

Ich sehe ihren Mut und ihre Zuversicht und kann mit ihnen über diese kleine Panne ein wenig lachen. Dann überlegen wir gemeinsam, was wir wohl noch einmal üben und extra beachten wollen. Meist bleibt das Kind dann bald für immer trocken.

Wie war das damals?

Kannst du dich noch erinnern, wie es war, als du gerade gelernt hattest, Fahrrad zu fahren? Bist du nach dem tollen Tag, an dem du richtig lange ohne Stützräder oder ohne gehalten zu werden gefahren bist, nie mehr umgekippt? Doch, nicht wahr?! Am Anfang bist du vielleicht sogar ziemlich oft gestürzt. Und doch hast du dein Fahrrad nicht in den Keller gestellt und gedacht »Ich schaffe es nie«, oder?

Ein Rückfall ist nur vorübergehend, denn du und deine Mäxe, ihr habt nicht verlernt, was ihr in den vergangenen Monaten so gut eingeübt und so zuverlässig gezeigt habt.

Einfach nicht lockerlassen

Was hast du damals gemacht? Du warst ganz zuversichtlich und hast gedacht: »Ich kann Fahrrad fahren, ich muss nur noch etwas sicherer werden.« Und dann hast du ganz oft dein Fahrrad genommen und hast geübt. Manchmal hattest du vielleicht einen schlimmen Sturz mit ziemlich blutigen Knien zu verkraften.

Und was ist heute? Du setzt dich auf dein Rad und fährst einfach los. Du bist ganz sicher, dass du das kannst. Und wenn du nicht gerade irgendwelche Kunststücke mit dem Fahrrad ausprobierst, wirst du wahrscheinlich gar nicht mehr oder nur sehr, sehr selten umkippen. Und das ist für dich normal! Ebenso normal ist es auch, wenn du jetzt am Anfang noch irgendwann ein oder zwei nasse Nächte erlebst. Dann hast du nicht alles verlernt, sondern du brauchst noch ein bisschen mehr Sicherheit.

Was dir besonders geholfen hat

Am besten legt ihr, Mutti und du, noch einmal eine gemütliche Stunde ein, in der ihr zusammen überlegt, was dir bei unserem Training besonders gut geholfen hat.

War es:

● Abends sich ganz fest vornehmen, die Blase fest zuzuhalten?
● Mit dem autogenen Training und einem tollen Reim richtig zuversichtlich werden und am nächsten Morgen erleben, dass du es geschafft hast?

- Noch einmal ernst mit den Mäxen reden?
- Einen besonderen, kleinen(!) Wunsch erfüllt zu bekommen?
- Oder etwas anderes?

Ihr werdet das sicher besser wissen als ich! Geduld ist auf jeden Fall eine gute Hilfe. Versuch es. Du wirst sehen, es klappt bei dir genauso gut, wie es bei meinen kleinen Patienten bisher immer geklappt hat. Und wenn ich die Kinder dann später wieder sehe – sie wohnen ja oft in meiner Stadt –, dann reden wir über vieles miteinander, aber nicht mehr über das »Pipi-ins-Bett-machen«-Problem, denn das ist dann schon so lange her, dass es beinahe nicht mehr wahr ist.

Das sagt dir deine Frau Doktor.

Schlussbetrachtung

Die Wochen, in denen Sie dieses Training mit Ihrem Kind bewältigt haben, waren sicher eine teils bereichernde, teils aber auch viel Kraft und Geduld fordernde Zeit. Sie haben beide bewiesen, dass Sie mit einem festen Ziel vor Augen einen »nicht immer leichten Weg«, wie ich ihn zu Beginn dieser Anleitung nannte, zu gehen bereit waren, und Sie haben Ihren Lohn dafür erhalten.

Die ganze Familie profitiert

Von den Familien meiner kleinen Patienten höre ich, dass sie als Belohnung für dieses lange Bemühen nicht nur das Trockenwerden des Kindes, sondern auch das positiv veränderte Familienklima empfinden. Der Einzelne in der Familie wird besser wahrgenommen, man erzählt sich mehr und hört gern zu.

Die Familie meines kleinen Patienten Richard erfreute mich bei einem Telefongespräch nach Abschluss des Trainings, das weitgehend ohne meine direkte Hilfe durchgeführt worden war, mit der Mitteilung: »Wir haben uns so sehr an die wöchentlichen Spielzeiten gewöhnt, dass wir sie nicht mehr missen mögen. Deshalb haben wir den Mittwochnachmittag nun zum Familientag gemacht, an dem wir Eltern mit unseren beiden Kindern eine Spiel- und Spaßzeit genießen und für andere Leute möglichst nicht erreichbar sein wollen.«

Was für eine prächtige Familie!

Durch dieses Übungsprogramm haben Sie nicht nur mit einer bewundernswerten gemeinsamen Anstrengung das Bettnässen Ihres Kindes endgültig in die Vergangenheit verwiesen, sondern auch, und da bin ich mir ziemlich sicher, die ein oder andere Erfahrung im familiären Zusammenleben gemacht, die Ihnen vielleicht noch manches Mal zugute kommen wird.

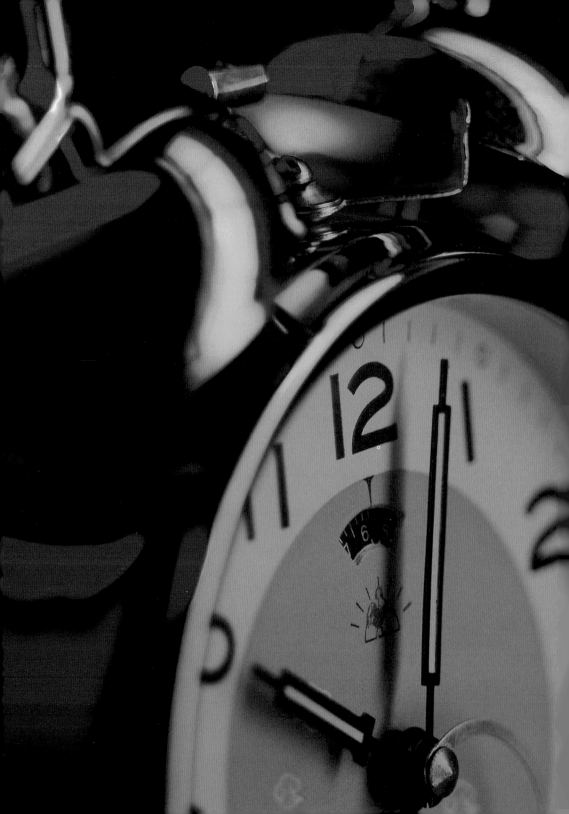

WEITERFÜHRUNG MIT WECKGERÄT

Sie haben das vorhergehende Kapitel übersprungen und wollen mit Hilfe der folgenden Anleitungen und einem Weckgerät weitere Schritte in Richtung eines ganzen und dauerhaften Erfolgs gehen. Selbst wenn Sie und Ihr Kind schon Erfahrungen mit einem Weckgerät gemacht haben und diese nicht sehr positiv waren, möchte ich Sie bitten, es noch einmal zu versuchen. Halten Sie sich, was die technische Handhabung anbelangt, bitte genau an die Anleitung, die dem Weckgerät beiliegt, und vertrauen Sie diesem Übungsprogramm. Der Erfolg wird sich einstellen!

Ihr Kind gehört zu der Hälfte meiner kleinen Patienten, die die Hilfe eines Weckgeräts in Anspruch nehmen, um ihr Einnässproblem loszuwerden. Dieser Weg ist nicht besser oder schlechter als der ohne Klingelgerät, und er führt ebenso ans Ziel.

Die zweite Stufe

Sie sind meinem Rat gefolgt und haben für Ihr Kind eine Klingelhose® besorgt. Sie sollen wissen, dass etwa 50 Prozent der Kinder, mit denen ich an diesem Problem arbeite, den Weckapparat als Hilfe zum Erfolg brauchen. Die im Handel angebotenen Geräte arbeiten alle nach dem gleichen Prinzip (eine Erläuterung finden Sie auf Seite 88) und sind für den Patienten ungefährlich.

Anleitung zum elften Schritt

Warum eine Klingelhose®?

Ich rate meinen Patienten zur Anschaffung einer STERO Enurex® Klingelhose® aus folgenden Gründen: Bei der Klingelhose® wird das Kontaktläppchen direkt vor der Harnröhre in der Unterhose fixiert – schon eine kleine Urinmenge löst den Klingelton aus. Liegt das Kind auf einer Klingelmatte, so wird der Klingelton in der Regel erst nach

Austritt einer größeren Urinmenge ausgelöst, da die Nachtwäsche und das Betttuch feucht werden müssen, bevor der Urin die Drähte in der Klingelmatte erreicht, um hier das Schließen des Stromkreises zu bewirken. Außerdem schlafen viele Kinder sehr unruhig, so dass es vorkommen kann, dass das Kind beim nächtlichen Einnässen gar nicht mehr auf der Matte liegt. Bei Jungen wird beim Einnässen häufig das Oberbett zuerst befeuchtet. Der Klingelton des Mattengerätes ertönt dann erst, wenn die Blase bereits weitgehend geleert ist. Es ist aber wünschenswert, dass das Kind beim Erwachen noch eine möglichst gefüllte Blase hat und diese wahrnehmen kann.

Keinesfalls soll der Abschalter des Klingelgeräts in Reichweite neben dem Bett liegen, weil dann die Gefahr besteht, dass der lästige Ton von Ihrem Kind im Halbschlaf abgestellt wird und es einfach weiterschläft.

Der Klingelton weckt das Kind

Bei der Klingelhose® wird die Klingel nah am Ohr auf der Schulter getragen. Sie dürfte vielleicht schneller zum Erwachen führen, als wenn das Klingelkästchen auf dem Boden vor dem Bett steht.
Gelegentlich wird berichtet, dass ein Patient die auf der Schulter getragene Klingel unterbewusst im Halbschlaf abgestellt habe, nicht aufgestanden sei und in den folgenden Nachtstunden noch mehrmals eingenässt habe, ohne dass nun die Klingel erneut läuten konnte, da sie ja abgestellt blieb. Ich habe von den Eltern meiner Patienten nie Berichte über solches Handeln bekommen. Es erscheint mir auch äußerst unwahrscheinlich, dass ein Kind die Klingel nachts ohne die zum Gerät gehörende Kappe abstellen wird. Die Kappe aber soll immer im Badezimmer an einer festgelegten Stelle bleiben, damit das Kind sie sicher findet und möglichst bald allein zurechtkommen kann. Auch wenn Sie als Mutter vom Klingeln wach geworden und mit Ihrem Kind ins Bad gegangen sind, sollten Sie möglichst wenig helfen. Reden Sie lobend mit dem Sohn oder der Tochter, aber lassen Sie das Kind allein alle notwendigen Schritte tun.

Fehlalarm möglich

Bei allen Geräten kann durch starkes Schwitzen ein Fehlalarm ausgelöst werden. Meine Erfahrung geht dahin, dass dies bei der Klingelmatte häufiger geschieht (Schweiß des Rückens). Eltern berichten, dass sich das Problem des Fehlalarms durch Schwitzen recht gut durch Einlegen von einem halbierten und verdünnten Papiertaschentuch auf das Kontaktläppchen beheben lässt. Auch hier ist die Klingelhose® vorteilhafter, da sich ein ganz dünnes Vlies besser auf das Kontaktläppchen als auf die Matte legen lässt, weil der Stoff auf der Matte beim unruhig schlafenden Kind nicht liegen bleibt.

Ältere Kinder und junge Erwachsene mögen allerdings gelegentlich lieber die Matte als die Hose beim Training.

Die Klingelhose® kennen lernen

In der ersten Lektion mit Weckapparat soll sich Ihr Kind mit dem Gerät vertraut machen. Überlegen Sie gemeinsam, wo die Abschaltkappe und das Ersatzläppchen immer liegen sollen. Lassen Sie Ihr Kind das Abstellen der Klingel und das Auswechseln des Läppchens allein durchführen. Üben Sie es mit ihm, bevor das Kind nachts das Gerät trägt.

Sie sollten sich für das regelmäßige Protokollführen (siehe Protokollbogen im Anleitungsheft des Geräts!) verantwortlich fühlen, Ihr Kind soll auch weiterhin einen Robbi anmalen.

Wenn Sie schlechte Erfahrungen gemacht haben

Ich erlebe bei meinen Patienten immer wieder, dass auch die Familien, die nach einem misslungenen Versuch mit der Klingelhose® dem erneuten Einsatz dieses Gerätes mehr als skeptisch gegenüberstehen, nach recht kurzer Zeit voller Zuversicht mitarbeiten. Sicher denken Sie jetzt: »Und wie kommt das?« Meine Erklärung lautet: Mit einer Mut machenden Anleitung werden die kleinen Erfolgsschritte des Kindes, die beim ersten Versuch übersehen wurden, wahrgenommen. Und viele kleine Erfolgsschritte führen zum großen Erfolg!

Elfter Schritt

Bist du neugierig, was Mutti mit Hilfe deines Arztes besorgt hat? Es ist ein Weckapparat, den die meisten Leute »Klingelhose« nennen, obwohl es gar keine Hose ist. Du brauchst nämlich noch drei von deinen Unterhosen, damit aus dem Gerät eine richtige Klingelhose werden kann. Vielleicht hast du Unterhosen, die dir schon fast zu klein sind. Für eine Klingelhose sind sie richtig, denn sie sollen an deinem Körper eng anliegen.

Falls Ihr Kind nachts häufiger einnässt, kann das Klingelgerät auch schwerpunktmäßig in der Nachthälfte eingesetzt werden, während der das Einnässen üblicherweise geschieht. So bleibt wenigstens ein Teil der Nacht ohne Störung durch den Klingelton.

151

Dein Klingelgerät

Schau dir deinen neuen »Helfer« genau an und lass ihn dir von Mutti erklären. Sie zeigt dir, wie du deine Klingelhose® anziehst und wie sie funktioniert.

Wenn dein Gerät schon da ist, habt ihr in dem Päckchen eine Anleitung mit Protokollblättern gefunden. In der Anleitung steht genau beschrieben, wie du die Klingelhose anziehen sollst. Schau es dir einmal an.

Das Gerät besteht aus einem kleinen Kasten, in dem eine Batterie und eine Klingel untergebracht sind. Die eingeschaltete Klingel läutet, wenn ein ganz geringer Strom von der Batterie über dünne Drähte ohne Unterbrechung zu der Klingel fließt.

Schau dir einmal die Gurte und die Kontaktläppchen an. Am besten hältst du sie gegen das Licht. Du erkennst im Gurt versteckt die feinen Drähtchen. In dem Läppchen, das du mit einem Klettband in deine Unterhose kleben kannst, liegen die Drähte zwar sehr dicht beieinander, aber sie berühren sich nicht. Deshalb fließt kein Strom, und die Klingel läutet nicht, auch wenn sie angestellt ist. Wenn du aber einen Tropfen Wasser auf das Läppchen zwischen die Drähte gibst, schließt sich der Stromkreis, und es klingelt.

Und warum ist dieses Gerät nun nicht gefährlich? Weil es nicht mit dem Strom, der aus einer Steckdose kommt, sondern über eine kleine Batterie betrieben wird und dieser Batteriestrom ebenso ungefährlich für dich ist wie der aus deiner Batteriearmbanduhr oder aus deinen Spielzeugen.

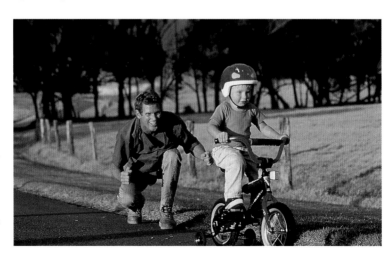

Mit der Klingelhose ist es ähnlich wie mit einem Fahrrad. Man muss sich erst daran gewöhnen, erst ein bisschen üben, aber sie ist ein ganz nützlicher und toller »Helfer«.

152

Die Klingel abstellen

Mit einer Schaltkappe, die du über das Kästchen stülpst, kannst du die Klingel abstellen. Nachts aber soll das Gerät eingeschaltet sein. Also muss die grüne Kappe entfernt werden. Am besten legst du sie im Badezimmer immer an die gleiche Stelle. Dann findest du sie schnell, wenn dein Gerät läutet und du zur Toilette gehst.

So wird die Klingelhose angezogen

In deinen Unterhosen kannst du abends und nachts ganz einfach ein trockenes Läppchen mit den Klettstreifen befestigen oder, wenn die Hose eng sitzt, auch nur einlegen. Aber achte bitte darauf, dass das Läppchen genau dort ist, wo das Pipi aus deinem Körper kommt, also vor dem Harnröhrenausgang.

Das Kästchen mit der Klingel und der Batterie kommt auf deine linke Schulter, und die Gurte machst du an deiner Hose mit Klips fest. So, nun legst du dir noch ein trockenes Kontaktläppchen und eine Hose ins Badezimmer neben die Abstellkappe, und dann gehst du abends ins Bett, nimmst dir fest vor, das Klingeln hören zu wollen, und wartest einmal ab, was bei dir passieren wird.

Was alles geschehen kann

Das Läppchen in der Klingelhose ist ein toller Feuchtigkeitsfühler, der richtig Alarm schlagen wird, wenn Pipi aus deiner Blase über die Harnröhre aus deinem Körper herausläuft. Und was wird dann passieren? Folgende Möglichkeiten gibt es.

Erste Möglichkeit

Du schläfst ganz, ganz fest, und deine Mäxe schlafen ebenfalls fest. Deine Blase füllt sich, und keiner merkt es. Also läuft das Pipi aus der Blase und kommt auf das Läppchen. Sofort fängt die Klingel an zu läuten. Wenn deine Mäxe noch richtige Schlafsäcke sind und du auch sehr fest schläfst, kann es sein, dass du die Klingel nicht hörst und weiterschläfst. Mutti wird sie dann hören. Sie kommt und weckt dich. Dann gehst du zur Toilette und stellst die Klingel ab. Danach versuchst du, ob du noch etwas Pipi machen kannst. Prima, wenn es geht, wenn nicht, dann ist deine Blase wohl schon ganz leer, weil viel ins Bett gelaufen ist. Das macht nichts, wir fangen doch erst an zu üben!

Probier die Hose ruhig ein paar Mal an und lass dir zeigen, wie die Kontaktläppchen eingelegt werden. Das kannst du bestimmt bald selber übernehmen.

Du wirst sehen, dass sich mit der Klingelhose® bald einiges ändert. Sie gibt Alarm, sobald du in der Nacht dein Bett nass machst, und hilft dir, sofort aufzuwachen.

Du ziehst jetzt eine trockene Hose mit trockenem Läppchen an, stellst dein Gerät wieder an (Kappe abnehmen) und gehst in dein frisch gemachtes Bett. Nimm dir ganz fest vor, dass du die Klingel hören willst, falls sie wieder läutet.

Irgendwann in den nächsten Tagen wirst du merken, dass deine Mäxe immer schneller aufwachen, wenn es klingelt, und sie dich dann schnell wecken, so dass du bald nur noch wenig Pipi ins Bett machen wirst.

Zweite Möglichkeit

Du schläfst zwar noch ganz fest und hörst die Klingel nicht, aber deine Mäxe haben nur ein bisschen gedöst und sind ganz heftig zusammengefahren, als die Klingel losging. Dann hast du diese Kerle in den vergangenen Wochen schon ganz gut erzogen. Sie haben dich »mittelschnell« geweckt, und du hast nur ein wenig Pipi ins Bett gemacht. Geh schnell zur Toilette, stell die Klingel ab und mach deine Blase ganz leer.

Wechsle dann das Läppchen oder die ganze Hose aus, stell die Klingel wieder an und geh ins Bett. Du darfst stolz auf dich sein, denn es ist toll, dass du einen Teil des Urins festgehalten hast!

Dritte Möglichkeit

Ganz selten erleben wir, dass ein Kind schon in der ersten Woche, in der es mit der Klingelhose als »Helfer« schläft, einmal oder mehrmals beim Klingeln des Gerätes sofort wach wird und gleich aufhört, Pipi zu machen. Das ist wirklich großartig, dann haben Max I und Max II schon ziemlich gut aufgepasst und dir geholfen, wach zu werden, so dass nur das Läppchen ein wenig, nicht aber die Hose, und auch nicht das Bett nass geworden sind.

Aufschreiben, was geschehen ist

Am Ende der Bedienungsanleitung für dein Gerät findest du ganz viele Protokollblätter. Ab heute sollt ihr dort täglich eintragen, wie es bei dir gelaufen ist: ob und wann das Gerät geklingelt hat, was nass war, wer dich geweckt hat oder ob es eine Supernacht war. Für diese Eintragungen ist Mutti verantwortlich. Du malst weiter deinen Robbi an, ja?

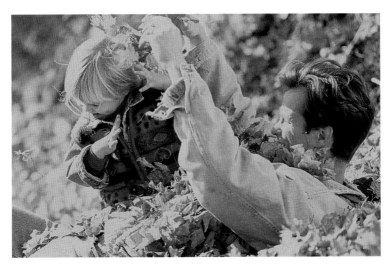

Bunte Schuppen sind ein Grund zur Freude für alle, und sicher freut sich auch Vati mit dir und nimmt sich extra Zeit für dich.

Dein Robbi freut sich mit dir

Da ich finde, dass es schon etwas Besonderes ist, wenn du die Klingel schnell gehört hast und allein aufgewacht bist, denke ich, du solltest die Robbi-Schuppe an einem solchen Morgen nicht einfach schwarz anmalen. Ganz bunt kannst du sie natürlich noch nicht malen, denn ein wenig Pipi ist aus deiner Blase ausgetreten. Sonst hätte das Gerät ja nicht geklingelt. Ich schlage meinen Patienten immer vor, in die Mitte der Schuppen einen bunten Punkt zu malen und den Rest schwarz anzumalen. Dann sehe ich sofort, ob das Kind gelegentlich von alleine wach geworden ist.

Vierte Möglichkeit

Ganz selten wacht ein kleiner Patient in einer Nacht allein auf, ohne dass das Gerät geklingelt hat. Mag sein, dass er/sie gespürt hat, dass die Blase voll ist, und deshalb wach geworden ist. Vielleicht ist das Kind aber auch aus einem anderen Grund aufgewacht. Wenn es sich nun erinnert, dass es immer gut ist, die Blase ganz leer zu machen, bevor es wieder einschläft, wird es vielleicht aufstehen und zur Toilette gehen, auch wenn es noch gar nicht dringend Pipi machen muss. Dann könnte es sein, dass das Kind am Morgen die große Freude erlebt, eine ganze Nacht trocken gewesen zu sein.

Je nachdem, wie gut du und deine Mäxe auf die Klingelhose® ansprechen, wacht ihr vielleicht sehr schnell auf – so schnell, dass manchmal nur ganz wenig Pipi ins Bett geht.

Aber glaub mir, das erleben wir auch nur sehr selten. Es macht auch nichts, wenn du nicht so schnell eine trockene Nacht erlebst, denn du weißt ja, ich habe ganz viel Geduld. Ich weiß, auch für dich wird eine solche große Freude ganz bestimmt kommen.

So, nun soll deine Spielzeit beginnen. Ganz neugierig wartet auf die nächste Stunde mit dir deine Frau Doktor.

Anleitung zum zwölften Schritt

Nun, wie ist es Ihnen ergangen? Viele Eltern befürchten, dass durch das Läuten der Klingel die ganze Familie wach wird. Meist ist dies aber nicht der Fall. Selbst wenn mehrere Geschwister in einem Zimmer schlafen, kommt es häufig vor, dass nur die Mutter und das betreffende Kind wach werden. Die Geschwister werden gar nicht oder nach einigen Tagen nicht mehr durch die Klingel geweckt. Sollte das Gerät in Ihrer Familie die übrigen Mitglieder stören, so sollten Sie für eine kurze Zeit die Schlafplätze tauschen. Es empfiehlt sich, dass das Kind in seinem Bett bleibt, jedenfalls nicht ins Elternschlafzimmer umzieht, denn Sie könnten später ein trocken durchschlafendes Kind haben, das nicht mehr im eigenen Bett schlafen will!

Spätestens nach einer kurzen Gewöhnungszeit fühlen sich erfahrungsgemäß die unbeteiligten Familienmitglieder durch den Klingelton nicht mehr gestört.

Das Protokoll schafft Übersicht

Das Weckgerät zeigt Ihnen genau an, wie häufig Ihr Kind in einer Nacht einnässt. Mit dem täglichen Protokoll können Sie schon sehr bald feststellen, ob die Häufigkeit des Einnässens pro Nacht abnimmt oder ob sich die Urinmenge, die Ihr Kind ins Bett macht, verändert oder ob vielleicht Ihr Kind schon hin und wieder vom Klingeln geweckt wird.

Schauen Sie bitte genau hin, und notieren Sie, was bei jedem Anspringen der Klingel nass ist:

L = Läppchen   H = Hose   B = Bett

Was die Klingelhose® bewirken kann

Das erste Ziel sollte es sein, dass Ihr Kind durch den Klingelton wach wird bzw. das Wasserlassen unterbricht. Letzteres kann auch eintreten, wenn das Kind durch die Klingel noch nicht geweckt wird.

156

Die Erfahrung zeigt, dass häufiges Wasserlassen in einer Nacht bei Anwendung des Klingelgeräts schnell aufhört. Die Strapazen der ersten Nächte werden Sie also nicht lange auf sich nehmen müssen!

Wenn nachts die Klingel ertönt

Bitte achten Sie stets darauf, dass Ihr Kind nach dem Abstellen der Klingel
- Auf die Toilette geht und seine Blase richtig entleert
- Die Klingel wieder anstellt, indem es die Kappe von dem Kästchen entfernt und *an den besprochenen Platz* legt

---

Wird Ihr Kind durch den Klingelton geweckt, muss es genau wissen, was es zu tun hat. Es muss sich ein Automatismus entwickeln, der vom Aufstehen über das Zur-Toilette-Gehen bis zum Wechseln des Kontaktläppchens und dem Wiederanstellen der Klingel reibungslos klappt.

Ich werde im folgenden Text davon ausgehen, dass das Kind vielleicht in den ersten Wochen unseres Trainings beim Streifen-Robbi hin und wieder einen Abschnitt bunt anmalen konnte, aber bisher noch nie oder fast nie eine ganze Nacht trocken geblieben ist. War Ihr Kind schon erfolgreicher, so wird es sich besonders gut fühlen.
Suchen Sie nach kleinen Erfolgen, zeigen Sie sie Ihrem Kind, und freuen Sie sich gemeinsam darüber!

Zwölfter Schritt

Ahnst du schon, dass deine Klingelhose nicht ein ganz doofes Ding, sondern ein richtig toller »Helfer« auf unserem Weg zu deinem Erfolg ist? Weißt du, dass bei meinen kleinen Patienten die Muttis manchmal in das Protokollblatt in die Spalte »ist allein aufgewacht« nicht ein Kreuz, sondern ein lachendes Gesicht malen? Dann darf ich raten, wie viel Smileys mein kleiner Patient schon hat. Smileys machen uns allen Freude, denn Smileys sind Erfolge!

Du und deine Mäxe

Du weißt doch noch: Bevor du aufwachst, müssen deine Mäxe wach sein. Deine Klingelhose wird dir helfen, diese beiden Burschen zu erziehen. Auf der nächsten Seite siehst du noch einmal, wie es nachts nicht sein soll!

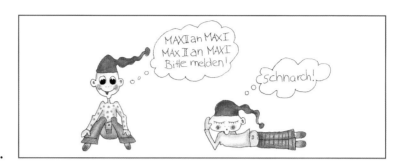

Nicht so …

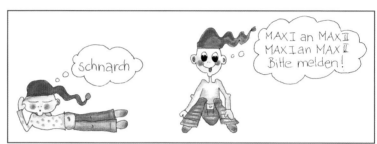

Nicht so …

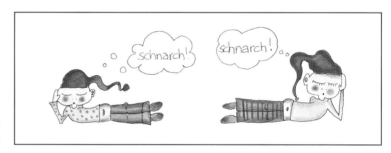

Und schon gar
nicht so!

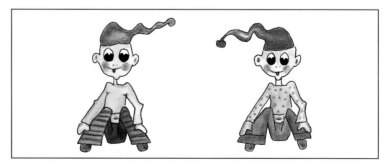

Sondern nachts
so!

Wenn du schon einmal beim Klingeln alleine aufgewacht bist, können in dieser Nacht nicht beide Mäxe geschlafen haben. Entweder hat einer ein bisschen gedöst, und der andere hat ihn geweckt, oder beide haben gut aufgepasst. Auf jeden Fall haben sie versucht, dich zu wecken, als die Klingel losging, und du bist wirklich schon einmal aufgewacht.

Nimm dir ganz fest vor, dass du immer schneller aufwachen willst, wenn jemand (Max I oder Mutti) dich wecken will.

Die Klingelhose macht die Mäxe munter

Ihr könnt nun sogar feststellen, wie es bei dir war: Wenn du allein wach geworden bist, und es waren nur die Hose und das Läppchen oder gar nur das Läppchen nass, dann waren Max I und Max II wach und haben dich ganz schnell geweckt. Du hast dann sofort deine Blase fest zugehalten, und das finde ich ganz prima! Sicher konntest du dann auf der Toilette noch viel Pipi machen. Vielleicht hast du danach sogar trocken bis zum Morgen geschlafen. Das wäre eine wirklich großartige Leistung! War es nicht so, dann ist das auch nicht schlimm, denn du hast den »Helfer« Klingelhose doch gerade erst bekommen, und es braucht ein bisschen Zeit, mit ihm umgehen zu können. Mit diesem »Helfer« wollen wir weiter üben.

> Du weißt doch noch: Üben heißt, es immer wieder zu versuchen und zu wissen, dass es einmal klappen wird!

Das sagt dir noch einmal deine Frau Doktor.

Anleitung zum dreizehnten Schritt

Bitte schauen Sie sich die Protokolle einmal genau an, die Sie in den beiden Wochen, in denen Ihr Kind das Klingelgerät getragen hat, geführt haben.
Wie häufig pro Nacht ist die Klingel angegangen? Hat die Anzahl der Urinentleerungen in den letzten Tagen abgenommen? War immer auch das Bett nass, oder gab es Nächte, in denen nur das Läppchen und die Hose nass wurden? Das wäre ein Tag, ohne die Bettwäsche wechseln zu müssen!

159

Die Erfolge erkennen

Wenn Sie diese Punkte durchgehen und dabei kleine Erfolge feststellen, so sollten Sie diese Erfolge in der Stunde mit Ihren Kind lobend hervorheben. Lassen sich solche Erfolge aber nicht finden, dann braucht Ihr Kind auf seinem Weg eine kleine Veränderung im Programm.

Was das Protokoll sagt

Wir wollen noch einmal zu Ihrem Protokoll zurückkehren:
Nässt Ihr Kind nur einmal pro Nacht ein, wird aber nie allein wach? Nässt Ihr Kind zwar mehrmals pro Nacht ein, doch liegen alle Blasenentleerungen entweder immer vor oder immer nach Mitternacht? Oder nässt Ihr Kind in jeder Nacht mehrmals ein, und die Zeiten des Einnässens sind ganz unterschiedlich von Nacht zu Nacht?

Ein spezieller Streifen-Robbi

Damit in dieser Frühphase der Anwendung der Klingelhose® Ihr Kind auf jeden Fall ein paar Erfolgserlebnisse hat, kann ein spezieller Streifen-Robbi benutzt werden, der die Nacht in verschiedene Abschnitte aufteilt und damit auch ziemlich sicher mehrere bunte Felder bereithält.

Weil Ihr Kind Erfolgserlebnisse braucht, werden wir für kurze Zeit zum Streifen-Robbi zurückkehren, um die kleinen Erfolgsschritte, die Ihr Kind jetzt macht, sichtbar zu machen. Bitte teilen Sie einen Nachtstreifen in kleine Stücke. Je häufiger Ihr Kind einnässt, desto mehr kleine Stücke sollen aus einem Streifen gemacht werden.

Beispiel: Ihr Kind nässt drei- bis viermal in einer Nacht ein. Dann ziehen Sie bitte noch längs zwei Striche in den Bauch und zwei in den Rücken von Robbi (siehe Anhang Seite 220). Somit ist jeder Nachtstreifen in sechs Teilstücke unterteilt. Jedes Teilstück kann dann für zwei Stunden der Zeit von 20 bis 8 Uhr gelten. Da im Bereich des hinteren Teils des Fisches die Abschnitte zu klein würden, benutzen Sie diesen Streifen-Robbi weniger als 14 Tage.

Bunte Felder schaffen Motivation

Da Sie im Klingelhosenprotokoll die Zeit des Einnässens festhalten, können Sie am Morgen Ihrem Kind genau sagen, wie es die einzelnen Zweistundenabschnitte der Nacht anmalen darf. Erscheint Ihnen das als kaum zumutbar, weil es zu viel Arbeit macht? Es ist Arbeit! Aber Sie werden nicht lange auf dieser Stufe bleiben. Ich schlage es vor, weil Ihr Kind Ermutigung braucht, um nicht aufzugeben. Es soll erleben, dass es etwas bunt anmalen darf. Es sieht, dass die Anzahl der bunten Teile wächst. Meist macht es ihm sogar richtig Freude, wenn es Muttis Protokoll möglichst allein in sein »Robbi-Protokoll« umsetzen kann. Oft nimmt die Häufigkeit des Einnässens pro Nacht sehr schnell ab. Der nächste Streifen-Robbi bekommt dann nur noch je einen Strich auf den Bauch und den Rücken (siehe Anhang Seite 218). Die Teilstücke gelten dann für je drei Nachtstunden. Zeigen Sie Ihrem Kind, dass das nun viel größere Stücke sind.

Nässt das Kind nur noch einmal pro Nacht ein, so werden Sie den ursprünglichen Streifen-Robbi unverändert benutzen. Das Bauchstück gilt dann für die Stunden vor Mitternacht und der obere Abschnitt für die Zeit nach Mitternacht.

Dreizehnter Schritt

Wie sieht dein Robbi aus?

Du weißt ja, dass ich immer verschiedene Möglichkeiten aufzählen muss, weil ich doch nicht sehen kann, wie dein Robbi aussieht. Du liest nun mit Mutti jeweils den ersten Satz der folgenden Punkte. Wenn er deinem Robbi entspricht, lest ihr direkt weiter. Sieht dein Robbi anders aus, dann lest ihr beim nächsten Punkt weiter.

Erste Möglichkeit

Dein Robbi hat nur schwarze Schuppen, und Mutti hat dich bisher immer geweckt. Und das ist in jeder Nacht mehrmals nötig gewesen. Du bist ziemlich enttäuscht und müde, denke ich. Es ist also höchste Zeit, dass ich mit einer Veränderung des Programmes für dich da bin. Aber zuerst muss ich dich loben, dass du bei so viel Enttäuschung noch mutig hier bist. Du bist echt stark, denn so schnell gibst du nicht auf!

Was wir verändern wollen, könnt ihr im nächsten Punkt nachlesen, denn für dich und diese Kinder habe ich denselben Vorschlag.

Zweite Möglichkeit

Dein Gerät hat in jeder Nacht mehrmals geklingelt, und du bist ein- oder zweimal allein wach geworden.

Seid ihr arg müde, Mutti und du? Es ist sicher sehr anstrengend, in jeder Nacht mehrmals aufzustehen. Ich weiß aber, dass das nicht lange so bleiben wird. Du wirst sicher bald lernen, das Pipi über viele Stunden festzuhalten, auch wenn es noch ein wenig dauern wird, bis du eine trockene Nacht erleben wirst.

Nun mein Vorschlag

Der spezielle Streifen-Robbi verschafft dir mehr Überblick über die Nacht. Du kannst jetzt besser sehen, wann dein Bett nass wird. Und du kannst die Streifenteile bunt bemalen, in denen es trocken geblieben ist. Du weißt ja: Bunte Farben bedeuten Erfolg!

Schau in den Anhang auf Seite 218 und 220. Dort findest du den Streifen-Robbi. Mutti hat ihn bestimmt zu Beginn unseres Trainings einige Male kopiert. Ich denke, wir sollten ihn noch einmal einsetzen – aber wir wollen ihn ein wenig verändern. Warum? Weil ich dir damit zeigen möchte, dass auch du schon erfolgreich bist.

Jeder Streifen gilt wieder für eine Nacht. Ihr sollt aber etwas verändern: Je nachdem, wie oft dein Weckgerät in einer Nacht meist anspringt, solltet ihr auf Robbis Bauch und Rücken noch ein oder zwei Striche zeichnen.

Nun hat ein Nachtstreifen entweder vier oder sechs Abschnitte. Habt ihr sechs Stücke eingeteilt, so gilt ein Stück immer für zwei Stunden; habt ihr vier Stücke aus einem Streifen gemacht, so gilt ein Stück für drei Stunden.

Wenn deine Klingel jetzt um 23.10 Uhr und um 4.20 Uhr läutet, kannst du an nächsten Morgen einen Teil des Bauchabschnittes und auch des Rückens bunt anmalen. Den Abschnitt, in dem deine Hose oder das Bett nass geworden ist, malst du schwarz an. Solltest du aber von allein wach geworden sein, so bekommt auch dieser Abschnitt einen kleinen bunten Teil/Punkt in der Mitte. Warte einmal ab, das wird ein besonders schöner Robbi!

Dritte Möglichkeit

Dein Gerät klingelt in der Regel nur einmal in der Nacht, und du wirst manchmal sogar schon von allein wach.

Weißt du, dass das eine ganz tolle Leistung ist? Du hast dein Gerät doch gerade erst zwei Wochen! Übe fleißig weiter. Nimm dir an jedem Abend fest vor, dass du beim Klingeln wach werden und das Pipi festhalten willst. Max I und Max II sollen dir dabei helfen.

Du brauchst nicht unbedingt eine Veränderung. Du benötigst nur etwas Zeit, um weiterzuüben. Übung macht den Meister! Aber wenn du doch etwas verändern möchtest, dann lies oben meinen Vorschlag. Vielleicht benutzt du gern noch eine kurze Zeit den Streifen-Robbi, weil er so toll deinen bisherigen Erfolg zeigt. Für dich sollte Robbi keinen Zusatzstrich bekommen, sondern der Bauchanteil für die Stunden vor Mitternacht und der Rücken für die Zeit nach Mitternacht gelten.

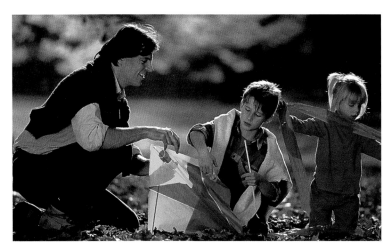

Lässt du gerne Drachen steigen? Bestimmt bastelt Vati mit dir einen ganz tollen Superdrachen, wenn du genügend Tokens gesammelt hast.

Wie schnell bist du aufgewacht?

Hast du vielleicht schon einmal eine Nacht erlebt, in der nur das Läppchen und die Hose – nicht aber das Bett – nass geworden sind? Das wäre ja prima! Wird nur das Läppchen nass, dann hältst du deine Blase sehr schnell zu, wenn das Läuten ertönt. Dann haben deine Mäxe schon recht gut aufgepasst, und du hast deinen Blasenschließmuskel schon gut trainiert. Und deshalb kannst du auch in den schwarzen Teil des Streifens einen bunten Punkt malen. Du bist schon ziemlich toll, mach weiter so!

Vierte Möglichkeit

Du hast schon einmal eine Nacht trocken durchgeschlafen. Deine Klingelhose konnte in dieser Nacht gar nicht läuten. Großartig!
Ganz selten klingelt es bei dir mehr als einmal in der Nacht.
Du solltest auch in der nächsten Woche den Robbi anmalen. Du kannst ihm ja, wenn du beim Klingeln allein aufgewacht bist und das Bett noch nicht nass war, einen besonders großen bunten Punkt in die schwarze Schuppe malen. Vielleicht hast du ja auch bis zur nächsten Woche schon zwei trockene Nächte erlebt?! Das wäre »Spitze«. War es vielleicht sogar ein Doppelpack oder ein Superwochenende?
Jetzt aber ist deine Spielzeit gekommen. Viel Spaß dabei wünscht dir deine Frau Doktor.

Wie auch immer dein Fisch aussieht: Er wird sich verändern, wird immer bunter werden, weil du es schaffen willst und auch schaffen wirst.

Anleitung zum vierzehnten Schritt

Haben Sie regelmäßig und ehrlich Protokoll geführt? Das ist ganz wichtig, denn nur anhand Ihres Protokolls können wir erkennen, wo Ihr Kind steht, und es bildet auch die Grundlage für die Entscheidung, wie wir uns weiter verhalten sollen.

> Jetzt müssen Sie es immer mehr in die Hand nehmen, selbständig zu entscheiden, welche der gegebenen Ratschläge für Sie und Ihr Kind wirklich brauchbar sind und welche Sie getrost weglassen können.

Sagen Sie Ihrem Kind ruhig ab und zu, dass Sie stolz auf seine Fortschritte sind und dass das Übungsprogramm aufgrund seiner guten Mitarbeit oft sogar Spaß macht, auch wenn es einen ernsten Hintergrund hat.

Wichtig ist, dass Sie immer etwas finden, was Ihnen beiden Spaß macht und Hoffnung bringt. Stecken Sie sich ein kleines Ziel, das näher liegt und leichter erreicht werden kann. Gelingt dies nicht gleich beim ersten Versuch, dann wird es eben noch einmal probiert! Oder Sie bauen eine andere kleine Veränderung ein. Sie werden das schon hinkriegen, denn Sie haben bisher wirklich schon viel geschafft; schließlich sind Sie bis hierher gekommen!

Erkennen Sie die Fortschritte

Je nach der bisherigen Häufigkeit des nächtlichen Einnässens kann es für Ihr Kind ein Riesenerfolg sein, wenn das Klingelgerät nachts nur einmal geläutet, oder das Kind das Wasserlassen beim Klingeln unterbrochen hat, auch wenn es noch nicht von allein richtig wach geworden ist. Meist kann es dann, wenn es zur Toilette geht, noch eine kleine Menge Urin entleeren und hat ein Lob verdient! Warum? Weil es nun, ohne einzunässen, eine deutlich größere Urinmenge als zu Anfang in seiner Blase speichert, wenn es mehrere Stunden schläft. Außerdem hält es die sich langsam füllende Blase über viele Stunden fest geschlossen.

Manchen Eltern fällt auf, dass das Kind nun auch am Tag seltener zur Toilette geht. Das alles sind Zeichen dafür, dass sich die Blasenkontrolle langsam entwickelt, dass also die Entwicklungsverzögerung, die unserem Problem zugrunde liegt, schrittweise aufgeholt wird. Und das können Sie Ihrem Kind erklären.

Was sich verändert hat

Sie können aber auch, um Ihrem Kind die Veränderung anschaulich darzustellen, es auffordern, am Tag oder am Morgen, wenn es zur Toilette gehen muss, in ein Glas zu urinieren. Da Sie ja zu Beginn unseres Trainings einige Tage über die ausgeschiedene Urinmenge Protokoll geführt haben, können Sie diese Werte mit den heutigen vergleichen. Vielleicht ist die Urinmenge nun sehr oft deutlich größer, als sie es zu Beginn unseres Trainings war. Es ist aber wichtig zu berücksichtigen, ob Sie sich zum jetzigen Zeitpunkt nicht gerade im Hochsommer befinden und die Urinmenge wegen des vermehrten Schwitzens kleiner ausfällt. Dann aber müsste der Urin konzentrierter, d. h. dunkler sein.

Vierzehnter Schritt

Es ist gar nicht wichtig, ob du gerade einen Robbi oder Streifen-Robbi anmalst. Wichtig ist nur, dass dein Fisch von Woche zu Woche langsam bunter wird und dir unser Programm Spaß macht. Du hast sicher schon einmal oder mehrmals einen Abschnitt oder eine Schuppe bunt anmalen können. Außerdem hast du ja die Flossen und das Gesicht deines Robbis, wenn du alle Streifen oder Schuppen angemalt hast, immer nach deinen Wünschen angemalt. Sie sehen bestimmt sehr schön aus, deine Fische!

Der Weg ist nicht mehr lang

So, nun wollen wir aber weiterarbeiten, denn ich glaube, du möchtest so schnell wie möglich ganz trocken werden, oder?

Ich will einmal annehmen, dass du mit dem Streifen-Robbi trainierst und dein letzter Robbi zwar schon einige bunte Streifenteile hat, du dir aber mehr wünschst.

Du weißt schon, dass du ein Ziel schneller erreichst, wenn du es genau kennst und es nicht sooo weit weg ist, dass du gar nicht daran glauben kannst, es zu erreichen.

Vielleicht erinnerst du dich daran, dass ihr einmal einen richtig langen Spaziergang gemacht habt und du unterwegs so müde warst, dass du nicht mehr weiterlaufen wolltest. Vielleicht warst du so sauer, dass

Überleg dir mal, was du schon alles geleistet hast. Wir haben das Programm vor etlichen Wochen gemeinsam begonnen, und du hast bist heute durchgehalten. Und du hast Erfolge zu verzeichnen, wenn du an die Situation ganz zu Anfang denkst. Ist das nicht ganz prima? Den Rest dieses Programms meisterst du auch!

du dich einfach ins Gras an den Weg gesetzt hast. Irgendeiner aus deiner Familie ging weiter. Da plötzlich hörtest du ihn von der Wegbiegung her rufen: »Ich sehe unser Ziel, gleich gibt es etwas zu trinken oder Eis!« Weißt du noch, wie schnell du wieder auf deine Beine gekommen bist? Du bist richtig losgerannt und warst vielleicht als Erster an der Gaststätte!

Das könnten deine nächsten Ziele sein

Von nur noch einmal pro Nacht ins Bett machen bis zum trockenen Durchschlafen ist es nicht mehr weit. Und von dort geht der Weg über mehrere trockene Nächte immer schneller bis ins Ziel. Diesen Weg gehst du, vielleicht langsam, aber sicher.

Siehst du, ein nahes Ziel brauchst du, dann macht es dir bestimmt wieder mehr Spaß! Was soll nun dein nächstes Ziel sein?
Hier sind einige Vorschläge von mir.

Lange Pausen für die Klingel

Du versuchst, in jeder Nacht nur einmal, höchstens zweimal die Klingel läuten zu lassen. Das bedeutet dann, dass du an jedem Tag ziemlich viel vom Streifen bunt anmalen kannst, weil du ja viele Stunden in der Nacht ganz trocken geschlafen hast. Wenn du das schaffst, dann kannst du deine Blase schon recht gut größer werden lassen, damit mehr Pipi darin Platz hat.

Eine ganze trockene Nacht

Du versuchst, eine ganze Nacht trocken durchzuschlafen. Wenn du es dir zutraust, klappt es vielleicht!
Mag sein, du wirst sogar in der Nacht wach, weil deine volle Blase drückt, und du stehst auf und gehst zur Toilette. Das wäre wirklich prima, denn es zeigt uns, dass du nicht faul und bequem im Bett geblieben bist, obwohl du doch wach warst.

Das Superwochenende

Falls du schon einmal eine ganze Nacht trocken warst, dann nimm dir vor, ein Superwochenende zu schaffen. Weißt du noch, was das ist? Logo, am Samstag und am Sonntag aufzuwachen und ein trockenes Bett zu haben. Hurra, deine Klingel musste nicht läuten, weil entweder ihr – du und Max II – deine Blase gut zugehalten habt oder weil Max I dich rechtzeitig geweckt hat. Du bist dann zur Toilette gegangen und nicht faul im Bett liegen geblieben. Du hast ein großes Lob verdient.

166

Zwei trockene Nächte

Du könntest auch einen Zweierpack (Doppelpack) als Ziel wählen, denn es gibt ja in jeder Woche nur ein Wochenende. Zweierpacks kannst du jeden Tag aufs Neue versuchen.

Wäre es nicht toll, wenn du schon jetzt zwei Nächte hintereinander trocken sein könntest? Aber auch zwei trockene Nächte in einer Woche oder Beinaheerfolge sind super.

Ich denke, ihr probiert einfach etwas aus, und wir schauen uns das Ergebnis in der nächsten Woche an und überlegen, wie es bei dir dann weitergehen soll.

Was jetzt kommen soll, weißt du sicher. Logo, deine Spielzeit.

Auf die nächste Stunde mit dir freut sich deine Frau Doktor.

Nimm dir nicht zu viel auf einmal vor. Nach einer trockenen Nacht sofort mehrere hintereinander zu erwarten, das ist vielleicht übertrieben. Du hast doch Zeit, brauchst nichts zu überstürzen, kannst deinen Weg gehen, ohne hetzen zu müssen.

Anleitung zum fünfzehnten Schritt

Wie sehen Ihre Protokollbögen aus? Ist der Erfolg sichtbar? Nässt Ihr Kind nun überwiegend nur noch einmal pro Nacht ein? Oder haben Sie schon öfter durchschlafen können, und das Bett Ihres Kindes war morgens trocken? Eines Tages wird das die Regel sein. Sie dürfen sich darauf freuen, denn dank Ihrer stetigen Mitarbeit ist dieser Tag gar nicht mehr fern!

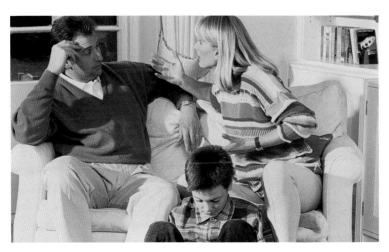

Konflikte gehen nicht spurlos an Kindern vorüber, vor allem dann nicht, wenn sie im familiären Umfeld ausgetragen werden und keine Auflösung in Harmonie finden.

Belastungstage wirken sich aus

Manchmal erzählt mir die Mutter eines kleinen Patienten, wenn wir die Protokolle besprechen, dass sie schon am Abend eines Tages gewusst habe, dass in der folgenden Nacht die Klingel sogar mehrmals läuten werde. Meist war dann nicht nur die Hose, sondern auch das Bett nass geworden.

Eine solche Mutter hat ganz deutlich gemerkt, dass der vergangene Tag ein Belastungstag für das Kind war. Was hätte sie tun können? Richtig, den Stresstag vielleicht doch noch in einen Normaltag umwandeln und damit das Einnässen verhindern.

Stresstage sind noch zu retten

Es ist nun nicht unbedingt notwendig, dass Sie wieder Protokoll führen über Stress- oder Normaltage. Aber es wäre wünschenswert, dass Sie einen solchen erkannten Belastungstag noch in einen Normaltag umzuwandeln versuchen. Sie wissen noch, wie Ihnen das gelingen kann? Falls nicht, dann lesen Sie bitte in der Anleitung zum sechsten Schritt auf Seite 84ff nach.

Vielleicht mag Ihr Kind ja auch noch einmal ein Smiley-Gesicht, wie im sechsten Schritt beschrieben, einsetzen.

Üben und das Ziel erreichen

Haben Sie sich mit Ihrem Kind in der vergangenen Stunde ein Ziel gesetzt? Und wie ist es gelaufen?

Auch bei meinen Patienten klappt nicht alles auf Anhieb! Wir üben dann eben noch ein oder zwei Wochen weiter oder setzen uns ein anderes Ziel, das ein bisschen näher liegt, wenn das Weiterüben dem Kind wenig Freude macht.

> Was Sie und Ihr Kind jetzt noch benötigen, ist Zeit zum Üben, also Geduld, Geduld, Geduld.

Da ich Ihnen versichern kann, dass Sie bereits das größere Stück der Arbeit geschafft haben, müsste Ihnen die Hoffnung auf das nahende Ziel doch die Kraft zum Durchhalten geben. Das jedenfalls wünsche ich Ihnen.

Wenn nach einer Zeit, in der nur das Läppchen nass wurde, Ihr Kind plötzlich wieder Hose und Bett einnässt, kontrollieren Sie bitte, ob die Klingelhose® gemäß Bedienungsanweisung richtig sitzt. Es kann schließlich auch sein, dass das Gerät defekt ist; zögern Sie nicht, es zu einer Überprüfung einzuschicken.

Kennt Ihr Kind das autogene Training?

Ist Ihr Kind schon etwas älter (etwa acht Jahre oder älter), so können vielleicht einige Übungen, die im autogenen Training benutzt werden, eine sinnvolle Ergänzung in diesem Training sein. Indem man das autogene Training erlernt, lernt man, sich selbst mit den für uns meist unbewusst ablaufenden Lebensvorgängen nicht nur wahrzunehmen, sondern auch willentlich zu beeinflussen. Wir können eine Anspannung oder Angst durch bewusstes Entspannen kleiner werden lassen, können durch unsere Vorstellung, z.B. durch Gedanken an etwas Wärmendes, unsere Gefäße entspannen und damit Teile unseres Körpers besser durchbluten und warm werden lassen.

Das autogene Training ist eine Entspannungsmethode, die bei Kindern genauso funktioniert wie bei Erwachsenen. Machen auch Sie selbst sich die Vorteile dieser Methode zunutze, und probieren Sie es an sich selbst aus. Viele gute Bücher geben eine kurze und prägnante Einführung in diese Methode.

Vielleicht ist es einen Versuch wert

Sie werden im Text für das Kind einen Abschnitt über das autogene Training finden. Lesen Sie ihn bitte vor der gemeinsamen Stunde, und entscheiden Sie, ob dieser Text Ihr Kind überfordert, oder ob er ihm eine Hilfe sein kann. Es mag sein, dass der Text für eine Stunde zu lang ist. Dann erwähnen Sie vielleicht kurz vor Ihrem Kind, dass ich für Sie noch eine Hilfe anzubieten habe. Sagen Sie Ihrem Kind, dass Sie nicht auf Ihre Spielzeit verzichten und deshalb vielleicht an einem andern Tag der Woche den Text über das autogene Training lesen wollen.

Soll dieser Ratschlag Früchte für Ihr Kind bringen, so ist es notwendig, dass Sie mehrmals pro Woche, im Idealfall an jedem Abend der nächsten Wochen, ein paar Minuten Ruheübungen mit Ihrem Kind machen und Ihre Gedanken auf einen fröhlichen Satz lenken, der das Trainingsziel Ihres Kindes beinhaltet.

Fünfzehnter Schritt

Nun, wie war deine Woche? Was hast du versucht? Hat es geklappt? Weißt du, bei meinen kleinen Patienten klappt es längst nicht immer sofort. Ich tröste sie dann ein wenig, und sie versuchen es in der kommenden Woche einfach noch einmal. Ich schaffe auch nicht immer alles sofort! Du weißt doch noch: Trainieren heißt, etwas immer wieder zu versuchen und zu wissen, dass es irgendwann gelingt!

Nimm dir ganz fest vor, dass du aufwachen willst, wenn Max I dich ruft.

Du vergisst doch nicht, am Abend mit Max I und Max II zu reden? Für sie fängt der Arbeitstag an, wenn du ins Bett gehst. Sie hatten genügend Zeit zum Ausschlafen, jetzt sollen sie aufpassen und dich wecken, wenn es nötig ist.

Deine Erfolge

Schau dir einmal mit Mutti die Protokollblätter an. Ihr könnt darauf sicher viele kleine Erfolge finden.

Wenn du das Bett nur noch einmal pro Nacht nass machst, und das am Morgen, nicht allzu lang bevor du aufstehen musst, dann hast du deine Blase und deine Mäxe schon gut im Griff. Viel fehlt nicht mehr bis zum trockenen Ganzdurchschlafen.

Vielleicht ist dein Bett immer öfter viele Stunden oder sogar ganze Nächte trocken geblieben, und Mutti hat jetzt gar nicht mehr so viel Wäsche zu waschen, weil nur die Hose und das Läppchen oder nur das Läppchen feucht geworden sind. Dann hast du deine Blase, obwohl du vielleicht noch gar nicht richtig wach warst, schon fein ganz fest zugehalten!

Oder die Klingel läutet nicht mehr mitten in der Nacht, sondern erst gegen Morgen.

Wenn sie meistens erst nach 5 Uhr klingelt, dann solltet ihr diesen Beinaheerfolg durch frühes Wecken schnell in einen echten Erfolg umwandeln. Wisst ihr noch, wie ihr das macht? Im neunten Schritt auf Seite 108f. habe ich es genau beschrieben. Aber ich erkläre es hier noch einmal ganz kurz.

Die Blase austricksen

Wenn dein Gerät an mehreren Tagen erst nach 5 Uhr geklingelt hat, soll Mutti dich versuchsweise um 4.45 Uhr wecken. Du gehst dann schnell zur Toilette, machst deine Blase ganz leer und legst dich wieder hin. Wahrscheinlich wirst du den ganzen Streifen oder die Schuppe von Robbi an diesem Tag ganz bunt anmalen dürfen, weil bis zum Aufstehen das Bett trocken bleibt.

Nun weckt Mutti dich jeden Tag ein bisschen später. Ich glaube, du wirst so sehr bald viele trockene Nächte erleben können. Und darüber freuen wir uns alle!

Wenn es schon einmal besser geklappt hat

Hast du vielleicht ein paar Tage eine richtig gute Zeit erlebt, und nun will plötzlich gar nichts mehr gelingen? Dann sollten wir ganz schnell überlegen, woran das wohl liegen kann.

Vielleicht hast du gerade ein oder zwei ziemlich üble Stresstage erlebt. Lief da vielleicht zu Hause oder in der Schule aber auch alles schief? Weißt du noch, dass wir schon einmal besprochen haben, wie ihr diese blöden Tage noch am Abend in Normaltage umwandeln könnt? Ihr könnt es ja auch noch einmal nachlesen auf Seite 92f.

Hast du dir damals vielleicht auch zwei Smiley-Gesichter gemalt, wie manche meiner kleinen Patienten es tun, ein fröhliches und ein trauriges, damit du deiner Mutti zeigen kannst, wie du dich fühlst? Mit solchen Gesichtern kann man das ganz einfach zeigen. Man muss nicht lange überlegen, wie man es am besten erklären kann.

Fühl dich wohl und entspannt

Mutti wird bestimmt etwas einfallen, was dir hilft, dich wieder wohl zu fühlen. Dann kannst du ganz glücklich und entspannt einschlafen. Wenn du entspannt bist, kann auch deine Blase entspannt und locker sein. Du weißt natürlich, dass in eine entspannte Blase viel mehr Pipi passt als in eine straff angezogene, die ganz klein ist.

Ich denke, deine Klingel wird sich in dieser Nacht nur einmal oder vielleicht auch gar nicht melden. Ich stelle mir jetzt vor, wie dein Gesicht am Morgen strahlt!

Autogenes Training zur Entspannung

Gerade eben habe ich von deiner entspannten Blase gesprochen, in die viel hineinpasst. Ich denke, ich sollte dir erzählen, dass wir Menschen lernen können, unseren Körper zu entspannen. Du weißt, dass angespannt oder verkrampft zu sein nicht sehr angenehm ist. Und du hast sicher schon einmal einen Hund oder eine Katze gesehen, die völlig »entspannt« in der Sonne lagen. Vielleicht haben sie gar nicht geschlafen, sondern nur die Ruhe genossen und sich wohl gefühlt. Du hast sie gern angeschaut, weil du etwas von ihrer Ruhe und ihrem Frieden in dir gespürt hast. Wir Menschen können uns auch so wohlig entspannen, wenn wir ein wenig das autogene Training üben. Ich will dir erzählen, wie du das machst.

Verblüffend einfach funktioniert das autogene Training. Du schließt deine Augen und stellst dir z. B. vor, dass du neben einem warmen Ofen liegst. Stell ihn dir richtig schön vor, wie du denkst, dass er aussieht, und lass seine Wärme auf dich wirken. Du wirst sehen, dir wird tatsächlich warm.

171

Mit sich selbst arbeiten

Auch beim autogenen Training gilt, dass man es üben muss. Das steckt ja schon im Wort »Training« drin. Aber das Üben ist nicht langweilig, im Gegenteil. Lass dir Zeit, und du wirst sehen, es macht dir Spaß, dir verschiedene Situationen auszumalen und sie dir richtig gut vorzustellen.

Zuerst sollte ich dir sagen, dass »autogen« ein Fremdwort ist und »selbst, aus sich heraus« bedeutet. Das autogene Training ist also ein Training, das ein Mensch mit sich selbst macht. Höre ich dich da sagen: »Dann ist mein Training ja ein autogenes Training!«? Du hast ziemlich Recht! Denn wenn du nicht mit dir trainierst, d. h. dich nicht anstrengst und nicht immer wieder übst, dann können Mutti und ich gar nichts schaffen. Wir können dir nur Tips geben, du bist derjenige, der etwas schafft, wenn er will. Du wirst sehen, wenn erst der Anfang geschafft ist, wird dir das Üben sehr viel Spaß machen, und du wirst nicht mehr darauf verzichten wollen.

So funktioniert das autogene Training

Beim autogenen Training lernt ein Mensch, wie er sich selbst ganz deutlich spüren kann. Er lernt, seine Muskeln ganz locker zu lassen und das Gewicht seines Körpers, seiner Arme und Beine wahrzunehmen. Er lernt, ganz angenehm ruhig werden zu können, wann immer er es will. Er lernt, seine Atmung und seinen Herzschlag zu spüren. Er empfindet es bald als Freude, wenn er fühlt, dass er nur locker und ruhig zu werden braucht, um zu erleben, dass in seinem Körper alles sehr zuverlässig funktioniert.

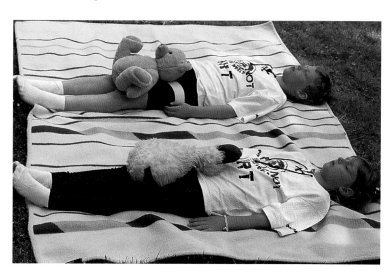

In Stresssituationen ab- bzw. umschalten, an das eigentliche Ziel denken, Ruhe und Entspannung finden, das lernt Ihr Kind mit dem autogenen Training.

Autogenes Training kann z. B. Atemnot, Kopfschmerzen und Bauchweh lindern. Es kann eine große Angst ganz klein werden lassen und störende Gedanken aus deinem Kopf verbannen. Gute Gedanken, die uns Menschen helfen, eine Leistung zu vollbringen, können wir in unseren Kopf hereinholen.

Jetzt fragst du, wie das wohl geht. Hör zu: Man setzt oder legt sich ganz bequem hin, schließt für eine kurze Zeit die Augen und versucht, die Welt um sich herum nicht oder möglichst wenig wahrzunehmen.

Ruhe und Schwere

Versuche es einmal. Sag dir in Gedanken: »Ich bin ganz ruhig und entspannt, meine Arme und Beine sind ganz schwer.« Wenn du das ein paar Male geübt hast, wirst du das Gewicht deiner Arme und Beine spüren können. Vielleicht stellst du dir anfangs als Hilfe vor, dass du ein ganz schweres Tier bist, ein Elefant oder ein Nashorn oder Nilpferd, das in der warmen Sonne liegt und alles unter sich zerdrückt. Vielleicht stellst du dir aber auch lieber vor, dass eine ganz große Tasche schwer an deinem Arm hängt und ihn richtig nach unten zieht und du froh bist, dass du den Arm mit der schweren Last ablegen kannst. Der Gedanke, dass du diese schwere Last hierher an dein Ziel getragen hast, macht dich sehr zufrieden und glücklich. Du weißt, dass du durchhältst, wenn du dir etwas vornimmst. Und wenn du nun deine Augen aufmachst, dann fühlst du dich immer noch wohl, weil du locker und ganz ruhig bist.

Gute Gedanken als »Helfer«

Unsere Gedanken können uns helfen, etwas wirklich zu schaffen, was wir uns vornehmen. Bestimmt hast du das schon einmal erlebt. Wahrscheinlich bist du schon einmal über einen Baumstamm balanciert, warst dir ganz sicher, dass du das kannst, hast gar nicht gewackelt und erlebt, dass es prima klappte. Dann rief plötzlich jemand: »Pass auf! Du rutschst gleich ab. Das ist doch gefährlich, das kannst du noch nicht!« Und schon fingst du an zu wackeln und musstest abspringen oder bist sogar gefallen. Was war da passiert? Solange du an dein Können geglaubt hast, konntest du es! Aber als jemand dir Angst machte, da konntest du plötzlich das nicht mehr, was noch kurz zuvor leicht für dich war. Was heißt das für unser Programm?

Wenn man nicht daran denkt, dass man vielleicht versagen könnte, klappt vieles besser. Denn wer ans Scheitern denkt, wird unsicher, und wer unsicher wird, scheitert eher. So sind gute Gedanken also auch gute »Helfer«.

173

Du brauchst mutige Gedanken, brauchst Zuversicht
Und das schaffst du so: Du kannst z. B. am Abend in deinem Bett eine solche Ruheübung machen und holst dir Mutmacher- gedanken in deinen Kopf. Am besten gelingt es mit einem Reim.

Such dir deinen Zauberspruch

Manchmal ist etwas wie ver- hext, weil es ohne ersichtlichen Grund einfach nicht klappen will. Da hilft nur »Dagegenhexen«, mit einem magi- schen Mutspruch, der allen Hexen- zauber beseitigt und zum Guten führt.

Auch Kinder mit anderen Problemen lernen bei mir, mit Reimen gute Gedanken in ihren Kopf zu holen und etwas zu schaffen, was sie sich vorgenommen haben. Hier sind einige Beispiele.

Ein kleiner Zappelphilipp, der in der Schule ständig irgendetwas an- deres tun möchte als aufpassen, übt z. B. für eine Minute in der Schu- le mit »Finger still, weil ich es will!«.

Oder einer, der sehr ängstlich ist und sich nichts zutraut, sagt sich: »Hab ich Mut, klappt es gut!«

Und wie könnte dein Reim lauten? Vielleicht: »He, ihr Mäxe, gebt fein Acht, dann habe ich 'ne trockne Nacht!« Oder: »Ich lege mich jetzt fein zur Ruh, und meine Blase, die bleibt zu!«

Fällt dir vielleicht etwas richtig Lustiges ein? Überlegt doch mal ge- meinsam, Mutti und du. Reime, die man selbst gefunden hat, wirken meist am besten als gute Helfergedanken!

Solche Mutmachergedanken kannst du sicher auch sonst irgendwo gut gebrauchen, und es wird dir nützen, wenn du jetzt weißt, wie du sie bekommen kannst.

Das versichert dir deine Frau Doktor.

Anleitung zum sechzehnten Schritt

Wie geht es Ihnen? Können Sie nun glauben, dass Ihr Kind sein Pro- blem loswerden wird? Oder sind Sie schon so weit, dass sein Trockenwerden in greifbare Nähe gerückt ist? Hat Ihr Kind vielleicht in einer Woche schon drei oder vier trockene Nächte erlebt? Dann hätte es wohl eine richtig schöne, gemütliche Therapiestunde ver- dient, oder?

Ein Wettspiel als Ansporn

Manchmal bemerke ich in dieser Phase des Trainings bei meinen kleinen Patienten eine deutliche Lustlosigkeit. Das Kind braucht dann eine Abwechslung, beispielsweise ein Wettspiel.

Mein Vorschlag dazu: Wetten Sie und Ihr Kind vielleicht mit dem Vater oder einer anderen Person, dass Sie beide ein gesetztes Ziel erreichen werden. Das Ziel könnte zunächst sein, eine bunte Schuppe mehr malen zu können als in der vorigen Woche. Wer verliert, muss ein Pfandstück abgeben.

Solche Wetten können Sie häufiger in den nächsten Wochen durchführen, die Pfänder werden gesammelt. Sie sollten aber noch festlegen, zu welchem »Preis« die Pfänder zurückgekauft werden können.

So verpönt das Wetten manchmal sein mag, als Motivationsspiel ist es genau das Richtige, um Ihrem Sprössling neues Interesse am Erreichen eines Zwischenziels zu geben. Scheuen Sie sich nicht, dieses harmlose und doch wirkungsvolle Instrument einzusetzen.

Die Gewinne gemeinsam einlösen

Haben Sie und Ihr Kind vier oder fünf Pfandstücke erbeuten können, so könnte der Vater Sie (die Familie) zum Essen oder in einen Zirkus einladen. Oder er könnte mit dem Sohn zu einem Fußballspiel gehen oder mit Sohn oder Tochter ein Kindertheater, Kino oder, wenn das Kind schon älter ist, auch ein Konzert besuchen. Hat der Vater von Ihrem Kind und Ihnen einige Pfandstücke bekommen, so könnten Sie eine besondere, festliche Mahlzeit bereiten, und Ihr Kind könnte ein paar Pflichten im Haus erledigen, die es sonst nicht tun mag. Sicher wird es sich anstrengen, um bei den Wetten zu gewinnen.

Ganz nebenbei erleben Sie, wie viel Freude es machen kann, wenn die einzelnen Familienmitglieder einander wieder mehr Beachtung schenken, anstatt vielleicht wortlos nebeneinander vor dem Fernseher zu sitzen.

Hoffentlich denken Sie nicht: Immer nur Belohnung, Belohnung, wo soll das hinführen? Ich kann Sie trösten: Ihr Kind wird bald trocken sein, spätestens dann hört das Belohnen auf.

Ich erlebe außerdem häufig bei meinen Patienten, dass sie zu diesem Zeitpunkt schon gar keinen großen Wert mehr auf das Eintauschen der bunten Schuppen nach dem Tokenplan legen. Ihnen genügt die Freude über eine weitere trockene Nacht als Lohn.

Abwechslung bringt Freude

Das eben beschriebene Wettspiel nehmen die Kinder meist mit Begeisterung auf, bringt es doch ein wenig Spannung in diese Wochen des Übens, die notwendig sind, damit Ihr Kind endgültig trocken wird und bleibt.

Wenn Sie aber etwas gegen Wettspiele einzuwenden haben, dann lassen Sie sich eine andere Abwechslung für Ihr Kind einfallen, so dass es auch weiterhin gern in dem Programm mitarbeiten wird.

Weißt du, wie spannend das Wetten sein kann? Ich meine natürlich nicht Pferdewetten, sondern so kleine Abmachungen, die du vielleicht mit Vati treffen könntest. Das Tolle an diesen Wetten ist, dass du ihren Ausgang beeinflussen kannst, wenn du nur willst.

Sechzehnter Schritt

Ich denke, du bist jetzt schon so erfolgreich gewesen, dass du wieder den Robbi anmalst. Du hast bestimmt schon einmal ein paar trockene Nächte erlebt.

Sollte einmal eine Woche ziemlich »dunkel« gewesen sein, so musst du nicht traurig sein. Ich sage dann meinen kleinen Patienten: »Das ist eine Regenfront, die zieht weiter. Danach kommt sicher wieder Sonnenschein.« Das kommt doch auch im schönsten Sommer vor. Also, schlimm ist das nicht!

Wie wär's mit einem Wettspiel?

Vielleicht hast du sogar schon einmal drei oder vier trockene Nächte in einer Woche erlebt. Dann wird es gar nicht mehr lange dauern, bis du eine ganze trockene Woche geschafft hast. Das wäre eine tolle Leistung.

Vielleicht weiß Mutti einen Vorschlag, der dir hilft, ganz schnell dieses Ziel zu erreichen?

Frag sie einmal, was sie davon hält, wenn ihr beide mit Vati oder jemand anderem wettet, dass du es schaffen wirst, in der kommenden Woche häufiger trocken zu bleiben als in dieser. Ihr könnt vereinbaren, dass derjenige, der die Wette verliert, der anderen Partei ein Pfand geben soll. Nun solltet ihr noch besprechen, was man tun muss, um seine Pfänder wieder zurückzubekommen. Ich denke, dir wird da schon etwas richtig Tolles einfallen. Aber euer Wettgegner hat bestimmt auch einige Wünsche, die erfüllt werden müssen, wenn er von euch Pfänder erbeutet hat.

Eifrig Pfänder sammeln

Vielleicht bekommt er gar nicht viele, wenn du dir an jedem Abend mit einem tollen Reim fest vornimmst, dein Bett nicht nass zu machen! Ich denke, es wird dir öfter gelingen als in der vorigen Woche, und dann seid ihr Wochensieger. Ihr könnt aber auch als Ziel für die Wette »Heute nicht das Bett nass machen« nehmen. Dann gibt es an jedem Morgen einen Wettsieger! Ich drücke dir die Daumen, dass ihr, Mutti und du, es ganz oft seid.

Viele schöne Preise für die erbeuteten Pfänder wünscht dir deine Frau Doktor.

Anleitung zum siebzehnten Schritt

Wenn Sie sich den siebzehnten Schritt anschauen, werden Sie feststellen, dass er ziemlich lang ist. Er enthält Informationen für Kinder, die schon sehr erfolgreich sind, deren Robbi vielleicht viel bunter ist als der Ihres Kindes. Bitte lesen Sie mit Ihrem Kind den ganzen Text. Es wird sich von der Tatsache, dass vielleicht ein anderes Kind schon weiter sein könnte als es selbst, nicht entmutigen lassen, wenn Sie nicht entmutigt wirken. Im Gegenteil: Es wird ihm ein Ansporn sein, auch bald so weit zu sein.

Geben Sie Ihrem Kind Zeit

Ihr Kind braucht Zeit. Das ist ganz normal. Und so wollen wir in dieser Stunde einige Möglichkeiten besprechen, mit denen Sie Ihrem Kind helfen können, die Übungszeit als nicht zu lang zu erleben. Außerdem wird Ihr Kind mehr Freude haben, wenn es eine neue Sache zu üben gilt.

Wagen Sie einen Versuch

Ich hoffe, es entsetzt Sie nicht zu sehr, dass ich Ihrem Kind beim nächsten Schritt rate, doch einmal vor dem Schlafengehen noch richtig viel zu trinken. Vielleicht denken Sie jetzt: »Das muss doch schief gehen!« Das stimmt nicht. Es kann schief gehen, aber es muss nicht. Außerdem wissen Sie nicht, ob das Bett Ihres Kindes in dieser Nacht nicht auch ohne zusätzliches Trinken nass geworden wäre. Bleibt es

Es ist wieder an der Zeit, im Programmverlauf ein paar neue Akzente zu setzen. Ihr Kind hat nun einige Erfahrung mit dem Weckgerät gesammelt und auch schon gute Erfolge in Form von mehreren trockenen Nächten erzielt. Nun kann wieder ein deutlicher Erfolgsschritt in Angriff genommen werden.

aber trocken, so fühlt sich Ihr Kind großartig, denn es hat wieder etwas geschafft. Mut macht stark und erfolgreich!

Funktion der Beckenbodenmuskulatur

Besonders wenn Ihr Kind noch jünger ist, sollten Sie das Training der Beckenbodenmuskulatur, das ich in dieser Stunde mit Ihrem Kind besprechen möchte, nicht übertreiben. Vielleicht kennen Sie die Übungen aus der Zeit Ihrer Schwangerschaftsgymnastik. Im Grunde handelt es sich um eine Dehn- und eine Kontraktionsübung. Wenn wir unsere Muskeln stärken wollen, machen wir Übungen, bei denen die Muskeln gedehnt werden bzw. sie sich zusammenziehen sollen. Diese Spannung der kontrahierten Muskeln halten wir eine kurze Zeit unter Anstrengung aufrecht. Eventuell lässt sich die Spannung nach wenigen Minuten noch ein wenig erhöhen, bevor wir die Muskeln wieder entspannen. Sie wissen, dass Sie nach der Entbindung diese Übungen gemacht haben, um »wieder in Form zu kommen« und Problemen beim Einhalten des Urins entgegenzuwirken. Ihrem Kind kann eine straffe, trainierte Muskelschicht im Beckenboden beim nächtlichen Einhalten der sich kontinuierlich vergrößernden Urinmenge in der Blase auch helfen.

Ein Training der Beckenbodenmuskulatur gibt Ihrem Kind das Gefühl, wieder etwas Entscheidendes für die Lösung seines Problems getan zu haben. Das hat neben der tatsächlichen Stärkung der Muskeln eine ebenso wichtige Funktion.

Die Muskeln trainieren

Sie können also mit Ihrem Kind öfter einmal üben, das Gesäß ganz fest zusammenzudrücken und gleichzeitig den Bauch einzuziehen. Dabei steigt die Spannung in den Muskeln an. Soll Ihr Kind die Muskeln dehnen, so kann es wie beim harten Stuhlgang fest in den Bauch hineindrücken. Ein solches Training kann für manche Kinder eine nützliche Hilfe sein, stiftet aber, falls das Kind die Übung nicht versteht, eventuell nur Verwirrung.

Zuversicht haben und ausstrahlen

Ich denke, Sie spüren, was Ihrem Kind gut tut, was ihm Mut gibt und ihm hilft, auch im letzten Abschnitt unseres Programms zuversichtlich zu sein. Und so werden Sie die richtige Auswahl treffen oder zum Wohl Ihres Kindes eigene Helferideen erfinden. Da Sie sich bis hierher durchgekämpft haben, werden Sie das letzte Stückchen bis zum endgültigen Erfolg auch noch schaffen!

Ich weiß, wie schwer es ist, wenn Sie Ihrem Kind immer Mut machen sollen, selbst aber niemanden haben, der Ihnen Mut macht. Sie müssen sich die Kraft aus den nun schon sichtbaren Erfolgsschritten Ihres Kindes holen. Und da Sie das bisher geschafft haben, gebührt Ihnen ein ganz großes Lob!

Siebzehnter Schritt

Für die ganz seltenen Kinder, die mit Siebenmeilenstiefeln durch dieses Programm gestürmt sind und jetzt schon einmal eine ganze Woche trocken durchgeschlafen haben, will ich nun erzählen, wann ich zu meinen kleinen Patienten sage: »Du hast es geschafft. Du brauchst in der nächsten Zeit die Klingelhose nicht mehr anzuziehen!«

Wann du es geschafft hast

Wer zwei Wochen hintereinander trocken durchschläft, hört von mir diesen Satz! Dann vereinbare ich mit dem Kind, dass es erst in 14 Tagen wieder zu mir kommen soll. Konnte es bis dahin jede Schuppe vom Robbi bunt anmalen, so sehen wir uns erst nach einem Monat wieder. Die Klingelhose bleibt natürlich weiter im Schrank des Kindes!

Das Kind malt auch in dieser Zeit den Robbi an. Da mein Robbi sich ja verändern kann, wenn ein Kind das braucht, sieht der Robbi, den meine kleinen Patienten dann mit nach Hause nehmen und anmalen, etwas anders aus. Schau in den Anhang, dort findest du auf Seite 216 diesen Abschluss-Robbi, der ein Monats-Robbi ist. Für neue Patienten kann er zum »Super-Mutmacher-Helfer-Fisch« werden, wenn ein Kind ihn mir später schenkt.

Nicht jeder ist so schnell

Waren aber in den 14 Tagen einige Nächte etwas nass bei diesem fast am Ziel stehenden Kind, dann besprechen wir, so wie wir es später bei dir auch machen werden, was wir unternehmen wollen.

Aber ein Sauseblitz ist in meiner Sprechstunde eine sehr große Ausnahme!

Der Monats-Robbi hat Schuppen für einen ganzen Monat. Jede Schuppe zeigt eine Nacht, und wenn dein Monats-Robbi ganz bunt ist, dann hast auch du es geschafft. Und du bist auf dem besten Weg dazu.

Meine kleinen Patienten sind in der Regel Normalkinder. Und die brauchen noch ein paar Wochen, logo!

Du weißt doch noch, warum ich so viel Zeit und Geduld haben kann, oder? Ja, weil ich weiß, dass die Kinder es noch immer geschafft haben. Und du wirst es auch schaffen!

Wie weit bist du?

So, nun wollen wir uns aber wieder deinen Robbi anschauen. Ich stelle mir jetzt vor, dass dein Robbi in den letzten Wochen schwarz-bunt gefleckt, vielleicht schon etwas mehr bunt als schwarz von dir angemalt worden ist. Vielleicht wünschst du dir sehr, dass du doch häufiger vier oder fünf bunte Schuppen in einer Woche anmalen könntest. Erfolg macht Mut und Freude, mehr Erfolg macht natürlich mehr Mut und mehr Freude, logo, oder?

Eigentlich muss ich dir jetzt sagen, dass du nur noch etwas Zeit und fleißiges Weiterüben brauchst, damit du mehr Erfolg erleben kannst. Aber ich weiß auch, dass meine kleinen Patienten nach dieser Auskunft oft recht enttäuscht sind. Sie wollen doch so gern mehr tun, als nur Geduld haben und weiterüben. Sie wollen eine neue Chance bekommen, um mir zu zeigen, was sie alles fertig bringen und wie gut sie mitarbeiten. Sicher ahnst du jetzt schon, dass ich eine kleine Programmerweiterung vorschlagen werde.

Ein bisschen Abwechslung im Übungsprogramm kann nicht schaden, findest du nicht auch? Du hast gezeigt, dass du Herausforderungen zu meistern verstehst, und auch diesmal wirst du dich bestimmt bewähren.

Ein neuer Vorschlag

Da du ja viele gute Freunde hast, die dir gern bei deinem Training zum Erfolg verhelfen wollen, will ich dir erzählen, wer von uns welche Aufgabe übernehmen soll.

Ich helfe dir mit meinem Vorschlag und erzähle euch zuerst einmal, was wir tun und was wir damit erreichen wollen.

Ich möchte, dass du am Abend vor dem Schlafengehen ein richtig großes Glas Milch, Saft oder was du gern magst (bitte keine Cola) trinkst (200 bis 300 Milliliter).

Ich weiß, das ist genau das Gegenteil von dem, was du früher erlebt hast. Damals durftest du vielleicht schon beim Abendessen nichts mehr trinken, weil ihr befürchtet habt, dass du dann noch häufiger ins Bett machst. Und jetzt rate ich dir: Trink ruhig vor dem Einschlafen noch ein Glas Saft. Wie sollt ihr das verstehen?

Was du schon alles kannst

Seit dem Beginn unseres Trainings hast du eine Menge gelernt. Du beherrschst deinen Schließmuskel am Ausgang der Blase in manchen Nächten sehr gut. Du kannst viel größere Mengen Pipi in deiner Blase festhalten, weil die Blasenwand ganz locker werden und sich dann dehnen kann, wenn viel Pipi aus deinen Nieren ankommt. Und du wachst schon manchmal ohne Klingel auf, wenn deine Blase voll ist und drückt. Toll, nicht wahr?

Nun möchtest du aber, dass all diese Vorgänge zuverlässiger, eben nicht nur manchmal so funktionieren. Und wie macht man das?

Indem du genau das trainierst, was du zwar manchmal, aber eben noch nicht immer ganz sicher kannst. Da du am Tag rechtzeitig zur Toilette gehst und nicht in die Hose machst, solltest du nicht mehr am Tag, sondern in der Nacht trainieren, denn in der Nacht sollst du ja zuverlässiger trocken werden.

Weißt du noch, wie es in dir aussieht, wo die Nieren liegen, die Blase und dass durch die Harnleiter der ununterbrochen produzierte Urin in die Blase läuft? Das alles funktioniert automatisch, und auch dein Schließmuskel verrichtet seine Aufgabe beinahe perfekt.

Eine ganz spezielle Trainingsmethode: ein Getränk. Kurz vor dem Schlafengehen getrunken, trainiert es deine Fähigkeit, nachts trocken zu bleiben oder rechtzeitig aufzuwachen.

181

Die Blase beschäftigen

Deine Arbeit ist nun die folgende: Du trinkst brav vor dem Schlafengehen irgendetwas Leckeres und nimmst dir ganz fest vor, die Flüssigkeit, die als Pipi in deiner Blase ankommt, entweder bis zum Morgen festzuhalten oder aufzustehen und zur Toilette zu gehen, wenn dein Max I dich wecken wird.

Du kannst, bevor du einschläfst, auch noch ein Beckenbodentraining machen, das dir hilft, deine Blase bis zum Morgen zuzuhalten. Logo, dass du nicht wissen kannst, was das ist! Deine Mutti könnte es vielleicht wissen. Sie kann es dann mit dir besprechen und schauen, ob du es richtig machst.

Bei der Blasenentleerung spielen nicht nur die Blasenwandmuskeln und der Schließmuskel, sondern auch die Beckenbodenmuskulatur eine Rolle. Diese Muskulatur ein bisschen zu trainieren, das kann nicht schaden.

Die Beckenbodenmuskeln fit machen

Ich will dir aber kurz erklären, was ich mit Beckenbodengymnastik als Training meine. Dein Bauchraum ist nach unten durch eine Muskelschicht, die an den Beckenknochen befestigt ist, abgeschlossen. Du kannst diese Muskeln anspannen und entspannen. Indem du fest in deinen Bauch hineinpresst, dehnst du sie. Das hast du schon gelegentlich getan, wenn du ganz harten Stuhl entleeren musstest, weil du vielleicht zu viel Schokolade oder immer nur Weißbrot gegessen hattest.

Wenn du ganz fest dein Gesäß zusammenkneifst und den Bauch nach innen ziehst, spannst du gleichzeitig deine Beckenbodenmuskeln an. Sie werden ganz fest und helfen deinen Schließmuskeln an Darm und Blase, gut zu funktionieren.

Sicher hast du schon einmal plötzlich aufs Klo gemusst, aber es war keines da, und Mutti hat gesagt: »Versuch' doch bitte noch ein Weilchen einzuhalten, wir sind gleich zu Hause.« Und was hast du gemacht? Klar doch, du hast deinen Po ganz fest »zugekniffen«, und es hat geklappt, dass deine angespannten Schließ- und Beckenbodenmuskeln diesen Stuhldrang halten konnten.

Kräftigere Muskeln halten besser

Muskeln, die man dehnt und anspannt, die trainiert man. Du weißt vom Sport, dass ein solches Training Muskeln stark macht. Und starke Muskeln brauchst du, wenn du etwas festhalten willst. So einfach ist das!

Aber natürlich solltest du doch regelmäßig, d. h. am besten zwei- bis dreimal am Tag, diese Übungen machen. Wie wäre es, wenn du sie morgens vor dem Frühstück, nachmittags, bevor du mit den Hausaufgaben anfängst oder raus zum Spielen gehst, und am Abend vor dem Einschlafen machen würdest? Sie dauern ja nur ganz wenige Minuten. Aber übertreibe es nicht mit diesem Training!

Was machen Max I und Max II?

Sie sollen noch besser aufpassen! Du hast ihnen das Schlafen in ihrer Arbeitszeit ja ziemlich abgewöhnt. Und ich glaube, es wird ihnen Spaß machen, gut aufzupassen, wenn sie wissen, dass in dieser Nacht mehr Pipi von den Nieren ankommen kann. Du passt ja auch besser auf, wenn du weißt, dass es spannend werden kann, oder?

Wie hilft dir Mutti?

Sie drückt dir die Daumen, dass es klappt. Sie unterstützt dich bei deinem Muskeltraining und macht dir Mut, wenn es nicht gleich beim ersten Versuch gelingt. Sie traut dir zu, dass du es schaffst! Und sie wäscht bei einem misslungenen Versuch deine Bettwäsche, ohne traurig zu sein.

Was tut Robbi?

Schau ihn dir an, er lächelt wieder, und vielleicht zwinkert er dir ein ganz klein wenig zu, weil er schon weiß, dass du es schaffen wirst, und er sich auf die nächste bunte Schuppe freut.

Und deine Klingelhose?

Ich denke, sie hat vor ein paar Wochen so viel arbeiten müssen, dass ihre Batterie vielleicht eine kleine Ruhepause vertragen kann. Du solltest das Gerät zwar weiterhin noch regelmäßig anziehen und auch anstellen, aber ich bin sicher, du wirst dafür sorgen, dass es nicht läuten muss.

Deine Klingelhose ruht sich ein wenig aus, aber sie wird nicht schlafen, denn wenn auch nur ein klein wenig Pipi auf das Läppchen kommt, wird sie ganz laut klingeln, um dir zu helfen, nicht das ganze Bett nass zu machen. Auch wenn sie ausruht, bleibt sie dein guter Freund und »Helfer«!

Ich denke, du und deine »Helfer«, die Mäxe und die Muskeln, ihr freut euch darauf zu zeigen, was ihr könnt, nämlich dafür zu sorgen, dass ihr dicht haltet, auch wenn mal eine Extraportion Flüssigkeit ankommt. Du brauchst dir also keine unnötigen Sorgen zu machen, sondern kannst dich darauf konzentrieren, dass du das Bett trocken lassen willst.

Deine Spielzeit hast du dir wirklich verdient

Du hast heute aber lange gut zugehört und mitgedacht! Dafür hast du eine extralange Spielzeit verdient. Vielleicht sagst du jetzt: »Geht doch gar nicht. So viel Zeit ist nicht mehr übrig!« Das ist richtig.

Nun ist es aber ganz wichtig, dass sich jeder an sein Versprechen hält. Wenn mir bei meinen kleinen Patienten ein Zeitnotproblem passiert, brauche ich natürlich eine Lösung dafür. Ich gebe meinen Patienten dann einen Gutschein für eine Spielzeit mit. Diesen Schein kann das Kind in der nächsten Stunde einlösen. Wie wäre es, wenn ihr es auch so macht?

Das rät euch deine Frau Doktor.

Spielzeitgutscheine sind ein praktisches Mittel, um Ihnen, wenn Sie in der wöchentlichen Übungsstunde wirklich knapp in der Zeit sind, ein bisschen Luft zu verschaffen. Sie sollten aber grundsätzlich die Abmachung mit Ihrem Kind einhalten und bei diesem wöchentlichen Termin nicht nur Pflichtprogramm absolvieren, sondern auch spielen.

Anleitung zum achtzehnten Schritt

Die achtzehnte Stunde sollte für Sie und Ihr Kind wieder einmal eine besonders schöne, gemütliche Zeit sein.

Vielleicht sind Sie meinem Vorschlag gefolgt und haben Ihrem Kind einen Gutschein für eine Spielzeit gegeben, den es einlösen kann, wenn es ihm (und auch Ihnen) passt. Vielleicht fanden Sie aber diesen Vorschlag nicht notwendig, da Sie doch die Therapiestunde Ihres Kindes beliebig ausdehnen können.

Warum ein Spielzeitgutschein?

Folgende Überlegungen haben mich veranlasst, Ihnen den Gutschein zu empfehlen.

Die Arbeit mit diesem Programm sollte ja regelmäßig einmal wöchentlich zu einer festen Zeit durchgeführt werden. Sie wird also vom Kind wie ein Termin erlebt. Wahrscheinlich hat Ihr Kind aber noch weitere Termine (Sport, Musik, Kirche usw.). Da Ihr Kind neben der Schule, den Hausaufgaben und seinen Terminen noch freie Spielzeit zu Verabredungen mit Gleichaltrigen braucht, sollten Sie diesen Therapietermin nicht unnötig verlängern.

Besprechen Sie in dieser Stunde mit Ihrem Kind das Aussehen seines Fisches, loben Sie es, und machen Sie ihm Mut für die kommende Woche.

Und dann soll die Spielzeit beginnen.

Achtzehnter Schritt

Hast du an deinen Gutschein gedacht? Ja, heute gibt es eine richtig lange, schöne Spielzeit. Und wenn dein Robbi sogar mehr bunte Schuppen in dieser Woche bekommen hat, als er in der vorigen Woche hatte, dann hast du ganz großartig trainiert!

Deine Fortschritte

Mutti braucht wahrscheinlich dein Bett nur noch selten neu zu beziehen, weil du oft trocken durchschläfst und an den anderen Tagen vielleicht nur noch das Läppchen und die Hose nass werden. Oder ist bei dir sogar die Hose oft auch trocken geblieben?

Ob du bald fünf oder sechs oder sieben trockene Nächte schaffst? Wahrscheinlich bist du jetzt immer ganz schnell wach, wenn die Klingel doch einmal läutet, oder?

> Übe noch ein bisschen weiter, denn du brauchst ja, wie du schon weißt, zwei ganz trockene Wochen, bevor Mutti unter deinen Robbi »geschafft« schreiben darf.

Schau, so kurz ist unsere Arbeitszeit heute, weil du so super bist und jetzt deine extralange Spielzeit auf dich wartet.

Genießt die Spielzeit

Weißt du, dass extralange Spielzeiten, die durch einen Gutschein zustande kommen, meist von meinen kleinen Patienten richtig geplant werden? Wir überlegen dann schon vorher, was wir in dieser tollen Zeit tun wollen, und bereiten vielleicht etwas vor, wenn wir z. B. basteln oder töpfern wollen. Manchmal möchte das Kind aber auch ein Spiel mitbringen, das richtig lange dauert. Oder es findet meinen Vorschlag ganz prima, in der nächsten Stunde auf unserem Garagenhof das Stelzenlaufen ein wenig zu lernen. Weißt du, wie anstrengend das ist, wenn man es noch nie gemacht hat und es ganz schnell lernen will?

Ich weiß es, und ich weiß auch, wie viel Freude es macht, wenn man es kann und die Fußbacken immer höher einzustellen wagt!

Und was macht ihr in eurer langen Spielzeit? Das würde ich jetzt gern wissen.

Dass ihr ganz viel Spaß dabei habt, wünscht euch deine Frau Doktor.

Anleitung zum neunzehnten Schritt

Wie weit ist Ihr Kind? Konnten Sie bereits eine ganze trockene Woche erleben? Dann wissen Sie es jetzt sicher, dass Ihr Kind in kurzer Zeit kein Einnässproblem mehr haben wird. Auch wenn in dieser Woche noch eine schwarze Schuppe gemalt werden musste, dürfen Sie glauben, dass Sie bald am Ziel sein werden.

Das Weckgerät – noch ein Muss

**Die Klingelhose®
hat sich als ein
bewährter
»Helfer« Ihres
Kindes herausgestellt. Es
hat sich an dieses
Hilfsmittel gewöhnt, und auch
wenn es schon
einige Nächte
trocken durchschläft, sollte es
die Hose noch anziehen. Sie gibt
Ihrem Kind ein
Gefühl der
Sicherheit.**

Wenn Ihr Kind aber eine ganze Woche trocken durchgeschlafen hat, kann es sein, dass es darum bittet, das Klingelgerät nicht mehr anziehen zu müssen. Bitte bleiben Sie hart. Das Gerät soll so lange getragen werden, bis das Kind wirklich 14 Nächte hintereinander trocken durchgeschlafen hat. Geben Sie auch einem noch so inständigen Betteln nicht nach.

Eine Ausnahme gilt

Möchte Ihr Kind aber wirklich sehr gern bei einem Freund oder bei Verwandten übernachten, weil es doch nun schon eine ganze Woche sein Bett nicht nass gemacht hat, so dürfen Sie für diese Nacht eine Ausnahme machen. Es kann Ihrem Kind ja sehr wichtig sein, dass der Spielkamerad, der von dem Training nichts weiß, das Weckgerät nicht sieht. Ich denke, dass Ihr Kind in einer solchen besonderen Nacht kein Einnässproblem haben wird. Wahrscheinlich wird es nicht sehr tief schlafen und ein- oder zweimal in dieser Nacht zur Toilette gehen. Auf jeden Fall sollten Sie aber zuvor mit dem Kind vereinbaren, dass in der folgenden Zeit die Klingelhose® wieder getragen wird.

Überraschungen kann es immer geben

Es gibt keine Gesetzmäßigkeit für den Verlauf der letzten Wochen. Ich erlebe immer wieder Überraschungen. Manchmal setzt ein Kind richtig zum Endspurt an und wird ganz schnell endgültig trocken. Dann wieder scheint ein Kind fast den Rückwärtsgang eingelegt zu haben, und die Familie ist der Verzweiflung nahe. Doch glauben Sie mir, ich bleibe zuversichtlich, und auch dieses Kind wird trocken! Und das bleibt es, auch wenn ein Rückfall, den es einige Wochen nach dem Therapieende häufiger gibt, sofort wieder mit dem Weckgerät behandelt wird. Darüber werde ich später noch berichten. Jetzt haben Sie erst einmal genügend Grund, sich mit Ihrem Kind zu freuen.

Wenn das Ziel erreicht ist

Versuchen Sie, Ihr Kind zu motivieren, bald die als Ziel gesetzten zwei trockenen Wochen zu erreichen. Überlegen Sie sich, wie Sie die 14. bunte Schuppe in Folge feiern wollen.

Dann ist die Zeit wieder da, in der Ihr Kind das Weckgerät am Abend nicht mehr anziehen soll. Nun kann es auch einen Freund zum Übernachten einladen, der von dem eigentlich doch schon bewältigten Einnässproblem Ihres Kindes nichts weiß. Wenn Ihr Kind sich auf einen solchen Übernachtungsgast freut, wird es mit großer Wahrscheinlichkeit trocken bleiben. Sie dürfen es ruhig wagen!

Neunzehnter Schritt

Nun, wie sieht dein Robbi aus? Hast du es vielleicht schon einmal geschafft, eine ganze Woche hintereinander oder vielleicht sogar noch ein paar Tage länger ein trockenes Bett am Morgen zu haben, ohne dass die Klingel geläutet und dich geweckt hat? Dann bist du wirklich toll bei der Sache, und Mutti kann stolz auf dich sein! Übe fleißig weiter, du hast sicher bald zwei ganz trockene Wochen geschafft. Dann bist du am ersten großen Ziel und sollst nur noch beweisen, dass du diese Leistung halten kannst.

Feiern Sie die vierzehnte trockene Nacht mit Ihrem Kind. Ein ganz großes Ziel ist erreicht, beinahe schon das Endziel, und entsprechend sollte die Belohnung die am besten unerwartete Erfüllung eines Herzenswunsches sein, der nicht materiell teuer sein muss.

Wenn es zu einem Rückfall kommt

Ich will euch schon jetzt erzählen, was bei meinen kleinen Patienten häufig passiert, wenn sie bereits einmal zwei Wochen oder sogar noch ein paar Tage länger trocken gewesen sind. Plötzlich sind da wieder mehrere nasse Nächte, manchmal sogar hintereinander. Dann kommt das Kind ganz traurig zu unserer Stunde, und auch die Mutter wirkt sehr enttäuscht. Beide lassen die Köpfe hängen und fragen mich: War all die Mühe umsonst? Natürlich nicht!

Das ist doch nur eine kleine Störung, so wie du nach einem Gewitter doch auch oft noch ein bisschen Donner hören kannst. Du hast dann

187

doch auch nicht Angst, dass jetzt gleich wieder ein riesiges Gewitter folgen wird, oder? Bei dem Rumpeln, das du hörst, denkst du bestimmt: »Das macht nichts. Der Blitz, der diesen Donner verursacht hat, ist schon ganz weit weg. Die Gewitterwolken, aus denen der Blitz kam, kommen nicht mehr zurück.«

Und so ist das auch mit dir und dem nassen Bett.

Sollte es dir in kurzer Zeit so ergehen, dann brauchst du dich nur daran zu erinnern, dass ich dir davon schon erzählt habe. Dann wirst du nicht so schrecklich enttäuscht sein und denken: »Sie will mich ja nur trösten!«

Wie es jetzt aussieht, hast du wohl bald dieses wichtige Ziel erreicht, nämlich die 14 trockenen Nächte hintereinander. Du weißt, dann hast du es geschafft! Dann fehlt nur noch ein klitzekleines Schrittchen, bis du es ganz endgültig geschafft hast. Das zeigst du dann mit dem bunten Monats-Robbi.

Zwei Erfahrungen, die immer wieder bestätigt werden

Deshalb sage ich dir schon heute, dass ich diese beiden Dinge ziemlich sicher weiß:

● Wenn ein Kind wirklich will, wird es trocken werden, auch wenn es vielleicht ein bisschen länger dauert.

● Wenn ein Kind schon ziemlich trocken war, und es kommt ein Rückfall, so wird es doch in kurzer Zeit endgültig trocken sein, wenn es noch ein wenig Geduld hat und so weiterübt, wie ich es ihm rate.

Warum ich das weiß? Weil ich es schon ganz oft erlebt habe, logo!

Warum also sollte es bei dir anders sein?

Jetzt geht es in den Endspurt

Nun denke ich aber, dass du noch fleißig übst, um die zwei Wochen hintereinander trocken zu bleiben. Vielleicht überlegt ihr einmal, ob ihr nicht den ein oder anderen Rat, den ich euch bisher gegeben habe, noch einmal ganz bewusst anwendet. Vielleicht willst du noch einmal ein Wettspiel machen, bei dem du dir etwas ganz Besonderes als Gewinn aussuchst. Oder du redest abends mit den Mäxen ein besonders strenges Wort.

Oder hast du einen prima Reim, den du dir beim autogenen Training überlegt hast, der dir jetzt ganz oft hilft, morgens ein trockenes Bett zu haben?

Die Smileys freuen sich mit

Weißt du, ob Mutti schön brav das Protokoll von der Klingel führt? Manche Muttis malen in jede Spalte einer trockenen Nacht einen Smiley. Und wenn das Kind dann zu mir kommt, fragt es schon bei der Begrüßung: »Schätzen Sie einmal, wie viele Smileys habe ich?« Hat das Kind mehr, als ich geschätzt habe, so bekommt es eine etwas längere Spielzeit.

Du siehst, eigentlich spielen wir jetzt oft sehr lange und arbeiten gar nicht mehr hart, weil das Kind ja schon alles ziemlich gut kann. Es muss halt nur etwas sicherer werden und darf bei einem kleinen Rückfall nicht gleich ganz traurig sein. Der endgültige Erfolg kommt ganz bestimmt, weil das Kind ja schon so vieles gelernt hat. Das war bisher bei allen meinen kleinen Patienten so.

Dass der Erfolg auch bei dir ganz schnell kommt, das wünscht dir deine Frau Doktor.

Anleitung zum zwanzigsten Schritt

Dieser Teil des Programms erscheint manchen Kindern recht langweilig, weil es keine neuen Übungen mehr zu erlernen gibt. Sie haben keine Lust dazu, schon wieder einen Robbi anzumalen.

Abwechslung vom Robbi

Damit es nicht langsam zu »doof« und »immer das Gleiche« wird, könnte Ihr Kind zur Abwechslung eine Blume anmalen. Sie können sich aber auch irgendetwas anderes einfallen lassen, was Ihrem Kind Freude bereitet.

Manche meiner kleinen Patienten wünschen sich ein Puzzle oder ein Legofahrzeug, von dem sie dann für jede trockene Nacht eine Anzahl von Puzzleteilen oder Steinen bekommen, so dass sie in etwa zwei Wochen ihr Puzzle oder Fahrzeug fertig stellen können.

Wenn Ihrem Kind der Robbi zu eintönig ist, geben Sie ihm doch ein anderes Bild zum Ausmalen. Vielleicht interessiert es sich für Autos, und so bietet es sich an, die Umrisse eines richtig tollen Sportflitzers für jede trockene Nacht ein Stück mehr anmalen zu lassen.

> Wichtig ist, dass Ihr Kind weiter mit Spaß bei der Sache ist. Vergessen Sie nicht, Ihrem Kind hin und wieder zu sagen, wie froh Sie sind, dass Sie beide nun schon so kurz vor dem Ziel stehen.

Rückfall wegen Stress?

Sollten Sie bei Ihrem Kind nach schon vielen trockenen Nächten nun plötzlich wieder mehrere nasse Nächte erleben, dann lesen Sie bitte nochmals nach, was ich Ihnen zum Thema »Stresstage« gesagt habe. Überlegen Sie gemeinsam, ob es etwas gibt, was Ihr Kind bedrückt, und versuchen Sie, am Abend herauszufinden, was für ein Tag es war. War es ein Belastungstag, dann haben Sie vielleicht doch die Möglichkeit, diesen noch zu verändern, so dass die folgende Nacht trocken bleiben kann.

Das Ziel ist erreicht

Vielleicht aber blättern Sie in den Texten des vorherigen Kapitels und schauen dort, ob Sie aus der Trainingsanleitung für Kinder, die ohne Weckgerät geübt haben, noch die ein oder andere Anregung als Mutmacher für Ihr Kind aufgreifen können.

Jetzt in den letzten Wochen des Trainings, in denen der Monats-Robbi angemalt wird, gibt es eigentlich keinen Unterschied mehr zwischen den Therapiewegen. Die Wege haben sich getroffen, könnte man sagen, denn auf beiden Wegen haben die Kinder das Ziel erreicht, das da hieß: 14 Tage geschlafen zu haben, ohne dass das Bett nass geworden ist!

Das Weckgerät hat seinen Dienst getan

Auch Ihr Kind, das seinen Trainingsweg in den letzten Monaten mit dem Weckgerät ging, hat diesen »Helfer« nicht mehr oder nur noch in Ausnahmesituationen kurzzeitig nötig!

Manchmal kommt es vor, dass das Weckgerät für ein Kind so selbstverständlich war, dass ein kleines »Entwöhnungsprogramm« nötig war. Schläft Ihr Kind trocken durch, ermutigen Sie es dazu, die Klingelhose® nur noch jede zweite Nacht anzulegen, nach einer Weile nur noch jede dritte Nacht usw. Bestärken Sie es nach jeder trockenen Nacht, und bald wird es auch ohne »Sicherheitsnetz« trocken durchschlafen.

Zwanzigster Schritt

Wenn du zu den Kindern gehörst, die schon fast am Ziel sind, weil die Klingel schon richtig lange nicht mehr geläutet hat, und du nun plötzlich doch wieder durch die Klingel geweckt wurdest, wirst du vielleicht sauer sein. Ganz bald hättest du die 14. Schuppe bunt angemalt. Und nun ist da wieder diese Klingelhose! Du bist es jetzt aber endgültig leid. Noch einen Robbi willst du jetzt bestimmt nicht anmalen. Was brauchst du also? Mut und eine kleine Veränderung!

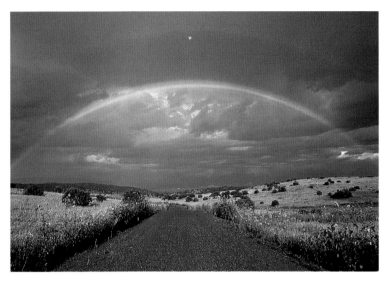

Während dieses Programms waren manche Nächte so schlecht wie richtig übles Regenwetter, doch jetzt liegen sonnige Zeiten vor dir, und die Mühe hat sich gelohnt!

Eine Pause für Robbi

Du solltest wirklich deinen Robbi sich ein wenig ausruhen lassen. Vielleicht magst du etwas anderes anmalen? Schau in den Anhang. Dort findest du auf Seite 217 eine Blüte. Gefällt sie dir? Stell dir einmal vor, wie schön sie aussehen wird, wenn du sie ganz bunt angemalt hast.

Manche meiner kleinen Patienten wollen sie nur mit einer Farbe anmalen, z. B. mit Gelb. Dann wird es eine wunderschöne Sonnenblume. Eine solche gelungene Blume lassen die Kinder manchmal als Helferblume lieber im Kinderzimmer hängen, als einen Helferfisch. Weißt du, warum? Weil viele Kinder Blumen aufhängen und niemand ahnt, dass diese Blume eine Erfolgsblume bei einem »Pipi-ins-Bett-machen«-Problem ist.

Ein Grund, stolz zu sein

Meist malen die Kinder dann zum Schluss doch noch einen Monats-Robbi, den du im Anhang auf Seite 216 findest, schön bunt an und hängen ihn auf. Wenn der fertig ist, haben sie es nämlich ganz richtig geschafft. Sie haben bewiesen, dass sie sehr viele Wochen hintereinander kein nasses Bett mehr hatten.

Sag deiner Mutti ruhig, wenn du ein anderes Bild zum Ausmalen haben möchtest. Vielleicht hat sie auch noch andere Ideen, wie sie dich beim Erreichen deines Ziels, erst 14 Nächte und dann einen ganzen Monat lang trocken durchzuschlafen, noch mehr unterstützen kann.

Nun sind sie so stolz auf sich, dass sie einem richtig guten Freund manchmal gern erzählen, was der Robbi bedeutet und wie er ihnen geholfen hat, ein Problem, das sie einmal hatten, nicht mehr zu haben.

Du kannst anderen helfen

Da die meisten Menschen irgendwann irgendwo ein Problem haben, werden meine kleinen Patienten oft recht erfinderisch, um ihren Freunden bei deren Problemen als Helfer zur Seite zu stehen. Sie machen ihnen Mut, indem sie ihnen sagen: »Ich habe es geschafft, und du wirst es auch schaffen!« Und wenn ein solcher Freund dann sehr skeptisch fragt: »Woher weißt du das?«, was werden sie dann antworten? Richtig: »Weil ich es bei mir selbst erlebt habe, logo!«

Deine Klingelhose hat ausgedient

Wenn du zu den Kindern gehörst, die nun bereits zwei Wochen hintereinander trocken sein können, bist du am ersten wichtigen Ziel. Und ich sage dir: Du brauchst deine Klingelhose nie mehr anzuziehen, wenn du auch weiterhin trocken bleibst.
Du kannst sie in deinen Schrank legen. Dort kann sie sich ausruhen.

Dein Monats-Robbi macht auch anderen Mut

Bravo, das hast du ganz großartig gemacht!
Du solltest jetzt den Monats-Robbi anmalen, um uns allen zu beweisen, dass dein großartiger Erfolg anhält. Außerdem ist ein solcher Robbi ein »Super-Mutmacher-Helfer-Fisch« für dich, wenn dir später mal ein kleiner Rückfall passieren sollte, oder er ist es für ein anderes Kind, das auch ein Einnässproblem hat und dem du dann bei seinem Training ganz viel Mut machen kannst.

Wenn kleine Störgewitter aufziehen

Wenn du in dieser Zeit des Monats-Robbis einmal ein nasses Bett hast, dann macht das nichts. Das kann doch jedem einmal passieren!
»Einmal ist keinmal« – kennst du dieses Sprichwort? Einmal ein nasses Bett zu haben, das kann doch wirklich jedem passieren.

»Einmal ist keinmal« – kennst du dieses Sprichwort? Einmal ein nasses Bett zu haben, das kann doch jedem einmal passieren. Das ist wirklich kein Grund zur Beunruhigung.

Wenn du aber in einer Woche doch noch einmal zwei nasse Nächte erleben solltest, dann zieh einfach die Klingelhose wieder an. Es ist nicht schlimm und geht auch ganz bestimmt nicht wieder alles von vorne los. Es ist nur eine kleine Störung, eine Unsicherheit, und du weißt ja, dass die Klingelhose ein Freund und »Helfer« ist. Also zieh sie nur ruhig an. Du wirst sehen, dass du ganz schnell wieder 14 trockene Nächte erleben wirst. Dann legst du deine Klingelhose wieder in den Schrank. Es kann sein, dass du sie nie mehr brauchst, es kann aber auch sein, dass noch ein- oder zweimal eine kleine Störung kommt. Das macht aber nichts.

Wir erleben das auch hin und wieder und sagen uns: »Das ist nur ein kleines Gewitter, das schnell vorüberziehen wird, und keine riesengroße Katastrophe.«

Bald ist der Monats-Robbi ganz bunt

Nun heißt es nur noch zu beweisen, dass du auch richtig lange, viele Wochen hintereinander dein Bett nachts nicht mehr nass machst.

Die Kinder in meiner Praxis kommen nicht mehr wöchentlich zu mir, wenn sie einen Monats-Robbi anmalen. Dazu brauchen sie mich nun wirklich nicht. Und Mut haben sie nun ganz viel. Manchmal rufen sie mich an und erzählen mir, wie schön es jetzt bei Ihnen zu Hause ist, wie sehr sie sich auf den nächsten Schulausflug oder die Ferien bei Verwandten freuen.

Wenn der Monats-Robbi fertig ist, kommen die meisten noch einmal zu einer ganz tollen Spielstunde. Dann erfahre ich, welcher ganz große Wunsch in Erfüllung gegangen ist als Belohnung für den schönen, bunten Monats-Robbi.

Wenn man auf Nummer Sicher gehen will

Weißt du, dass meine Patienten mir manchmal erzählen, dass sie ihre Klingelhose bei der ersten Ferienreise nach dem Trockenwerden in den Koffer gepackt haben, nur so zur Sicherheit? Ich glaube, es hat sie keiner von ihnen gebraucht, aber sie wäre da gewesen für den Fall der Fälle. Und das hat schon gereicht, damit das Kind sich sicher fühlen und trocken durchschlafen konnte.

Und der Urlaub war zum ersten Mal so richtig schön!

Das sagt dir deine Frau Doktor.

Nun ist es wirklich nur noch ein winziger Schritt. Du siehst, es hat sich gelohnt, dass du monatelang gut mitgearbeitet hast. Du hast in erster Linie aus eigener Kraft dein Problem beseitigt, doch Mutti und die anderen »Helfer« haben dich tatkräftig unterstützt.

Was ich noch sagen wollte

Sie haben es geschafft, und auch ein kleiner Rückfall, wie er in vielen Fällen vorkommt, kann das Ergebnis nicht mehr grundlegend ändern. Dank intensiven Bemühens ist Ihr Kind trocken geworden, und Sie werden erleben, welch eine Freude und Erleichterung das für die ganze Familie ist.

Wenn doch einmal ein richtiger Rückfall dir Sorgen macht, dann lies gemeinsam mit Mutti den neunzehnten Schritt aus dem vorigen Kapitel. Ihr habt doch jetzt so viel Übung im Mutmachen und Etwas-Schaffen, dass ein kleiner Rückfall von euch ganz schnell beseitigt wird, stimmt's?

Schlussbetrachtung

Ein ganz großes Lob gebührt Ihnen, da Sie nun dieses Buch weglegen können, weil Ihr Kind mit Ihrer Hilfe trocken geworden ist. Sie haben trotz mancher, vielleicht schwerer Zweifel durchgehalten, haben an den Erfolg Ihres Kindes geglaubt und damit maßgeblich zum Erfolg – Ihrem gemeinsamen, großen Erfolg – beigetragen.

Eine große Herausforderung

Vielleicht standen Sie in diesen vergangenen Monaten zum ersten Mal vor einem Problem, das so lange so viel Ausdauer und wirklichen Einsatz von Ihnen und Ihrem Kind forderte. Sie haben durchgehalten und sich bewiesen, wie stark jeder von Ihnen beiden sein kann!

Sie, Ihr Kind, ja die ganze Familie haben erfahren, was es bedeutet, gemeinsam stark zu sein. Eine Erfahrung, die viel wert ist.

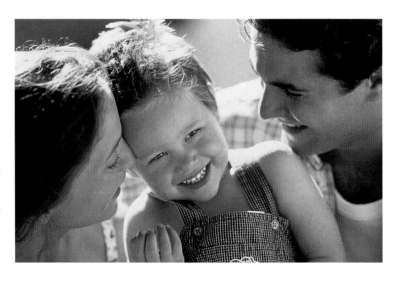

Denn Sie haben die Hoffnung auf einen Erfolg nicht aufgegeben, obwohl Sie vor dem Einsatz des Weckgeräts wahrscheinlich eine entmutigende Zeit zu überstehen hatten. In dieser Phase, in der es meist der Mutter sehr schwer fällt, an einen Erfolg zu glauben, scheint auch das Kind oft sehr mutlos zu sein. Sätze wie »Lass uns aufhören, ich bin halt ein Bettnässer, das ist nicht zu ändern!« können sehr bedrückend sein, aber einem auch die Kraft geben, diesen Inhalt nicht zu akzeptieren.

In dieser Situation zeigen Mütter oft plötzlich erstaunlich viel Kraft und Bereitschaft zum weiteren Üben.

Das Verhältnis zwischen Ihnen und Ihrem Kind

Sie wissen, dass Sie und Ihr Kind einander geholfen haben. Sie waren ein wichtiger Mutmacher für Ihr Kind. Aber vielleicht haben Sie auch an dem ein oder anderen Tag während dieses Trainings gespürt, dass Sie nahe daran waren aufzugeben. In solchen Momenten hat vielleicht die Erwartung auf Zuversicht und Hilfe von Ihnen, die aus den Augen Ihres Kindes sprach, Ihnen die Kraft gegeben, weiter diesen Weg zu gehen.

Ich meine des Öfteren, am Ende einer Therapiezeit eine veränderte Beziehung zwischen Mutter und Kind zu bemerken. Die unterschiedlichen Persönlichkeiten von Mutter und Kind treten für mich deutlicher hervor. Sie »hängen« weniger aneinander, sondern sie lassen stolze, sichere Verbundenheit erkennen. Sprechen wir darüber, so sagt die Mutter meist, das Kind sei selbstsicherer, fröhlicher und erwachsener geworden. Und es klingt viel Freude, Stolz und Einverständnis, manchmal auch ein wenig Wehmut wegen des Erwachsenwerdens aus diesen Worten. Eine solche Mutter hat aber erkannt, dass das Kind ihr nahe ist, auch wenn es mit jedem Tag und jedem kleinen Entwicklungsschritt ein Stückchen weiter in sein eigenes Leben wächst.

Nicht nur Ihr Kind, auch Sie selbst haben die Erfahrung gemacht, dass man einiges, manchmal unglaublich Wirkendes schaffen kann, wenn man es sich fest genug vornimmt und genug Zeit und Engagement investiert. Gerade die Familie ist diesen Aufwand fraglos wert.

Der Erfolg macht stark und selbstbewusst

Mutter und Kind haben erfahren, dass sie mutig Probleme angehen können. Sie wissen nun, dass sie erfolgreich sein können, wenn sie den für diesen Menschen und dieses Problem richtigen Weg suchen, denn es gibt meist mehrere Wege, die ans gleiche Ziel führen.

195

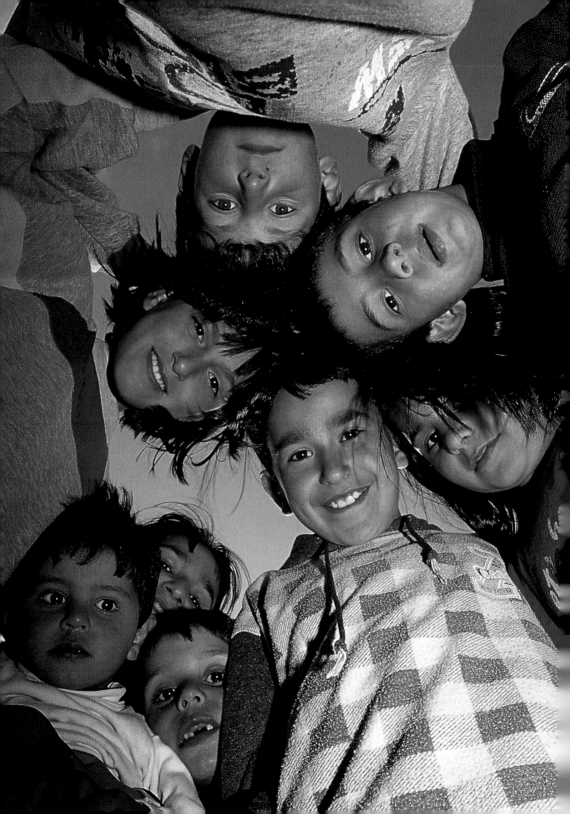

BEISPIELE AUS DER PRAXIS

Sie haben in den bisherigen Kapiteln dieses Buchs einerseits grundlegende theoretische Informationen über den Problembereich Bettnässen erhalten, andererseits habe ich Ihnen ein umfangreiches Programm mit Anleitungen und Vorlesetexten zum Trockenwerden Ihres Kindes an die Hand gegeben. In den nachfolgenden Fallbeschreibungen möchte ich Ihnen zeigen, dass Sie und Ihr Kind mit seinem Problem bei weitem nicht allein sind und dass es so viele Wege zum Erfolg gibt wie Patienten, die zu mir in die Sprechstunde kamen.

Sie werden es auch an den Fallbeispielen sehen: Der Erfolg stellt sich über kurz oder lang ein, egal, wie hoffnungslos die Situation manchmal scheint. Der Glaube an diesen Erfolg und die Beharrlichkeit werden belohnt.

Fallbeschreibungen

Katharina

Katharina war sechs Jahre alt und nässte noch regelmäßig bis auf ganz seltene Ausnahmen jede Nacht ein. Sie hatte einen vierjährigen Bruder, der seit einigen Monaten trocken durchschlief. Den Eltern war aufgefallen, dass sich das Mädchen seit dem letzten Besuch der Großmutter immer mehr zurückzog und den Bruder häufiger kniff oder schlug, obwohl er ihr nichts getan hatte.

»Es muss etwas vorgefallen sein«, meinte die Mutter, »denn so kennen wir unsere Tochter nicht.«

Die Eltern hatten Katharina liebevoll befragt, doch das Kind schwieg abweisend. Passierte dem Bruder ein kleines Missgeschick, blühte Katharina auf, schmiegte sich an die Mutter und wollte immer wieder bestätigt bekommen, dass sie im Alter von vier Jahren nicht so ungeschickt gewesen war. An einem solchen Tag spielte Katharina sehr gern in Mutters Nähe und wollte häufig hören, dass sie Muttis großes vernünftiges Mädchen sei.

Großmutters Rat

Die Frage, ob sich seit dem Besuch der Großmutter etwas in der Familie verändert habe, wurde verneint. Erst im weiteren Gespräch zeigte sich, dass nach diesem Besuch keine Windelhosen mehr gekauft worden waren. Zwar hatte Katharina noch die in der Familie vorhandenen Pampers getragen, aber die Mutter war dem Rat der Großmutter gefolgt und hatte keine neue Packung besorgt. Hatte die Großmutter doch zu bedenken gegeben, dass Katharina nicht trocken werden könnte, wenn sie das Einnässen dank der saugfähigen Windel nicht bemerke.

Die neue Situation

Wie hatte Katharina diese Veränderung erlebt? Ihr Einnässen war für sie normal; der Bruder tat es ja auch. Die Pampers wurden am Morgen entsorgt, das Bett war trocken geblieben. Es gab also kein Problem.

Nun wurde der Bruder trocken. Katharina erfuhr, dass die Eltern sich darüber sehr freuten. Der Bruder konnte etwas, was sie nicht konnte. Eine Verunsicherung war da. Da die Mutter aber unverändert liebevoll mit Katharina umging und die Pampers eine wirkliche Belastung durch das Einnässen verhüteten, war für Katharina die Welt in Ordnung, bis die Großmutter kam.

Katharina hatte zwar noch eine kurze Zeit weiterhin nachts Pampers getragen, aber sie hatte erleben müssen, dass der kleine Bruder als »Omas Großer« gelobt wurde und sie nun »wegen ihm« und der Großmutter auf die Windelhose verzichten musste. Das bedeutete aber, an jedem Morgen ein nasses Bett zu haben und zunehmend Enttäuschung, vielleicht sogar Ekel bei der Mutter zu erleben.

Katharinas Entscheidung

Für Katharina war der kleine Bruder der Schuldige, der aus einer fröhlichen Morgenstunde eine bedrückende, kränkende Situation gemacht hatte. Lag es nicht nahe, dass sie ihn dafür strafen wollte?

Das Mädchen antwortete erwartungsgemäß auf die Frage »Wer will, dass du keine Pampers mehr anziehst?« mit »Omi!«.

Sie erzählte weiter, dass die Windelhose doch sehr praktisch sei und sie nicht wisse, warum Mutti nun so gern dauernd wasche.

Erstaunt horchte sie auf, als ihr gesagt wurde, sie könne ganz allein entscheiden, was sie wolle: entweder ab morgen wieder Pampers tragen oder lernen, wie sie ganz schnell trocken wird.

Ungläubig schaute Katharina von einem zum anderen, bevor sie ein Lächeln zeigte, zur Mutter auf den Schoß kletterte, sie umarmte und »trocken werden« sagte.

Ein schneller Erfolg

Dieses Mädchen ging wirklich mit Siebenmeilenstiefeln durch das Trainingsprogramm. Sie hatte sich das Ziel gesetzt, bis zur Einschulung trocken zu sein. Sie überraschte mich von Woche zu Woche mit ihren Erfolgen. Sie wollte und sie schaffte viel.

Und als dann doch ein heftiger Rückschlag kam, der das gesetzte Ziel zu gefährden schien, hatte die Großmutter einen wunderbaren Vorschlag. Sie lud Katharina zu sich nach Süddeutschland ein, weil dort die Sonne schien, während es bei uns sehr viel regnete. So kam Katharina aus ihrer »Regenfront« heraus. Der »Wetterbericht«, den die Eltern am Telefon hörten, zeigte tatsächlich »Sonne«. Katharina ist dann auch zu Hause trocken geblieben.

Diese Familie hat gezeigt, welchen Stellenwert die Zuversicht in diesem Programm hat. Nicht immer gelingt es, einen solchen geraden Erfolgsweg zu gehen.

Katharina war im Grunde sehr bereit, ihr Einnässproblem abzulegen, doch in der Familie hatte sich dank der Trainingpants alles gut eingespielt. Der entscheidende Anstoß kam zur rechten Zeit.

Wenn das Ziel nahe ist, lohnt es sich noch einmal alle Kräfte zu mobilisieren. Katharina hat es geschafft.

Konrad

Konrad, zehn Jahre alt, war das dritte von vier Kindern der Familie. Er nässte zu Hause in jeder Nacht ein, im Urlaub aber war sein Bett meist trocken geblieben. Eine mögliche Erklärung dafür lag in der unterschiedlichen Familienatmosphäre zu Hause und am Urlaubsort. Im Alltag gab es häufig Auseinandersetzungen der Familie mit dem ältesten, recht oppositionellen Sohn, die der sehr friedliebende Konrad nur schwer ertrug.

Ausnahmesituation Urlaub

In den Urlaubswochen widmeten sich die Eltern fast ausschließlich den Kindern. Konrad genoss diese Zeit, in der auch der große Bruder, den er wegen seiner zahlreichen Interessen und Fähigkeiten sehr bewunderte, an den Unternehmungen der Familie bereitwillig teilnahm oder mit ihm sportlichen Betätigungen (Schwimmen, Skilaufen) nachging und dabei Konrads gute Leistungen anerkannte.

Konrad wollte die vermehrte Aufmerksamkeit, die er durch das Trainingsprogramm erfuhr, zu schnell mit zu großen Erfolgen zurückgeben. Es war nicht verwunderlich, dass er bald an den hohen Zielen, die er sich selbst gesteckt hatte, scheiterte.

Da die Eltern des Jungen beruflich sehr stark engagiert waren – die Mutter arbeitete trotz der großen Familie mit viel Freude in Teilzeitarbeit in einem sozialen Beruf –, fanden sie nicht immer die Zeit für Konrad, die dieser sich wünschte.

Lange hatte der Junge das Einnässen als ein Problem angesehen, mit dem er die Mutter möglichst nicht belasten wollte. Da Konrad sehr zierlich war, konnte er noch handelsübliche Pampers tragen, so dass durch sein Einnässen kein wesentlich vermehrter Wäscheanfall zustande kam.

Da der Junge im Sommer an einer mehrtägigen Klassenfahrt unbedingt teilnehmen wollte, er aber in diesen Tagen einzunässen fürchtete, drängte er die Mutter, ein Training zu beginnen.

Konrads Ehrgeiz

In den ersten Wochen des Trainingsprogramms war Konrad recht erfolgreich. Er steckte sich von Woche zu Woche sehr hohe Ziele, die er bald nicht mehr erreichen konnte, war aber nicht bereit, kleinere Erfolgsschritte zu akzeptieren. Er wollte den Mut nicht verlieren, strapazierte aber die Eltern und Geschwister sehr häufig mit Reden über das Training und seinen großen persönlichen Einsatz. Es blieb nicht aus, dass der Junge bald anstelle von Zuwendung und Unterstützung Ablehnung oder Nichtbeachtung von den einzelnen Familienmitgliedern erfuhr.

Da die Familie Krankheit und Tod des Großvaters und weitere Erziehungsprobleme bei den älteren Geschwistern bewältigen musste, rückte das Einnässproblem des Jungen völlig in den Hintergrund, und das Training wurde bald eingestellt.

Der zweite Anlauf

Einige Monate später begann der Junge erneut mit dem Training. Er konnte akzeptieren, dass er mit sich Geduld haben musste.

Da er das Programm gut kannte, erhielt er auf eigenen Wunsch nur eine begrenzte Unterstützung durch die Mutter.

Konrad erlebte Erfolge und konnte bald zulassen, dass ihm die Mutter bei geringerem Erfolg wieder zur Seite stand. Gemeinsam schafften Mutter und Kind das endgültige Trockenwerden.

Robert

Robert, neun Jahre alt, hatte zwei ältere Schwestern und einen einjährigen Bruder.

Sein regelmäßiges Einnässen wurde bisher von der zweiten Frau seines Vaters mit viel Geduld ertragen. Seine leibliche Mutter, bei der er jedes zweite Wochenende mit seinen Schwestern verbrachte, hatte das Einnässen als nicht zu ändernd hingenommen, dieses »Schicksal« also akzeptiert.

Die Eltern hatten seit der Einschulung des Jungen immer wieder versucht, durch viel Zuwendung und kleine Versprechen ein Trockenwerden zu erreichen, waren aber letztlich erfolglos geblieben. Auch ein Versuch mit dem Einsatz eines Weckgeräts war gescheitert. Dennoch hofften Eltern und Kind, dass nun ein Weg begonnen wurde, der zum Erfolg führen würde.

Nicht nur Robert war sehr motiviert mitzuarbeiten, sondern alle in der Familie nahmen Anteil, indem sie den Jungen anspornten und Freude über kleinste Veränderungen zeigten. Das half dem Jungen natürlich sehr.

Hat das Kind den ausdrücklichen Wunsch, nicht so stark beim Programm unterstützt zu werden, so ist es sicher besser, nicht gegen seinen erklärten Willen zu handeln. Das ist jedoch eine Ausnahme, denn meist brauchen die Kinder die vermehrte Aufmerksamkeit und Unterstützung.

Die Vorgeschichte

Robert schrieb in seinen Tokenplan den Wunsch, »im Kinderbett zusammen mit dem Brüderchen schlafen zu dürfen«, ein lang gehegter, bisher unerfüllter Wunsch. In seinem Unterbewusstsein sehnte er sich nach der heilen Welt, die zerstört worden war, als die Mutter in seinem dritten Lebensjahr die Familie verließ. Der Vater hatte mit Hilfe der Großeltern über eine längere Zeit die Kinder betreut und war nach Jahren eine zweite Ehe eingegangen. Robert hatte regelmäßig Kontakt zur leiblichen Mutter, die ihn sehr verwöhnte. Doch musste er auch jahrelang erbitterte Auseinandersetzungen der Erwachsenen miterleben, bevor die jetzige Familienkonstellation gerichtlich gesichert wurde. Obwohl Robert nun das Bild eines glücklichen Kindes bot, das Geborgenheit in seinem jetzigen Zuhause und auch liebevolle Zuwendung bei den regelmäßigen Kontakten mit der leiblichen Mutter erlebte, hatte er sein frühes Trauma nicht ausreichend verarbeitet.

Erste Erfolge

Auch wirklich sehr tiefer Schlaf, der manchmal nicht einmal durch ein Weckgerät vertrieben werden kann, ist schlussendlich kein Hindernis zum Trockenwerden. Der Anreiz, wirklich wach zu werden, muss einfach groß genug sein.

Bezüglich seines Belohnungswunsches überzeugte ein kurzes Gespräch die Mutter, dass der kleine Sohn keinen Schaden nehmen würde, wenn beide Jungen in einer solchen Nacht nicht die gewünschte Ruhe fänden. Robert genoss es, am Morgen wie ein Baby aus dem Bettchen geholt zu werden. Er kündigte an, für die nächste bunte Schuppe wolle er mit »einen Tag gefüttert und herumgetragen werden« belohnt werden. Der Wunsch wurde akzeptiert, doch tauschte er seine zweite bunte Schuppe dann doch lieber gegen »mit Papa auf dem Schlagzeug spielen« ein.

Richtig wach werden

Roberts Erfolge waren sehr schwankend. Deshalb wurde das in der Familie vorhandene Weckgerät eingesetzt. Trotz des Weckgeräts und der Bemühungen durch Vater oder Mutter wurde der Junge nachts nicht richtig wach. Er ging wie ein Schlafwandelnder zur Toilette und erledigte, was von ihm verlangt wurde, ohne wirklich zu wissen, was er tat. Robert brauchte einen Anreiz, der so verlockend für ihn war, dass er wach werden wollte. Und dieses Ziel sollte möglichst häufig erreicht werden.

Der Vater hatte einen Vorschlag, der bei dem Jungen auf große Freude stieß: Da Vater und Sohn begeisterte Anhänger eines bekannten Fußballvereins waren, sollte jeden Abend ein anderer Name eines Spielers dieses Vereins vereinbart werden, den der Junge, sobald er nachts durch die Klingelhose und die Eltern geweckt wurde, nennen sollte. Nannte er den richtigen Namen, so bekam er einen Punkt. Waren elf Punkte erreicht, so wollten Vater und Sohn zu einem Spiel dieser Mannschaft gehen. Robert wurde von nun an wach und wusste den jeweiligen Namen! Er bekam seine Belohnung.

Hindernisse kurz vor dem Ziel

Die Bedingung für das Erlangen eines Punktes wurde im weiteren Verlauf umgewandelt in »allein von der Klingel geweckt werden und richtig wach sein«. Denn es ist ein Ziel dieses Behandlungsprogramms, dass der kleine Patient lernt zu akzeptieren, dass das Einnässen sein persönliches Problem ist. Er kann es durch seinen Einsatz verändern und beseitigen. Die Hilfen, die er durch die Eltern und dieses Programm erhält, können ihn letztlich nur in seinem Tun unterstützen.

Robert hatte nun wirklich viel Erfolg. Doch als er dem Ziel schon recht nahe war, kamen Rückschläge. Aber in Roberts Familie fand sich auch in trüben Tagen immer einer, der ihm sagte: »Und ich bin sicher, dass du es doch schaffst.«

Wenn die Freude zu sehr aufregt

Und so schaffte der Junge sein Ziel. Er hatte viele Wochen morgens ein trockenes Bett erlebt, als in größeren Abständen das Einnässen wieder auftrat. Der Mutter fiel auf, dass es immer vor einem besonders schönen Tag stattfand. Konnte es sein, dass auch freudige Erwartung bei diesem Jungen, dessen Schwachpunkt die Blase war, zum Einnässen führte? In der Tat traf das zu. Wenn Robert vor Freude und Erwartung »schrecklich« aufgeregt war, nässte er ein. Die Mutter lieferte den Beweis, indem sie folgenden Versuch mehrmals wiederholte: An einem Abend vor einem besonderen Tag nahm sie sich nun viel Zeit für den Jungen. Indem sie mit ihm über die große Vorfreude sprach, baute sie das Schrecklich-aufgeregt-Sein ab und half ihm, glücklich einzuschlafen. Und das Bett blieb trocken!

Ein eindrucksvolles Beispiel für die starken Einflüsse, die psychische Faktoren haben können, ist das Einnässen vor Aufregung anlässlich eines mit besonderer Freude erwarteten Ereignisses.

Jens und Oliver

Die Brüder Jens und Oliver waren zehn und neun Jahre alt und hatten nachts stets Windelhosen getragen. Da es unter den Geschwistern der Eltern ebenfalls Bettnässer bis ins höhere Schulalter gab, wollten die Eltern Geduld haben.

Die Jungen waren sehr gute Schüler und bei Gleichaltrigen beliebt. Damit trat bereits im Kindergartenalter das Problem des auswärtigen Übernachtens auf. Die Mutter löste es, indem sie erklärte, die Kinder könnten gern den Tag in einer anderen Familie verbringen, sie wünsche aber, dass sie im Elternhaus schliefen. Dies wurde von den Freunden akzeptiert.

Ausgefeilte Strategien

Das neue Familienmitglied hatte bei den beiden Geschwisterbrüdern, die sich schon gut in ihre Situation eingelebt zu haben schienen, das Problem erneut aufs Tapet gebracht, und zwar mit einer Deutlichkeit, die zum Handeln zwang.

Als aber das dritte Kind der Familie, ein fünf Jahre jüngeres Mädchen, früh sauber wurde, begannen die Jungen zu fürchten, dass Spielkameraden, die im Bad ein Paket Windelhosen sehen könnten, »ihr schlimmes Geheimnis« erraten könnten. Wenn es an der Haustür klingelte, sauste Oliver ins Bad, um zu kontrollieren, ob Pampers zu sehen waren. Erst danach durfte geöffnet werden.

Wurde ein Besuch mit Übernachtung bei einer anderen Familie notwendig, so weckten die Eltern die Söhne in jeder Nacht mehrmals, um ein Einnässen zu verhindern. Beim mehrtägigen Schulausflug, den der zehnjährige Jens sehr gefürchtet hatte, war die Mutter als Begleitperson mitgefahren, damit sie für das nächtliche Wecken zur Verfügung stand. Nur so wurde für Jens die Teilnahme möglich.

Jens beginnt das Programm

Mehrere Behandlungsversuche einschließlich eines kurzen Einsatzes einer Klingelhose waren in den letzten Jahren unternommen und erfolglos abgebrochen worden. Dadurch waren Motivation und Hoffnung auf einen bleibenden Erfolg bei der Mutter ziemlich gering.

Beim Trainingsbeginn zeigten die Jungen recht viel Zuversicht, da sie gehört hatten, dass ein ihnen bekanntes Kind sein Einnässerproblem auf diesem Weg bewältigt hatte.

Um keine Konkurrenz zwischen den Jungen um mehr oder weniger Erfolg aufkommen zu lassen, sollte innerhalb der Familie entschieden werden, welcher der beiden als Erster mit dem Training beginnen sollte. Die Entscheidung traf Oliver, indem er großzügig erklärte, Jens solle den Anfang machen, da er der Ältere sei.

Da Jens deutlich weniger selbstsicher war als sein Bruder, war es sicher günstig, dass er seinen Weg unbeeinflusst gehen konnte.

Die Strategie der kleinen Schritte

Jens erlebte zu Beginn schnell einige trockene Nächte, obwohl er früher in jeder Nacht mehrmals eingenässt hatte. Dies führte dazu, dass der Junge sich selbst einen unrealistischen Erfolgsplan aufstellte, den er nicht einhalten konnte. In seinen Augen versagte er, und so formulierte er den Satz: »Dann bin ich eben der Bettnässer der Familie und werde es immer bleiben. Oliver wird es sicher schaffen.«

Dieser Satz voller Resignation erschütterte die Mutter. Da sie zu diesem Zeitpunkt noch nicht recht an einen kommenden Erfolg glauben konnte, hätte es Jens wenig geholfen, wenn sie Zuversicht zu heucheln versucht hätte. Doch sie schaffte es, mit den Kindern offen darüber zu sprechen, dass sie sehr gern an einen Erfolg glauben wollte und dass sie gemeinsam kleine Erfolgsschritte suchen und finden wollten. Hilfreich war für Jens, dass der Vater einen endgültigen Erfolg seit Beginn des Trainings nie bezweifelt hatte.

Jens' Fische wurden langsam bunter, und seine Hoffnung wuchs.

Oliver zieht nach

Nun wollte auch Oliver endlich seine Trainingsstunde bekommen. Jens fühlte sich dadurch nicht verunsichert. So begann Oliver seinen erstaunlichen Erfolgsweg. Eine kurze Zeit schlief er nachts mit der Klingelhose, dann wollte er beweisen, dass er auch ohne Klingel entweder immer häufiger trocken durchschlafen oder bei Harndrang aufwachen würde. Da er schon in den Wochen zuvor das Training des Bruders miterlebt, manchen Trainingsvorschlag schon beherzigt hatte und ein sehr ehrgeiziges Kind war, hatte er wirklich viel Erfolg. Jens ließ sich dadurch nicht entmutigen, sondern fühlte sich eher angespornt, sich nicht von Oliver überflügeln zu lassen. Bei der Mutter wuchs mit der zunehmenden Zahl von trockenen Nächten ein echter Glaube an ein endgültiges Trockenwerden der Kinder, und die Jungen erreichten ihr Ziel fast gleichzeitig.

Die beiden Jungen haben sich quasi gegenseitig angespornt, indem der jüngere, durchsetzungsfreudigere mit seinem Ehrgeiz den Vorsprung des älteren einholen wollte, dieser jedoch nicht resignierte und sich seinerseits mehr anstrengte.

Belgin

Belgin war ein türkisches Mädchen von knapp sechs Jahren, dessen Familie schon länger in Deutschland lebte. Das Mädchen war einige Male ein bis zwei Wochen hintereinander nachts trocken gewesen, nässte nun aber seit Monaten wieder jede Nacht ein.

Belgin hatte eine vier Jahre ältere Schwester, die im Alter von zwei Jahren eine großflächige Verbrühung an Kopf und Oberkörper erlitten hatte. Bedingt durch diesen schrecklichen Unfall, wurden in den folgenden Jahren zahlreiche Krankenhausaufenthalte und Operationen bei der Schwester notwendig. Das Leben der Familie war durch diesen Unfall stark geprägt worden. Belgin wurde während der zahlreichen Krankenhausaufenthalte der Schwester, bei denen die Mutter als Begleitperson anwesend war, von der Großmutter liebevoll betreut.

Die Fokussierung der Aufmerksamkeit auf die ältere Schwester brachte eine Benachteiligung der kleinen Belgin mit sich. Durch ihr eigenes Problem, das Bettnässen, forderte sie nun ihrerseits mehr Zuwendung ein.

Der Erfolg regelmäßigen Trainings

Belgin war sich bewusst, dass Einnässen in ihrem Alter nicht die Regel war, und ließ deutlich erkennen, dass sie sich schämte.

Da die Einschulung und damit bald ein Aufenthalt in einer Jugendherberge bevorstanden, wollte die Mutter mit der Anleitung dieses Buches das Einnässproblem durch Selbsthilfe bewältigen.

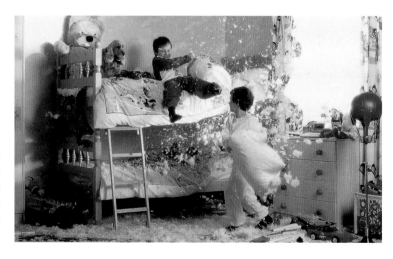

Die Bedürfnisse mancher Kinder werden dann leicht »übersehen«, wenn die Geschwister Probleme machen.

Mutter und Kind führten zu Hause regelmäßg wöchentliche Trainingsstunden und Spielzeiten durch. Belgin genoss es, nun ebenfalls wirklich wichtig zu sein und von der Mutter viel Zeit und Zuwendung zu bekommen. Sie zeigte sich schnell sehr erfolgreich in ihrem Training. Sie erhielt viel Anerkennung von den Eltern, Großeltern und der Schwester. Da sie nach wenigen Wochen nur noch ein-, selten zweimal pro Woche einnässte, wurde das Training nach Aussage der Mutter »nicht mehr so regelmäßig durchgeführt und bald ganz eingestellt«. Das Einnässen des Mädchens nahm wieder zu. Während eines erneuten kurzen Aufenthalts der Schwester im Krankenhaus wegen einer kosmetisch-chirurgischen Operation begann Belgin, wieder jede Nacht und gelegentlich auch am Tag einzunässen.

Durchhalten führt zum Ziel

Durch dieses Alarmzeichen aufgeschreckt, beschlossen die Eltern, das Training wieder aufzunehmen. Sie versprachen dem Mädchen, dass der Vater die wöchentliche Stunde übernehmen werde, falls ein erneuter Krankenhausaufenthalt von Schwester und Mutter notwendig werden sollte.

Belgin erzielte in den folgenden Wochen gute Erfolge, war sehr stolz auf sich und freute sich auf die Schule. Noch vor Schulbeginn wurde sie endgültig trocken und ist es seither ohne Rückfall geblieben.

Richard

Richard war ein siebeneinhalb Jahre alter Junge, der sehr häufig nachts einnässte. Er hatte nach der Trennung seiner Eltern bei der leiblichen Mutter gelebt, war aber, nachdem diese eine neue Bindung eingegangen war, zum Vater und dessen zweiter Ehefrau übersiedelt. In dieser Familie gab es eine kleine Schwester. Die neue Mutter kümmerte sich liebevoll um den Jungen, doch das Einnässen hielt an.

Der Vater als Helfer

Die Familie, die in einer entfernten Stadt lebte, hörte von dem Trainingsprogramm und wollte einen Selbsthilfeversuch beginnen. Erfreulicherweise entschloss sich der Vater, als »Helfer« die wöchent-

Selten sind die Beispiele, doch es gibt sie: Auch Väter können der wichtigste Helfer des Kindes bei diesem Programm sein. Wichtig ist nur das Vertrauensverhältnis. Wenn das Kind den Helfer akzeptiert, muss nicht unbedingt die Mutter, wie es meist geschieht, diese Funktion übernehmen.

liche Trainingsstunde und Spielzeit mit dem Jungen zu übernehmen, und stand zu seinem Wort. Die Mutter freute sich darüber sehr, lassen sich doch Väter nur selten so intensiv in die Arbeit zur Lösung eines Problems ihres Kindes einbinden! Und für Richard war es eine ganz besondere Freude, dass der Vater nun wegen ihm immer mittwochs pünktlich nach Hause kam, weil ja ihre gemeinsame Arbeits- und Spielzeit stattfinden sollte.

Geduld und Beharrlichkeit werden belohnt

Zur Durchführung dieses wie auch jedes anderen Programms gegen das Bettnässen ist es notwendig, dass beide Seiten, sowohl das Kind als auch sein vertrauter Helfer, an den Erfolg glauben und nicht das Einnässen fatalistisch hinnehmen.

Richard machte anfangs langsam, aber kontinuierlich Fortschritte. Er erlebte leider auch Rückschläge, doch die Eltern fanden immer wieder einen Weg, um dem Kind Mut zu machen, ihm zu versichern, dass der jeweilige Misserfolg nur vorübergehend sein würde.

Sicher war es für die Mutter nicht einfach, als Richard nach einer längeren Zeit des Trockenseins plötzlich wieder jede Nacht einnässte. In diesen Wochen begann die dreijährige Schwester, trocken zu werden. Sie wollte nachts keine Windelhose mehr anziehen, so dass die Mutter nun einen wirklich großen Anfall an Bettwäsche zu bewältigen hatte. Aber sie behielt ihre Zuversicht und ermöglichte so auch dem Jungen, an sich zu glauben und endgültig trocken zu werden.

Mira und Kim

Mira und Kim waren zehn und acht Jahre alt und hatten einen fünfjährigen Bruder, der zwar häufiger als die Mädchen nachts trocken blieb, aber auch meist mehrmals in der Woche einnässte. Von der Großmutter väterlicherseits wurde diese Tatsache als erblich bedingt und deshalb hinzunehmend angesehen, hatte sie doch bei ihren Kindern teilweise das Bettnässen bis ins Erwachsenenalter, ohne zu klagen, ertragen. Diese Einstellung der Großmutter mag erklären, warum die Mutter so lange das Einnässen der Kinder ertragen hatte.

Bettnässen ist nicht Schicksal

Nun, da sich zeigte, dass auch das dritte Kind der Familie die Blasenkontrolle nicht altersgerecht entwickelte, entschloss sich die Mutter zu handeln. Vonseiten des Vaters, der beruflich bedingt nur zu den

Wochenenden zu Hause sein konnte, war keine Unterstützung zu erwarten, zumal er die Meinung seiner Mutter teilte, dass Bettnässen hingenommen werden müsse.

Die Mädchen, intelligent und kontaktfreudig, waren motiviert, das Training zu beginnen. Sie hatten nicht, wie die meisten meiner Patienten, Furcht vor der Übernachtung bei Freunden, denn in ihrer Familie war offen über dieses Problem gesprochen worden. Übernachteten sie außer Haus, so nahmen sie einen eigenen Schlafsack mit, und damit waren sie bei ihren Freunden willkommen.

Der baldige Wechsel zum Gymnasium war wohl der Anlass für Mira gewesen, dem Wunsch der Mutter zuzustimmen, etwas gegen das Bettnässen zu unternehmen, denn beim Schulausflug mit der neuen Klasse würde sie dann nicht gleich als Bettnässer bekannt werden.

Außerdem hatte die weit entfernt wohnende Patentante angeboten, Mira könne in den großen Ferien zwei Wochen bei ihr und der im Vormonat geborenen Cousine verbringen, wenn sie bis dahin nachts trocken sein könnte. Es gab also für das Mädchen wirklich wichtige Gründe, dieses Ziel schaffen zu wollen.

Bis zum endgültigen Trockenwerden braucht das Kind starke emotionale Unterstützung. Es muss einfach immer und immer wieder spüren, dass auch andere an seinen Erfolg glauben. Nur so kann es die Kraft und Ausdauer aufbringen, die zum dauerhaften Erfolg führen.

Miras Erfolg

Mira begann mit großem Eifer und zeigte Erfolge. Nach zwei Monaten schlief sie erstmals eine Woche lang trocken durch. Aus familiären Gründen übernachteten die Kinder nun häufiger bei den Großeltern väterlicherseits. Obwohl das Training fortgesetzt wurde, nässte das Mädchen wieder vermehrt ein. Das mag daran gelegen haben, dass Mira, die sicher eine erblich verankerte Entwicklungsverzögerung der Blasenkontrolle aufwies, eine tägliche Ermutigung beim Training auch während ihres Aufenthaltes bei den Großeltern benötigt hätte.

Es wurde ein Weckgerät eingesetzt, damit das Mädchen das Einnässen bemerken und die noch teilweise gefüllte Blase wahrnehmen konnte. Der Erfolg kam langsam zurück. Mira durfte zur Tante reisen, obwohl das Problem noch nicht sicher bewältigt war. Sie nahm ein großes Gummituch und ihre Klingelhose mit und nässte in diesen beiden glücklichen Ferienwochen nur einmal ein. In den folgenden Monaten ist Mira endgültig trocken geworden und bis heute nach einem kurzen Rückfall nun zwei Jahre geblieben.

Kims Berg- und-Tal-Fahrt

Während Mira ihren Urlaub bei der Tante verbrachte, begann Kim mit dem Training. Bei ihr wechselten in den ersten Monaten ganz große Erfolgswochen mit starken Misserfolgen, ohne dass sich ein rechter Grund finden ließ. Da aber die Mutter den Glauben an einen dauerhaften Erfolg ausstrahlte, übte Kim weiter. Da sie ganz besonders schwer weckbar war und sich gegen das Tragen einer Klingelhose sträubte, wurde ein Versuch mit einer Klingelmatte gemacht. Kim lernte, auf das Wecksignal zu reagieren und die Harnentleerung zu unterbrechen, noch bevor sie richtig wach war. Da sie vor Beginn des Trainings tagsüber sehr häufig ihre Blase zu entleeren gewohnt war, sollte ein intensives Blasentraining durchgeführt werden, bis das Mädchen in der Lage war, am Tag eine größere Urinmenge ohne unangenehmen Harndrang zu speichern. Kim arbeitete mit, denn sie wollte ihrer Schwester nicht nachstehen. Sie verstand, dass eine Veränderung nur durch ihre eigene Mitarbeit möglich werden konnte. Und sie erlebte bald konstantere Erfolge.

Bei ihrem Monats-Robbi, den Kim im Anschluss an zwei trockene Wochen als Protokoll machte, malte sie jede Schuppe rot an. Rot war ihre Lieblingsfarbe und »echt stark«. Dieser Sieger-Feuer-Fisch, wie sie ihn nannte, hängt seit fast zwei Jahren in meiner Praxis.

Jeder schafft es

Als Kim mir ihren Monats-Robbi brachte, schrieb sie auf das Blatt: »Jeder schafft es, wenn er wirklich will!«

Kim hat vor wenigen Wochen nach dem Übertritt auf das Gymnasium plötzlich wieder angefangen einzunässen. Sie ist regelrecht in Panik geraten, doch die Mutter hat sie beruhigt. Sie hat die Klingelmatte ins Bett gelegt und gesagt: «Das hört sicher wieder auf!« Da Kim nach wenigen Tagen nicht mehr eingenässt hat, hat sie die Klingel nicht mehr angestellt, doch sie ließ sie noch einige Wochen »vorsichtshalber« im Bett.

Stefan

Stefan, knapp sechs Jahre alt, hatte einen älteren und einen jüngeren Bruder. Der Junge nässte regelmäßig nachts ein, wurde dadurch meist wach und kam ins Bett der Mutter. Da der kleine Bruder, der gesundheitlich das Sorgenkind der Familie war, häufig bei der Mutter schlief, war die Nachtruhe der Eltern sehr gestört.

Ein sensibles Kind

Stefan war als temperamentvolles, ideenreiches Kind bei Gleichaltrigen sehr beliebt und machte beim auswärtigen Übernachten aus dem Bettnässen kein Geheimnis.

Obwohl er oft wenig beschämt und kaum verletzlich wirkte, war Stefan sehr sensibel. »Wenn es passiert ist, tue ich so, als wäre es lustig – ich heule nicht«, das waren seine eigenen Worte. Häufig schlüpfte er in die Rolle eines Clowns, um von seinem wirklichen Empfinden abzulenken.

Gelegentliche temperamentvolle Auseinandersetzungen seiner Eltern ängstigten Stefan sehr. Die Mutter zeigte für das verstärkte Einnässen nach solchen Belastungen viel Verständnis, spürte einen Zusammenhang zwischen Bettnässen und der Interaktion in der Familie und bat um Hilfe.

Ein zäher Kampf

Stefan lernte während des Trainings, Gefühle zuzulassen und auch mit den Eltern, die ihm nun besonders viel Aufmerksamkeit schenkten, über seine Sorgen und Ängste zu sprechen.

In den ersten Wochen erlebte Stefan sehr wenig Erfolg. Da er kaum Interesse für den eigentlichen Inhalt des Bettnässertrainings aufbrachte, wurde die Mutter in ihrem Mut zur Weiterarbeit auf eine harte Probe gestellt. Stefan aber wollte das Training unbedingt fortsetzen, da es ihm viel Zuwendung von den Erwachsenen brachte. Er zeigte uns, dass es für ihn notwendig war, zuerst andere Hürden zu überwinden, bevor er das Problem des Einnässens erfolgreich bearbeiten konnte.

Die tieferen Ursachen angehen

Der Junge brauchte die Sicherheit, sich angenommen und geliebt zu wissen. Er empfand eine deutliche Geschwisterrivalität zum etwas älteren Bruder, die einer Aufarbeitung bedurfte.

Erst nach mehreren Wochen kam von dem Jungen wirklicher Einsatz. Da die Eltern ihn liebevoll unterstützten, blieb der Erfolg nicht aus. Bald war dem Jungen anzumerken, wie gern er seinen zunehmend bunten Fisch zeigte. Jetzt konnte Stefan an den nahen Erfolg glauben und übertraf alle Erwartungen.

Es gibt ihn eben nicht, den »Bettnässertyp«, den man sich vielleicht als stilles, schüchternzurückgezogenes Kind vorstellen könnte. Kinder sind– Gott sei Dank! – so außerordentlich vielfältig, dass jede vorschnelle Kategorisierung versagt.

211

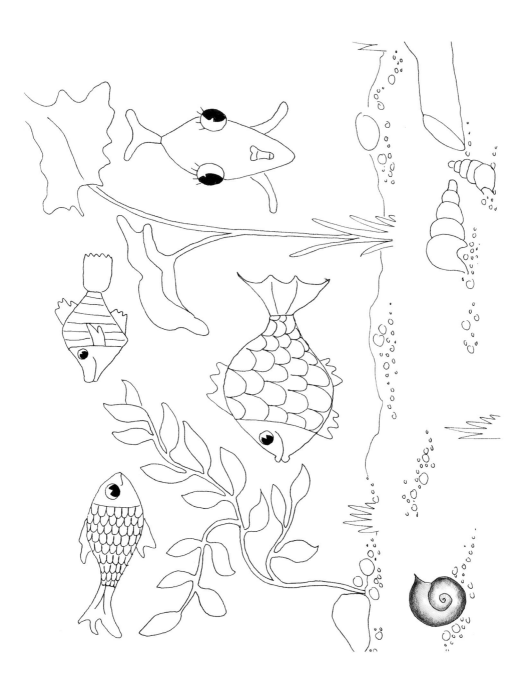

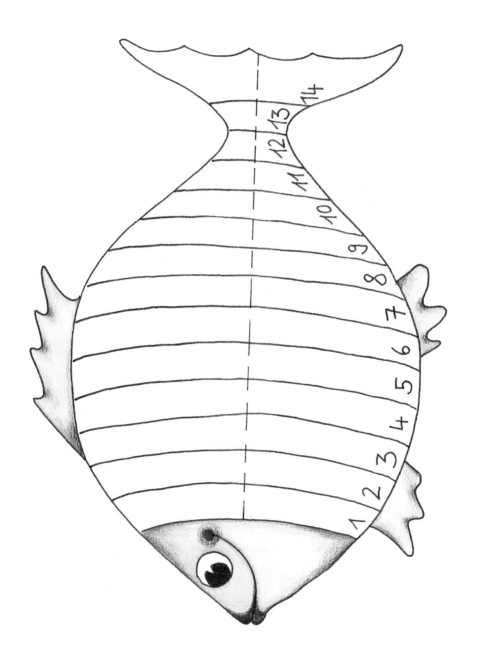

Tokenplan

1 Token

2 Tokens

3 Tokens

4 Tokens

Viele Tokens

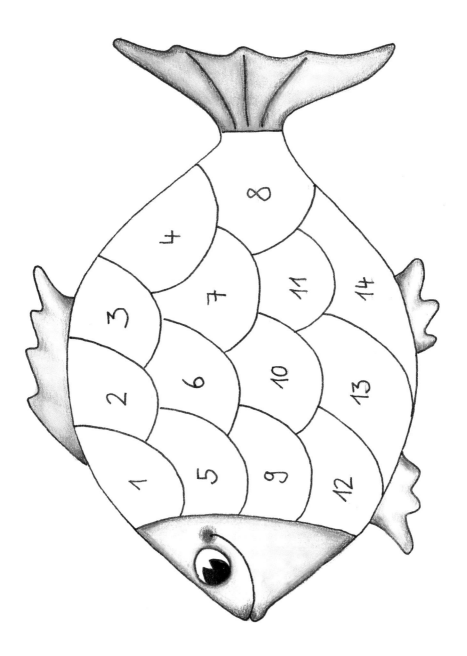

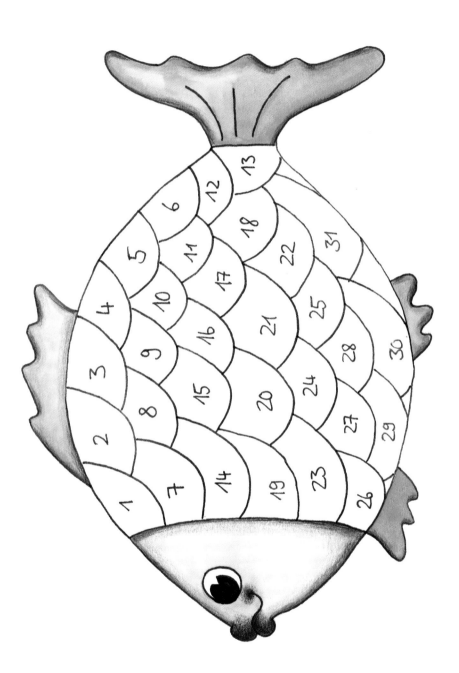

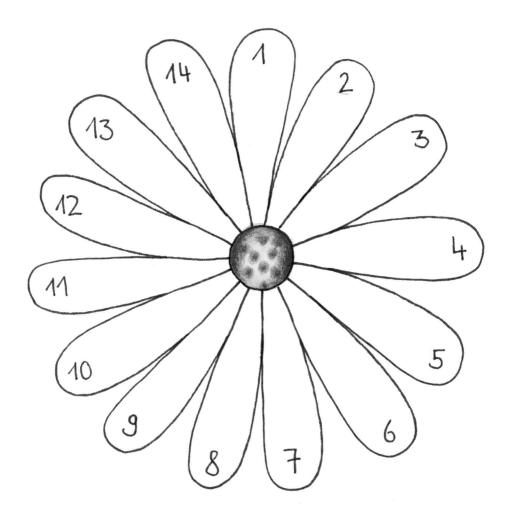

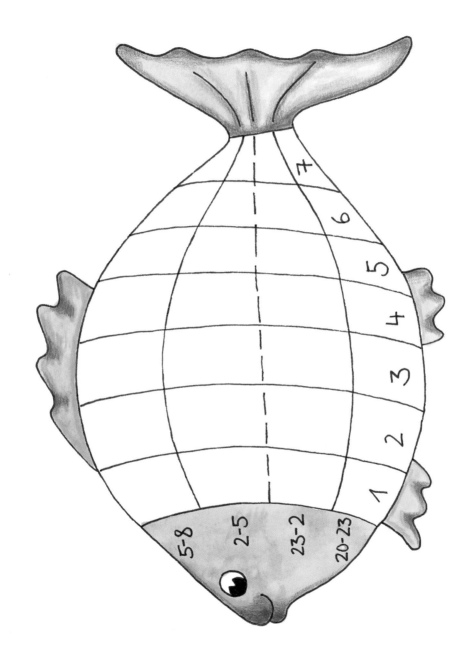

Beispiele Stresstage / Normaltage

Wichtiges Ereignis	Art des Tages
1. Dauernde Spannungen	Stresstag
2. Seit Nachmittag übel	Stresstag
3. Familienkrach	Stresstag
4. Kirmes	Normaltag
5. Aufsatznote gut	Normaltag
6. War mit Freund baden	Normaltag
7. Ärger mit Mutti	Stresstag
8. Krank, Fieber	Stresstag
9. Übernachtung in JH	Stresstag
10. Schulfrei, viel gespielt	Normaltag
11. Besuch von Oma	Normal- oder Stresstag
12. Besondere Belohnung	Normal- oder Stresstag
13. Streit der Eltern	Stresstag
14. Ruhig, nichts vorgefallen	Normaltag
15. Schwester will ausziehen	Stresstag
16. Mit Papa zum Angeln	Normaltag

Protokoll Stresstage / Normaltage

Datum	Wie war der Tag?	St/N	Datum	n/t

**St/N = Stresstag/
Normaltag
n/t = nass/trocken**

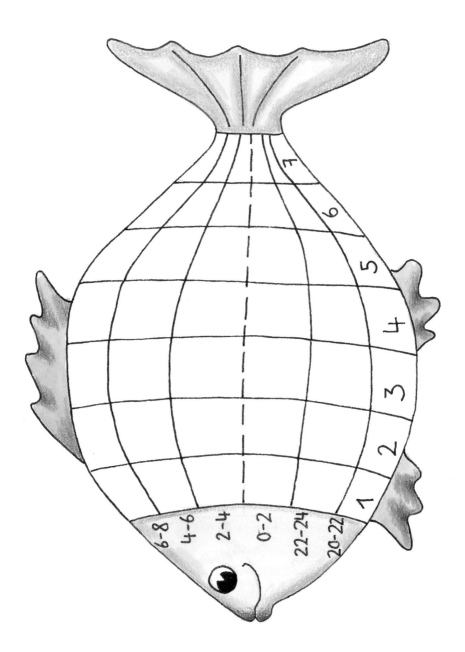

Literatur

Azrin, N. H./Sneed, T. J./Foxx, R. M.: Dry-Bed-Training: Rapid elimination of childhood enuresis. Behavior Research and Therapy 19 (1974), S. 147–156

Gontard, A. von/Rassouli, R./Lehmkuhl, G.: Enuresis im Vorschulalter. In: Sozialpädiatrie und kinderärztliche Praxis 18 (1996), S. 363–366

Gontard, A. von/Lehmkuhl, G.: Enuresis nocturna – neue Ergebnisse zu genetischen, pathophysiologischen und psychiatrischen Zusammenhängen. Im Druck

Grosse, S.: Bettnässen, Diagnostik und Therapie. Weinheim 1991

Grosse, S.: Enuresis. In: *H.-C. Steinhausen/M. von Aster:* Handbuch der Verhaltenstherapie und Verhaltensmedizin bei Kindern und Jugendlichen. Weinheim 1993

Haug-Schnabel, G.: Einnässen – ein Hilferuf. Ravensburg 1993

Largo, R. H./Stutzle, W.: Epidemiology and intercorrelations between bowel and bladder control. Developmental Medicine and Child Neurology 19 (1977), S. 598–606

Lettgen, B.: Diagnose und Differentialdiagnose der Enuresis nocturna. In: TW Pädiatrie März 1997

Mueller, S. R.: Development of urinary control in children: A new concept of cause, prevention and treatment of primary enuresis. In: Journal of Urology 84 (1960), S. 714–716

Olbing, H./Norgaard, J. P./Djurhuss, J. C.: Primäre isolierte Enuresis nocturna. In: Tägliche Praxis 33 (1992), S. 236–272.

Olbing, H. (Hrsg.): Enuresis und Harninkontinenz bei Kindern. München 1993

Schlange, H.: Enuresis. In: *Bachmann, K. D., u. a.:* Pädiatrie in Praxis und Klinik Bd. 3. (1980), 19.37–19.39

Stegat, H.: Enuresis. Berlin 1973

Stegat, H.: Apparative Enuresisbehandlung. In: *Linden, M./Hautzinger, M.:* Verhaltenstherapie. Berlin 1996

Strunk, P.: Enuresis. In: *Harbauer, H., u. a.:* Lehrbuch der speziellen Kinder- und Jugendpsychiatrie. 1976

Szonn, G.: Mein Kind ist Bettnässer – Was tun? Leinfelden-Echterdingen 1996

Bildnachweis

Bilderberg, Hamburg: 65 (Aurora), 76 (Rainer Drexel), 112 (Eberhard Grames), 181 (Stefan Bungert); Das Fotoarchiv, Essen: U1/Einkl., 16 (Wolfgang Schmidt), 15 (Thomas Mayer), 30 (Henning Christoph), 56 (Jochen Tack), 71 (Andreas Riedmiller), 80 (Venturi), 128, 196 (Toma Babovic); IFA-Bilderteam, Taufkirchen: 123 (TPC); Mauritius, Mittenwald: U1/Fond (Kupka); Südwest Verlag, München: 137, 172 (Ludwig Reisner); The Image Bank, München: 2, 33, 194 (Britt Erlanson), 10 (William Sallaz), 38 (Romilly Lockyer), 96 (Paul Trummer), 133 (Chris Cole), 152 (Don & Liysa King), 155 (Yellog Dog Prods), 163 (Adeo), 167 (Real Life), 199 (Tracy Frankel); Tony Stone, München: 13 (Philip & Karen Smith), 22 (LucianaPampalone), 25 (John Millar), 26 (Andrew Brookes), 34 (Charles Thatcher), 42 (Rosemary Weller), 49 (Mitch York), 106 (Paul Harris), 115 (Frank Herholdt), 118 (Liz McAulay), 148 (Tony Hutchings), 191 (Donovan Reese), 206 (Paul Rees)

Illustrationen von Bärbel Stumpf, München

Hinweis

Das vorliegende Buch ist sorgfältig erarbeitet worden. Dennoch erfolgen alle Angaben ohne Gewähr. Weder Autorin noch Verlag können für eventuelle Nachteile oder Schäden, die aus den im Buch gegebenen praktischen Hinweisen resultieren, eine Haftung übernehmen.

Impressum

© 1998 Südwest Verlag GmbH in der Verlagshaus Goethestraße GmbH & Co. KG, München
Alle Rechte vorbehalten.
Nachdruck – auch auszugsweise – nur mit Genehmigung des Verlags.

Redaktion: Martin Stiefenhofer
Projektleitung: Ernst Dahlke
Redaktionsleitung: Nina Anders
Bildredaktion: Sabine Kestler
Produktion: Manfred Metzger
Umschlag: Till Eiden
DTP-Produktion: AVAK Publikationsdesign, München
Illustration: Bärbel Stumpf, München

Printed in Italy

Gedruckt auf chlor- und säurearmem Papier

ISBN 3-517-07652-X

Register

A

Abflussbehinderung 15
Ablauf, zeitlicher
  (Übungsprogramm) 44
Abschluss-Robbi 179,
  216
Abwechslung schaffen
  130f., 141, 176
ADH (antidiuretisches
  Hormon) 28f., 40
ADH-Rhythmik 29
Aggressivität des Kindes
  14
Angstgefühle 19, 85
Arztbesuch 15
Aufregung 32
Aufwachen trainieren
  68f., 75
Autogenes Training 136f.,
  139ff., 146, 169, 171ff.
AVT (apparative
  Verhaltenstherapie) 37

B

Beckenbodenmuskulatur
  trainieren 128, 132,
  178, 182f.
Bedürfnisse,
  unbefriedigte 14
Beinaheerfolge 98, 104,
  107
Belastung, psychische
  11f.
Belastungstage
  → Stresstage
Belohnung 11, 55, 57
Belohnungsplan 45, 64,
  70f., 74, 95, 120f., 214
Berufstätigkeit der Mutter
  13
Bestrafung 11, 35
Bettausstattung 46

Bettnässen
– Behandlung 35ff.
– Häufigkeit 21
– Ursachen 15, 27ff.
Bezugsperson 9, 23, 32
Blase
– als sensibles Organ 32
– bewusst wahrnehmen
  67f.
– Fassungsvermögen 67
Blasenentleerung
  (Kontrolle) 48ff.
Blasenkapazität 23
Blasenkontrolle 18f., 25,
  51
– Erlernen der 23f., 36
Blasenkrankheit 31
Blasentraining 31, 36, 49,
  67f., 75ff.

C

Computerspiele 115

D

DDAVP 40f.
Desmopressinacetat 29
Doppelpack
  → Zweierpack
Dreierpack 100
Dridase → Oxybutynin
Dry-Bed-Training (DBT)
  nach Azrin 37
Durchschlafen,
  trockenes 9

E

Eifersucht auf
  Geschwister 13, 32
Einnässen
– als Signal 12
– Definition 18
– Formen 20ff.

Einnässhäufigkeit 56f.
Einnässzeitpunkt 56f.,
  61f.
Endspurt 188
Entleerungsbedürfnis
  18
Entspannungsstunde 82
  s.a. Autogenes Training
Entwicklungs-
  verzögerung 19, 122f.
Entwöhnungsprogramm
  (vom Weckgerät) 190
Entzündung 15
Enuresis diurna 20
Enuresis nocturna 20f.,
  31, 36
Enuresis nocturna et
  diurna 20
Enuresis, primäre 20ff.
Enuresis, sekundäre 20ff.
Erfolg
– erkennen 160
– steigern 78f.
Erfolgserlebnisse
  suchen 77f.
Erfolgswoche 99
Erlebnisse, negative,
  ausgleichen 85f.
Extrabelohnungen 83

F

Faktoren, psychische 32
Fallbeschreibungen
  197ff.
Familientag 147
Fehlalarm bei
  Weckgeräten 150f.
Fehlbildung/-funktion 15
Flüssigkeitszufuhr 35ff.
Fortschritte erkennen
  164f.
Frustration vermeiden 78

G

Geborgenheit 13
Geduld üben 99, 124
Gefühle, aggressive,
  gegen einnässende
  Kinder 8, 32, 116
Geleistetes
  betrachten 98
Geschwister
  einbeziehen 70f.
Gewinne gemeinsam
  einlösen 175
Gummituch 46
Gutenachttrunk 131

H

Harndrang 19, 23ff.,
  31
Harninkontinenz 20
Harnleiter 53f.
Helfer, persönliche 50f.,
  58ff.
Helferblumen 142, 191,
  217
Helfergedanken 141,
  173f.
Herausforderungen
  annehmen 125, 127,
  194f.
Hilfsbedürftigkeit 12f.

I

Imipramin 39
Intensivnacht (DBT)
  37

K

Klassenfahrten 8, 12
Klingelhose 8, 37, 87f.,
  90, 109ff., 117, 149ff.,
  183, 186
– Funktion 152

Klingelmatratze 87f., 149f.
Klingelton 150ff.
Kontaktläppchen (Klingelhose) 149ff.
Körperkontakt 14

M
Max I/II 5f., 58ff., 74f., 80, 96, 100ff., 113, 132, 145ff., 153f., 157ff., 170, 183
Medaillenränge 91
Medikamente 38ff.
Mictonetten → Oxybutynin
Miktionshäufigkeit 24f., 31
Minirin → DDAVP
Monats-Robbi 143ff., 179, 192
Mutmacherabschnitte 67
Mutter-Kind-Beziehung, gestörte 32

N
Nachtwäsche 46
Nähe spüren 14
Neues wagen 125
Nichtbeachten des Einnässens 11
Nieren 52ff.
Normaltage 84f., 92ff., 219

O
Oxybutynin 39

P
Pampers Trainers 41
Positives Denken 66f., 136f.
Programmänderung 108f., 113
Programmerweiterung 130f.

Programmfortführung
– mit Weckgerät 117, 149ff.
– ohne Weckgerät 119ff.
Propiverinhydrochlorid 39
Protokollblätter 55, 72ff., 84, 154, 213, 215f.
Protokollführen 151, 154ff.

R
Reaktion, psychosomatische 84
Resignation bewältigen 69, 136f.
Robbi, der Helferfisch 55, 58f., 62, 65, 72ff., 105f., 154f.
– Anmalregeln 63
Routinephase (DBT) 38
Rückblick, wöchentlicher 45
Rückfälle 138f., 142ff., 186ff.
Rückzug, sozialer 14

S
Sauber-/Trockenwerden 11
Sauberkeitserziehung 24f.
Schamgefühle 19
Schimpfen 69
Schlaftiefe 47, 65
Schlange, kleine 102
Schließmuskel 54, 68, 131, 181
Schuldgefühle, falsche 17
Schulstress 85
Schuppenrobbi 78f., 81, 93f., 111, 121, 126, 215f.
Selbstständigkeit 13
Selbstwertgefühl 8

Smiley-Gesichter 93, 157, 189
Spieleinlagen 121
Spielzeit 66, 82f., 133, 184f.
Spielzeitgutschein 134f., 184f.
Spina bifida occulta 33
STERO-Enurex-Klingelhose 37, 87f., 117, 149
Streifenrobbi 62f., 65, 72ff., 80, 89f., 111, 157, 160ff., 213
Stresstage 32, 84ff., 92ff., 142, 168, 171, 190, 219
Superwochenende 100, 104, 166

T
Teilerfolge anerkennen 98
Therapieformen 35ff.
Therapiespielstunde 9
Tiefschlaf 30f.
Tofranil → Imipramin
Toilette, Weg zur 81
Tokenplan → Belohnungsplan
Trainingpants 41, 46
Trinkmenge (Kontrolle) 47ff.

U
Übernachten bei Freunden 12, 125, 127, 186
Überwachungsphase (DBT) 37
Übungsplan, individueller 86f.
Übungsprogramm 43ff.
Umkehrstunde 114f.
Unterbewusstsein 14
Urin, Entstehung 52ff.

Urinmenge (Kontrolle) 48

V
Vererbung des Bettnässens 28
Verhaltenstherapie, systemorientierte 36ff.
Vertrauensperson als »Helfer« 44f.
Vorfreudenstress 86, 92f.
Vorhaben, altersgerechte 8
VT (verhaltenstherapeutische Behandlung) 37

W
Wachwerden, rechtzeitiges 9
Wecken, vorzeitiges 104f., 109
Weckgerät 37, 87f., 96, 105, 109, 111ff., 117, 149ff.
Weckstufen 47f.
Wetten 120ff., 175ff.
Wirbelsäulendeformierung 33

Z
Ziele, kurzfristig erreichbare 98
Zubettgehsituation, wohlige 86
Zuversicht ausstrahlen 66f., 123, 129, 178f.
Zuwendung 13
Zweierpack 100, 104f., 167
Zweistundenabschnitte 160f.
Zwischenschritte einlegen 95
Zwischentiefs 124